何庆勇 著

白天临证

夜间读书
——经方治疗疑难病实录

⊙ 国医大师路志正、刘志明、薛伯寿，
经方名家黄煌作序并推荐
⊙ 方证辨证现场直播
⊙ 经方辨证现场直播·经方临证实录
⊙ 经方的临床新用

人民卫生出版社

U0235665

图书在版编目（CIP）数据

白天临证　夜间读书：经方治疗疑难病实录 / 何庆勇著 . —北京：人民卫生出版社，2019

ISBN 978-7-117-28193-5

Ⅰ. ①白…　Ⅱ. ①何…　Ⅲ. ①经方 – 临床应用　Ⅳ. ①R289.2

中国版本图书馆 CIP 数据核字（2019）第 037451 号

| 人卫智网 | www.ipmph.com | 医学教育、学术、考试、健康，购书智慧智能综合服务平台 |
| 人卫官网 | www.pmph.com | 人卫官方资讯发布平台 |

白天临证　夜间读书——经方治疗疑难病实录

著　　者：何庆勇
出版发行：人民卫生出版社（中继线 010-59780011）
地　　址：北京市朝阳区潘家园南里 19 号
邮　　编：100021
E - mail：pmph @ pmph.com
购书热线：010-59787592　010-59787584　010-65264830
印　　刷：三河市博文印刷有限公司
经　　销：新华书店
开　　本：710×1000　1/16　印张：22
字　　数：327 千字
版　　次：2019 年 3 月第 1 版　2023 年 4 月第 1 版第 6 次印刷
标准书号：ISBN 978-7-117-28193-5
定　　价：68.00 元

打击盗版举报电话：010-59787491　　E-mail：WQ @ pmph.com
（凡属印装质量问题请与本社市场营销中心联系退换）

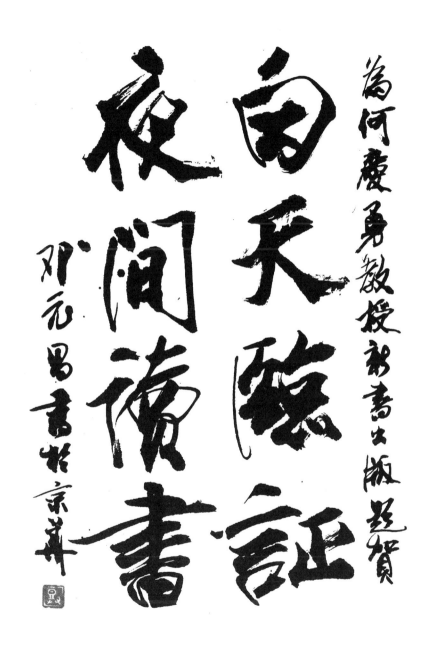

为何庆勇教授新书出版题贺

白天临证 夜间读书

邓元昌书于京华

著名书画家邓元昌为本书题字

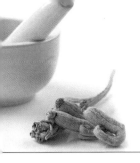

# 路序

　　医门之仲景，即儒门之孔子也。夫医家于《伤寒论》《金匮要略》，犹儒家之四书也。宋·严器之评价仲景经方说："迴骸起死，祛邪愈疾。"综观古今，凡医学大家，无不取法于经典，无不精通仲景经方医学。

　　我院何庆勇博士，天机敏妙，博学好古之士也，笃尊经方，凡有施治，悉本仲景，辄得其中。历经数载而著《白天临证　夜间读书》，该书汇何君个人临床运用经方治疗疑难重症实录医案 72 则以及读书与经方随笔 7 则，特别是其中还包括何君对 58 首经方的临床新用体会，实为轩岐功臣，足以羽翼仲景。

　　吾饱经沧桑，感悟良多，今已近期颐之年，所念念不忘的只有中医的兴衰。我切切希望看到中医经方学术的传承和发扬，现在看到一批以何君为代表的中青年医师在不遗余力地研究经典，临床应用经典（经方），余心甚慰！《白天临证，夜间读书》是一部十分踏实的学术著作，更是何君读好经典，应用于临床，验之于临床的一部杰作！乐观其成，是为序。

国医大师　路志正

丙申年夏于京

# 刘序

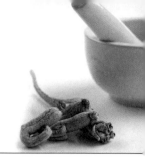

　　昔仲景先师，著《伤寒杂病论》，立法制方，神妙不测，不可思议，如皓月当空，照耀千古，悉被其光，医者得之，如航海之有南针，俾海内同胞，同登寿域。清·魏荔彤说："轩岐以后，代有良方，而神明变化，莫过于仲景，读其一百一十三方，有造化生心之妙。"

　　我院心内科何庆勇医师，博极群籍，雅好《伤寒》《金匮》之书，每每诊病，笃尊经方，详辨方证，凡有施治，悉本仲景，多应手而愈，如有神助，实为仲圣之力也。何君历经数载而著《白天临证，夜间读书》，该书汇何君个人临床运用经方治疗疑难重症实录医案72则以及读书与经方随笔7则，特别是其中还包括何君个人对58首经方的临床新用体会及何君的学生总结其临床经验9则，诚为仲景之功臣，古圣之羽翼也。

　　吾今已近鲐背之年，所念念不忘的只有中医的传承与发展。观《白天临证　夜间读书》之书，乃何君临床运用经方之实录，足以使圣贤之美不坠于地，而世之人得以阶近而至远。欣慰之余，乐以为序。

国医大师　刘志明

丙申年夏于京

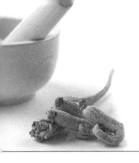

# 薛序

　　仲景广《汤液经》为大法，此医家之正学也。唐·孙思邈在《千金翼方》中评价仲景经方说："至于仲景，特有神功""《伤寒大论》，以为其方，行之以来，未有不验。"为医者，如能遵仲景之旨，足以起死回生，易危为安，使黎民皆跻仁寿之域矣。

　　我院何庆勇主任医师，精研古医经，《伤寒论》《备急千金要方》，无不熟读之，工诗善医，学富心灵，凡求治者，多应手而愈！何君历经数载而著《白天临证，夜间读书》，该书汇何君个人临床运用经方治疗疑难重症实录医案 72 则以及读书与经方随笔 7 则，其用心勤矣，亦有益于古圣贤爱人济物之道也。

　　吾因视百姓生活之困苦，睹重病亲人之不治，恻然心伤，遂自幼立志学医。后恰逢敬爱的周恩来总理指示，要给蒲老这样的名中医配 2~3 名徒弟。吾有幸拜杰出的中医学家蒲辅周为师，随侍蒲老一十三载，方真正登堂入室，得窥祖国医学宝库之门径。余以为学医需恒心苦学方可领悟得道。今观何君历时数载著之《白天临证　夜间读书》，是何君读好经典，验之于临床之作，真可谓仲景之学后继之人，吾甚欣慰！

　　谨以为序。

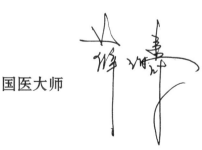

国医大师

戊戌年秋于京

# 黄序

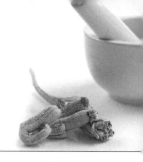

　　这几年来,经方成为中医界的一个热词。许多有识之士在推广经方,许多临床一线的医生在学习经方、应用经方,这对提高中医临床诊疗水平、促进中医学术的进步有积极的意义。由于经方方证的经典表述文字古奥,其中富含的临床信息需要深入挖掘,临床研究就显得十分必要。在临床研究中,既需要大样本的临床观察,也需要个案的整理与研究,对于临床医生来说,后者更有可操作性,也更为急需。个案的整理与研究突出经方应用的个体性,能较好地诠释古典中医治病的原则与方法,是中医传统学习与研究的方式。高质量的经方医案能给读者带来现场感,能将经典原文立体化、场景化,能让读者树立学习经典的兴趣和信心,还能给读者带来经方应用的灵机妙想。

　　何庆勇博士《白天临证　夜间读书》一书,是他的经方临床实录,也是他读书的心得。书中案例虽然只有72则,但都是临床疑难危急重症,如肺癌化疗后食即呕吐案、冠心病支架术后案、频发室性期前收缩案、冠心病冠脉旁路移植术后案、乳腺癌合并心慌案、顽固性头晕案、严重失眠案、无脉症案、反复夜间喊叫如鬼邪案等。每个案例不仅过程清晰,而且较详细地讲述了识别方证的思路与方法,其中不乏独到的应用经方的体会和经验。这些案例是临床医生学习和应用经方的非常好的参考资料,值得一读。

南京中医药大学国际经方学院

黄煌

2017 年 7 月 29 日

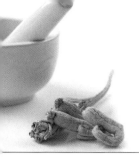

# 自序

　　医圣仲景感往昔之沦丧，伤横夭之莫救，撰为伤寒论数卷，为医门之规绳，治病之宗本。医者之学问，全在明伤寒之理，通《伤寒》《金匮》者，则万病皆通。正如北宋·孙奇言："活人者，必仲景之书也。"鄙人窃以为不谙经方者，不足以为大医也！

　　吾少多疾，遂素嗜医，旅居京师，究心经方十年有七，每晚及空余时间，未曾释卷，《伤寒》《金匮》二书更视为至宝，治病处方，一以仲圣为宗，受益良多，每每感叹于经方效如桴鼓，不敢私焉，愿公于世。本书是《白天临证　夜间读书——方证辨证解伤寒》的续作，本书汇笔者个人临床运用经方治疗疑难重症实录医案72则以及读书与经方随笔7则，其中包括笔者对58首经方的临床新用体会，凡十寒暑而成，可谓字字皆吾之心血，总期无负于仲圣之志云尔。

　　吾幼学之时，常闻同县万密斋之"医学术精，活人其众，著书行世，藏于四库，御封医圣"，未尝不心向之。束发之年，每阅北宋·张横渠四言："为天地立心，为生民立命，为往圣继绝学，为万世开太平"，未尝不慨慕其心志。及至弱冠，吾奉慈父命，研习医术，谓可养生济世。遂锐志于医，愧未深造。鄙人不揣谫陋，世有高明者，箴予阙失而赐之教焉，则予之幸也。是为序。

中国中医科学院广安门医院

何庆勇

丁酉年冬于京勤学斋

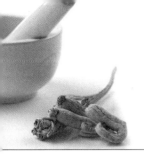

# 目录

13

17

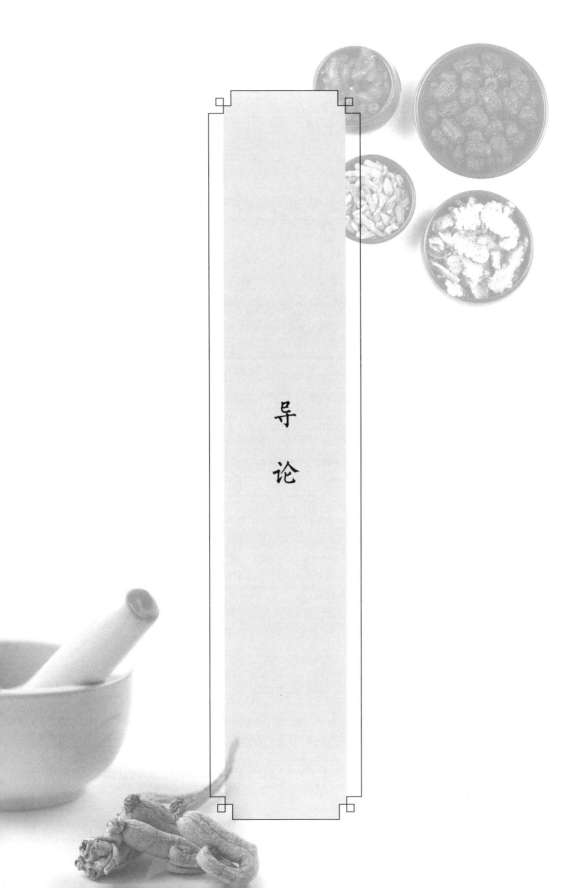

导 论

# 经方治疗疑难重症

## ——以"三首桂枝类方临床心悟"为例

分享经方；运用经方的五大智慧；临床心悟

### 一、为何要分享经方？

我先说一说为什么要和大家分享经方。

首先我们看看与张仲景同时代的一位医家，就是华佗。华佗与张仲景（还有董奉）并称为建安三神医，他看到张仲景的书，就说了六个字：

"此真活人书也。"

——汉·华佗

这句话告诉我们，作为临床医生，如果想取得较好的临床疗效，具有"活人"的本领，就应该多读经方，多读医圣张仲景的书——《伤寒论》《金匮要略》。

还有一位离张仲景时代比较近的医家，就是孙思邈。他在晚年时写了一本书叫《千金翼方》，这本书建议大家要读一读。最近几年我一直在研读这本书，受益匪浅。

他在晚年时说了这句话：

"至于仲景，特有神功。"
"行之以来，未有不验。"

——唐·孙思邈

孙思邈的意思是,把仲景的方子用在临床上,很少没有效验的。

每次讲课,我都要和大家分享宋代林亿的一句话,他告诉我们应该怎么用经方:

> "尝以对方证对者,施之于人,其效若神。"
>
> ——宋·林亿

就是说,如果你想要获得显著的临床疗效,就要遵循两点:第一要用经方,用《伤寒论》《金匮要略》的方子;第二就是要对方证,采用方证辨证。这句话可是把奥妙都吐露出来了。

宋代的郭雍说过一句话:

> "仲景规矩准绳明备,足为百世之师。"
>
> ——南宋·郭雍

我们学中医,要想成为临床大家,应该拜张仲景(学习经方)为师。同时,如果你想成为他人的老师,也应该学习经方。

去年我在看《四库全书提要》的时候看到一句话,感到非常震惊:

> "得其一知半解,皆可以起死回生。"
>
> ——清·永瑢 纪昀《四库全书总目提要》

即使没有完全领悟《伤寒论》《金匮要略》,只空闲时间翻一翻,有其一知半解,也可以"起死回生"。这是清代的御医们对经方的评价。

接下来和大家分享最后一句话,清末的章太炎说:

> "中医之胜于西医者,大抵《伤寒》独甚。"
>
> ——清末·章太炎

章太炎说的道理很简单,如果中医与西医较量的话,可能只有仲景《伤寒》能赢得过了。我本人在心血管科工作,也曾在心脏重症监护病房(CCU)待了很长一段时间,处理心脏危急重症,对这句话很有感慨。

## 二、桂枝类方临床心悟

在这里我与大家分享三首桂枝类方临床心悟,以说明我在临床上是如何运用经方治疗疑难病的。第一首是桂枝加龙骨牡蛎汤,第二首是瓜蒌桂枝汤,第三首是炙甘草汤,都是典型的桂枝类方。

### (一)桂枝加龙骨牡蛎汤

第一首,桂枝加龙骨牡蛎汤,我用两个字来评价它——通神,用好了它,就能通神。

桂枝加龙骨牡蛎汤的条文想必大家都会背。"夫失精家少腹弦急,阴头寒,目眩,发落,脉极虚芤迟,为清谷,亡血,失精。脉得诸芤动微紧,男子失精,女子梦交,桂枝加龙骨牡蛎汤主之。"经典的条文比较简单,基本上看一两遍就可以知道怎么用了。

我在这里举一个医案给大家分享一下。这是我去年(2017年)所治的一个案例。

### 案1.

张某,男,20岁,初诊日期:2017年6月17日。

主诉:反复噩梦4年,胃痛7个月。

现病史:4年前患者于当地医院行锁骨钢板取出术,术中因麻醉药过敏而致昏迷,经ICU抢救后康复出院,后出现噩梦频作,伴脱发,未予重视;7个月前出现饭前胃痛,自诉于当地医院行胃镜检查提示:点状溃疡(报告未见),现为求中医系统诊治,就诊于我处。

刻下症:噩梦频作,多为洪水淹溺,群鱼咬噬等,脱发,晨起枕上可见大量脱落毛发,空腹饥饿时胃痛,胃脘部为著,食后腹胀,常伴呕恶,胃中反酸,腹泻,日1次,自觉发热,晨起咽痛,无明显怕冷怕热,小便可。

查体：舌淡，苔中根部黄厚腻，有液线，脉弦细。

当你对《伤寒论》《金匮要略》熟悉到一定程度，患者把刻下症阐述出来时，基本上方子就能开出来了，桂枝加龙骨牡蛎汤条文上的症状他基本都有：发落、噩梦连连、脉细。

本案患者还有一个症状就是空腹饥饿时胃痛，这也简单："虚劳里急，悸，衄，腹中痛，梦失精，四肢酸痛，手足烦热，咽干口燥，小建中汤主之。"根据胡希恕先生的经验，认为小建中汤的方证就是空腹饥饿时腹痛，很简单。虚劳里急，腹中痛，患者都有这些症状。所以治病是一件非常高兴且迅速的事情——当患者把症状体征呈现给你的时候，方子就立即能开出来了。

治疗方法也很简单：

方用桂枝加龙骨牡蛎汤合小建中汤。

桂　枝 15g　　白　芍 30g　　生甘草 10g　　生　姜 10g
大　枣 15g　　饴　糖 30g　　生龙骨 15g　　生牡蛎 15g

14 剂，水煎服，日 1 剂，早、中、晚饭后半小时温服。

大家可以看一下疗效：

二诊（2017 年 7 月 16 日）：患者 5 剂药后，噩梦已止，脱发减少，晨起可见枕上寥寥数根碎发，仍有饭前饥饿时腹痛，大便较前改善，仍偏稀。效不更方，仅作剂量调整，续服 14 剂。药后胃痛痊愈，大便稍黏，随访 1 个月，噩梦及腹痛均未有反复。

经方应该在 2~14 剂之内有效，若吃了 3~4 个月才管用，那你该反思下。临床用经方，有可能就会像《金匮要略·疟病脉证并治第四·附〈外台秘药方〉》原文中说的："服一剂如神。"这就是经典的魅力。

经方不传之秘在于剂量，所以大家不仅要把经方的药味记住，剂量也要记住："桂枝，芍药，生姜各三两，甘草二两，大枣十二枚，龙骨，牡蛎各三两。"

我认为桂枝加龙骨牡蛎汤的方证：噩梦频作，脱发，易疲劳，少腹拘急，梦遗失精，头晕目眩，脉虚。这个方证就是告诉你，临床上如何用桂枝加龙骨牡蛎汤，是完全来源于《金匮要略》的原文。

我在临床上坚持"一病必有一主方，一主方必有一主证"。这句话其中前半句话是清代徐灵胎说的，后半句是我的观点。且一个主证一般不能包含超过 3 个症状(或体征)。笔者认为桂枝加龙骨牡蛎汤的主证是:噩梦,脱发,脉虚。经过反复验证,都非常有效,凡是符合这 3 个症状(体征),用桂枝加龙骨牡蛎汤多有效验。作为临床医生,一天看 100 多个病人的话,就得抓主证。

## 案 2.

张某,女,53 岁。初诊日期:2017 年 2 月 14 日。

主诉:反复脱发 1 年,湿疹伴瘙痒 1 个月。

现病史:患者 1 年前因父亲去世,出现反复脱发症状,每次梳头均有 30~40 根掉下的头发。患者办公室座椅周围及家中卫生间的地上,平时均可见大量脱发。1 个月前,患者左腿和左右手近合谷处都出现湿疹,每天均有不定时瘙痒,症状明显。

刻下症:患者脱发现象反复出现,每次均有 30~40 根脱发。患者左腿和左右手近合谷处有密集的粟粒大小的丘疹,每天不定时瘙痒明显。全身汗多,怕冷,难入睡,多梦。纳少,咽痒,无咽痛。大便 2 日 1 次,成形,无夜尿。

查体:体型偏胖,面色红润,舌暗红,苔薄黄,脉弦紧。

该患者除了有桂枝加龙骨牡蛎汤方证外,还有越婢加术汤方证:"治肉极热,则身体津脱,腠理开,汗大泄,厉风气,下焦脚弱。"越婢加术汤专门治疗肉极热,多数是湿疹。

治疗:方用桂枝加龙骨牡蛎汤合越婢加术汤

| | | | |
|---|---|---|---|
| 桂　枝 12g | 白　芍 12g | 生甘草 8g | 大　枣 12g |
| 生　姜 12g | 生龙骨 12g | 生牡蛎 12g | 生麻黄 12g |
| 生白术 16g | 生石膏 32g(包煎) | | |

14 剂,水煎服,生麻黄先煎半小时,去上白沫。

日 1 剂,分早、中、晚 3 次饭后温服。

二诊(2017 年 2 月 28 日):患者诉服药后效果非常明显。患者原来每天左腿和左右手近合谷处湿疹瘙痒明显,服药 1 剂即愈,皮肤不再瘙痒,丘疹也慢慢消退。患者又诉原先每天均有 30~40 根脱发,服药 1 周后,现在脱发症状明显改善,办公室座椅周围及家中卫生间的地上也几乎不见落发。

我每个医案都附有照片和视频,每次出诊完,病例的电子版就由学生记录好了。遇到经典案例或者效果显著的案例,我都会和患者合影或录视频。而且我都会和患者说,如果你的病治好了,一定要回来复诊,巩固2~3次,所以我的病人随访情况非常好。

### (二)栝楼桂枝汤

我要和大家分享的第二首方子是栝楼桂枝汤,条文出自《金匮要略·痉湿暍病脉证并治第二》:"太阳病,其证备,身体强,几几然,脉反沉迟,此为痉,栝楼桂枝汤主之。"经方的剂量和煎服法非常重要:"栝楼根二两,桂枝三两,芍药三两,甘草二两,生姜三两,大枣十二枚 上六味,以水九升,煮取三升,分温三服,取微汗,汗不出,食顷,啜热粥发之。"

临床上使用栝楼桂枝汤的要点是:全身肌肉酸痛僵硬,局部有汗,怕风畏寒,口干口渴,脉沉迟。这是围绕《金匮要略》条文总结出来的,当你把《伤寒论》《金匮要略》烂熟于心,这些就能信手拈来。

我认为栝楼桂枝汤的主证是:全身肌肉酸痛,恶寒。这个主证我一定要告诉大家,刘保和说,中医越来越衰弱,就是因为每个人都知道主证,而不告诉大家,"秘主证而不传"这就是中医衰落到如今的原因。知道的东西,一定要分享给大家,让我们的中医发展下去。临床上遇到全身肌肉酸痛,恶寒,就可以使用栝楼桂枝汤。

使用栝楼桂枝汤的要点有:遵守经方的原量,或遵守原比例,分3次服用,服药后啜热稀粥帮助发汗。

### 在此我举一个医案与大家分享:

胡某,男,51岁,初诊日期:2017年10月26日。

主诉:全身酸痛僵硬半年,加重2周。

现病史:患者半年前出现全身酸痛僵硬,到某医院诊断为颈椎病,未予重视,未予治疗。患者2周前出现全身酸痛僵硬症状加重,自行敷贴外用药膏,效果不明显,1周前到我院检查:肌酸激酶(CK)9857U,谷丙转氨酶(ALT)142.5U/L,谷草转氨酶(AST)318.4U/L,遂就诊于我处。

患者是这样跟我描述症状的："我全身僵硬，就像翅膀舒展不开似的。"其他症状如怕风畏寒，口干口渴也都具备。我给予方用栝楼桂枝汤（天花粉 12g，桂枝 18g，白芍 18g，生甘草 12g，生姜 18g，大枣 18g），共服汤药 6 剂后患者自诉全身肌肉酸痛已痊愈，口干口苦已愈，怕风畏寒基本痊愈，体力也较前恢复，精神状态明显好转。复查：CK299U/L，ALT57U/L，AST 31U/L。

大家可以看一下这个患者的生化指标，他来的时候肌酸激酶（CK）是 9857U/L，服药 6 剂后复查肌酸激酶是 299U/L。曾有中医认为，服用中药不能改善血脂、血糖、肌酸激酶等生化指标，我想，那应该是他没有用对方。中医治病有中医的方法，是不能按照西医的思维方式来用的。我在心脏重症监护病房（CCU）查房时，都是周一用西医查房，周二用中医查房，两套方法一定要分开，西医查房就严格按照相关指南走，中医查房就按照《伤寒论》《金匮要略》等经典走，不要两者揉到一块，也不要互相解释。

### （三）炙甘草汤

我要和大家分享的第三首方子是炙甘草汤。我给炙甘草汤的评价就是五个字："心悸第一方"。临床上治疗频发室性期前收缩（简称室早）、房性期前收缩（简称房早），可以优先考虑是否适合用炙甘草汤。

炙甘草汤其中一个条文是："伤寒脉结代，心动悸，炙甘草汤主之。"《伤寒论·辨太阳病脉证并治下第七》。大家都很熟悉这个条文了，但是另外一个出自《千金翼方·卷第十五补益》的复脉汤（也就是炙甘草汤）的条文，大家一定要知道：

> "治虚劳不足，汗出而闷，脉结悸，行动如常，不出百日，
> 危急者十一日死。"
> ——唐·孙思邈《千金翼方·卷第十五补益》

这个条文更有意义，因为《伤寒论》中的炙甘草汤条文太短了，所以读《伤寒论》《金匮要略》一定不要忘了读《备急千金要方》《千

金翼方》。

炙甘草汤的剂量和煎煮法是："甘草四两 炙,生姜三两 切,桂枝三两,人参二两,生地黄一斤,阿胶二两,麦门冬半升,麻子仁半升,大枣三十枚 擘。上九味,以清酒七升,水八升,先煮八味,取三升,去滓,内胶,烊消尽,温服一升,日三服。"

那我们在临床上什么时候使用炙甘草汤呢? 我认为当患者出现心悸亢进,精神萎靡,体质虚弱(偏瘦),口干,皮肤枯燥,大便干燥时,就可以使用炙甘草汤。把《伤寒论》《千金翼方》的条文组合在一起,方证就出来了。炙甘草汤的主证是:心悸亢进,精神萎靡,体质虚弱。凡是符合上述方证者,使用炙甘草汤,多有效验。

使用炙甘草汤的关键点是:

### 1. 使用大剂量的生地黄

我一般用 48g 以上,经常用 60g,仲景原方生地黄用量为一斤,据考证经方一两约为 13.8g。有人会问,你用这么大剂量的生地,不会滋腻碍胃吗? 患者会不会吃不下饭吗? 大家可以看一看这本书,曹颖甫先生的《经方实验录》说:"生地至少当用六钱(约 22g),桂枝至少亦须钱半,方有效力。若疑生地为厚腻,桂枝为大热,因而不用,斯不足与谈经方矣。"

### 2. 在煎药的时候遵从原煎煮法加清酒

可消除或减轻滋腻碍胃的弊端。我们看《千金翼方》复脉汤煎煮法并没有加酒,炙甘草汤不加酒煮临床也是有效的。至于瓜蒌薤白白酒汤、瓜蒌薤白半夏汤等,必须要加酒煎煮,否则效果会很差。

### 在这里我给大家分享使用炙甘草汤的一个案例:

任某,女,30 岁。初诊日期:2016 年 2 月 15 日。

主诉:反复心慌伴憋气半年。

现病史:患者半年前出现心慌,伴随憋气,自觉似有石压于心前区,胸骨中间疼痛,每日均发作,患者苦于此,遂就诊于我处。

刻下症:心慌亢进,伴随憋气,每日发作,每次持续数十秒,心慌时不喜手按。睡眠左侧卧位便觉心脏受压而憋气心慌,自觉心跳无力,全身乏力。易气短,说话后尤甚,常说话未及数分钟即气短。每次深呼吸时,吸气一半,即觉似有石压于心前,伴随胸骨中间疼痛(如此已有 2 年)。纳少,容易饥饿,全身怕冷,时有腰痛,无腰冷,腰发胀。大便 1 日 1 次,不干不稀,夜尿 0 次。

查体:体型偏瘦,舌暗红,苔薄黄,脉沉细。

治疗:方用炙甘草汤。

| 生甘草 16g | 阿胶珠 8g | 火麻仁 4g | 生地黄 48g |
| 桂 枝 12g | 大 枣 25g | 党 参 8g | 生 姜 12g |
| 麦 冬 12g | | | |

7 剂,加白酒 50ml 与水同煎服,分 2 次早、晚饭后半小时温服。

有人会问,炙甘草汤为什么会用生甘草?因为汉朝的炙甘草所谓的"炙"是在瓦片上焙干,所以更接近于现在的生甘草。而且现代并没有真正的"炙甘草",而是蜜甘草,反而生甘草在运输过程中水分丢失,并且国家药典规定生甘草是干燥后备用,更接近于汉代的炙甘草。所以在经方中我都是用生甘草。

大家可以看一下治疗效果:

二诊(2016 年 2 月 22 日):患者诉服药 1 剂后心慌即愈,睡眠左侧卧位即憋气心慌亦明显减轻。现在自觉心跳有力,言语后不觉气短,大便 1 日 1 次,偏黑成形,舌红,苔薄黄。

治疗:守原方。

7 剂,稍多加白酒 10ml 与水同煎服,分 2 次早、晚饭后半小时温服。

三诊(2016 年 2 月 29 日):患者诉药物挺管用,心慌已愈,深呼吸时心前不适诸症偶见,明显减轻,全身乏力好转,说话有力气,二便调。

这就是炙甘草汤的效果。

这也是很有意思的一件事,炙甘草汤的味道很好喝:患者诉汤药味道香甜而不腻,味道好过糖水。我专门写了一篇文章,如果你用经方的原方,绝大部分都是甜的。为什么经方都是甜的?因为经方来自于《伤寒论》,而《伤寒论》源于《汤液经法》,而《汤液经法》的作者是伊尹。伊尹可是厨祖,他制的方子怎么可能苦得不得了呢? 应该都是特别好喝。

大家知道酸枣仁汤原方汤药是什么味道吗? 如果酸枣仁用原方,也就是酸枣仁用到二升(90g 以上),就像是巧克力的味道:丝滑的感觉。如果我们对方子任意地加减,不仅破坏它的疗效,而且会破坏它的味道。本来张仲景、伊尹的方子是很好喝的,结果一改,煮出来又苦又辣,这是不对的。

这是我给大家分享的三个方子,很多所谓"不传之秘"我也分享给大家,希望各位能够提高临床疗效。

## 三、经方之五大智慧

一个好的分享者,一定会给大家打开一扇窗户,不仅要传授一方一药,而且要知道将来怎么办。在这里,我展开几点讨论与大家分享,本人在临床运用经方的五大技巧:①方证辨证,②原方原量,③古法加减,④古法煎煮,⑤经方叠用。

**首先,经方学习之法在于方证辨证。**

宋代的林亿说过:"尝以对方证对者,施之于人,其效若神。"这是让你对方证,而不是辨气虚血瘀、痰浊互阻等,辨证论治是另外一条路,也可以成为一代大家,但是我认为方证辨证是非常适合经方的。

方证辨证,不得不提到孙思邈,他提出:"方证同条,比类相附。"不过徐灵胎说:"仲景之学,至唐而一变。"孙思邈不光有方证这个思想,他还有其他学术思想。

柯琴的《伤寒来苏集》是研究伤寒论不得不读的一本书,他说:

> "仲景之方,因病而设,非因经而设,见此证便用此方,
> 是仲景活法。"
>
> ——清·柯琴

有一次我去拜访我们医院的国医大师路志正老先生,请教他应该读什么书,96 岁高龄的路老就在我的笔记本上写了:《伤寒来苏集》。我永远都记得。

中国科学院学部委员（院士）叶橘泉："方证学是仲景学说的核心，方证辨证是执简御繁的方法。"其实我们的前人都已经把这个问题搞得很清楚了，但是我们现在就是想法很多，读书太少。

我们尊敬的胡希恕先生、冯世纶先生，都是我们当代经方的引领者之一，他们也说："方证是六经辨证的继续，也是辨证的尖端。""中医治病有效无效，关键在于方证是否辨得准确。"

**第二，经方之效莫忘原方原量。**

刘渡舟说："对经方，不能随意改动药味和剂量，以保持古人制方之原意。"苦口婆心啊，但是大家就不看。所以，运用经方治病的关键就是尽量做到原方原剂量。即使做不到原剂量，也要做到与原比例相当。

岳美中，中国中医科学院研究生院的创立者，他说："在学习古方时，不仅要牢记方内的药物，更应该牢记药物的剂量和各药之间的比例，只有这样做，才能学到方剂的妙处。"如果没有记住剂量，就是没有学到最妙之处，各药物之间的比例关系，才是经方的最妙之处。我经常跟我的研究生说：如果你只记得方子（药物组成），你就得 50 分，如果把方子和剂量都记住了，就能得 80 分以上了。方子的剂量一定要烂熟于心。

日本东洋医学会原会长渡边武慕名来到张仲景医圣祠，留下"择药性能从古人之规矩，则何病不治"的墨迹。如果你的用药处方符合古人的规矩，有什么病不能治呢？这句话说到我心里面了。张仲景诞辰 1868 年，我去祭拜，当时是有 5 万人的规模，都是老百姓，可见张仲景在人民心中地位非常高。

**第三，经方之巧在于古法加减。**

使用经方一定要按照古法加减，即根据《伤寒论》《金匮要略》《备急千金要方》等书的方后注进行加减。《备急千金要方·卷十三·心脏方·心虚实第二》说："（半夏泻心汤）若寒加附子一枚，渴加栝蒌根，呕加橘皮，痛加当归。客热以生姜代干姜。"临床上我们运用半夏泻心汤的时候，若见到心下冷痛，手脚凉，后背恶寒，身体疼痛等症状的患者，可在原方的基础上加附子 10~15g 以散寒止痛。

我特别推崇清代徐灵胎所说的：

**"能识病情与古方合者,则全用之。有别症,则据古法加减之。"**
　　　　　　　　——清·徐灵胎《医学源流论·卷上·古方加减论》

这是他在《医学源流论》中说的,这本书(《医学源流论》)看得我热血沸腾,怎么我想说的他都给说了。他还说:"如《伤寒论》中,治太阳病用桂枝汤。若见项背强者,则用桂枝加葛根汤。喘者,则用桂枝加厚朴杏子汤。下后脉促胸满者,桂枝去白芍汤。更恶寒者,去白芍加附子汤。此犹以药为加减者也。"徐灵胎非常有名,他曾二度奉诏进京为皇帝看病,他还是武术家、天文学家、音乐家、水利学家,在多方面都有成就,乃古今一奇人。他的书,建议大家都去读一读。

**第四,经方之性不离煎服之法。**

徐灵胎说:

**"煎药之法,最宜深讲,药之效不效,全在乎此。"**
　　　　　　　　——清·徐灵胎《医学源流论·卷上·煎药法论》

**"病之愈不愈,不但方必中病,方虽中病,而服之不得其法,**
**则非特无功,而反有害,此不可不知也。"**
　　　　　　　　——清·徐灵胎《医学源流论·卷上·服药法论》

若弄错煎服法,不但没有效,反而对患者有害。一定要遵循古代煎煮法,尤其我们心血管科用的很多方子如瓜蒌薤白白酒汤、瓜蒌薤白半夏汤,都是要加酒熬的,非要只用水熬,怎么可能有效呢? 我出门诊时,特别重视煎服法。我特别准备了几种煎煮法的纸条,开不同的方子,就给不同的煎药条,而且,会让我的研究生和患者详细说明一遍具体的煎服方法。虽然用时比较长,但是绝对值得。

**第五,经方之圆机活法在于叠用。**

有人也称"叠用"为"合用"。我曾写过一本书:《经方叠用》,这本书大家看看标题就明白了:经方叠用,经方可以,也应该叠用。大家都看到了我上面分享的病例，如使用桂枝加龙骨牡蛎汤合小建中汤、桂枝加龙骨牡蛎汤合《千金》越婢加术汤。经方叠用的思想也是首先出自张仲景，如桂枝麻黄各半汤、桂枝二越婢一汤等。

经方叠用不仅能提高疗效，还能扩大使用范围，这是最主要的原因。如重症监护病房中的一个患者，心肌梗死合并心衰、肾衰等等，少于4种病的基本上没有，这时候就需要经方叠用。

毛主席说："中国医药学是一个伟大的宝库，应当努力发掘，加以提高。"我倡议大家一同提高，下班之后，晚上多看看书，我主张看唐以前的书。

这是我以前写的一首诗：

### 学医
寅晓诵经方，子夜点青囊。
问道发茎白，愿保黎民康。

——2011 年写于北京

我们学中医，提高临床疗效，应该读古书。"青囊"是装古书的袋子。经常有学生问我说，老师，我们应该读什么书啊？我就说，特别简单，你需要多读古人的书。这和西医不同，西医是要看最新的指南，要接收最新的方法。指南是更新得非常快的。

这是我写的另外一首诗：

### 医缘
我生癖耽医，嗜经人似痴。
君问何为乐？临证心自怡。

——2011 年写于北京

我本人非常爱好经典，如果你问我有什么高兴的事，看病我就很高兴。

曾经在河南南阳仲景医圣祠附近，我住过半个月。夜晚的张仲景医圣祠很静、很美。这半个月的时间里，我每天开始学习之前，都要去仲景医圣祠拜一拜,以示尊敬;然后到仲景医圣祠的教室里背《伤寒论》《金匮要略》。期间,我还在桐柏山采药,重走了张仲景采药之路,感受很深!当时一起的共有100多人,我觉得非常可喜,中医有很大一群人在努力地传承着经典!

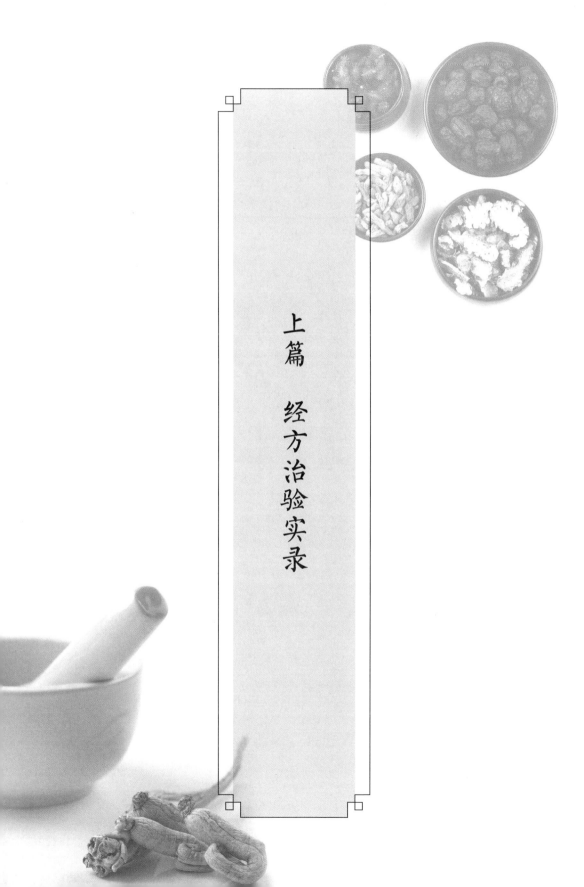

上篇　经方治验实录

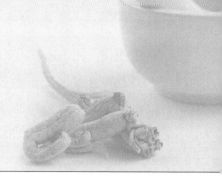

# 经方之活法在于叠用

## ——治疗不稳定型心绞痛案

**瓜蒌薤白半夏汤;泽泻汤;心绞痛;头晕**

患者杜某,女,59 岁,**初诊日期**:2012 年 9 月 5 日。

**主诉**:胸闷喘憋反复发作 13 年余,加重 1 个月余。

**现病史**:13 年前患者无明显诱因出现胸闷喘憋,爬一层楼后即发作,休息后自行缓解,1 年前患者体检时,查冠状动脉造影:LAD 中段肌桥,收缩期的最大狭窄达 70%,OM 近端于 LCX 开口处狭窄达 50%,诊断为冠状动脉粥样硬化性心脏病,予硝酸甘油片必要时口服。此后患者曾多次出现胸闷喘憋,均于口含硝酸甘油后缓解。2008 年 12 月,患者无明显诱因出现胸闷喘憋、气短,伴头胀头痛头晕、站立不稳,后经某大医院住院治疗后症状缓解。出院后患者间断予硝酸甘油、单硝酸异山梨酯片口服治疗。2011 年 4 月患者出现双下肢水肿,未系统治疗。

1 个月前患者胸闷、喘憋加重,伴全身乏力。自服硝酸甘油后,症状未见明显缓解。

**刻下症**:胸闷,喘憋,气短,时有心慌,偶有胸痛,伴后背发沉。夜间可平卧,时有憋醒,全身乏力。头晕,时有黑矇、无视物旋转,时有头右侧疼痛。口干,偶有咳嗽,有少量白黏痰,易汗出。食后无腹胀,无烧心,偶有反酸,无呕吐,时有两胁部及前胸窜痛。急躁易怒,纳可,夜间睡眠欠安,小便调,大便干,2 日 1 行。

**查体**:体温(T)36.8 ℃,体型肥胖,舌淡暗,苔色白,苔质滑,脉细滑。

**辅助检查**:颈动脉超声示:双侧颈动脉硬化伴斑块形成。

## 方证辨证

《金匮要略·胸痹心痛短气病脉证治第九》说:"胸痹不得卧,心痛彻背者,栝蒌薤白半夏汤主之。"**笔者临床体会到瓜蒌薤白半夏汤的主要方证是胸痹之胸闷,后背心痛。**本案患者诊断为胸痹,并且主诉之一为胸闷反复发作13年。故本案患者方证辨证为瓜蒌薤白半夏汤证。

《金匮要略·痰饮咳嗽病脉证并治第十二》曰:"心下有支饮,其人苦冒眩,泽泻汤主之。"本案患者头晕,时有黑矇,体型肥胖,苔质滑,脉细滑。泽泻汤方证具备。故方证辨证为泽泻汤证。

此外,本案患者症见气短,全身乏力,舌淡暗。故还符合《医林改错》黄芪赤风汤的方证。

**中医诊断:**胸痹 瓜蒌薤白半夏汤证 泽泻汤证 黄芪赤风汤证。

**西医诊断:**①冠状动脉粥样硬化性心脏病,不稳定型心绞痛,心功能Ⅱ级;②慢性支气管炎合并肺部感染;③高血压病3级(极高危);④腰椎间盘突出症;⑤双侧颈动脉硬化伴斑块形成。

**治疗:**方用瓜蒌薤白半夏汤合泽泻汤合黄芪赤风汤。

瓜 蒌 15g　　薤 白 15g　　半 夏 30g　　泽 泻 30g
白 术 12g　　生黄芪 25g　　赤 芍 15g　　防 风 15g
水煎服,加20ml白酒同煎,日1剂,分2次早晚服用,7剂。

**二诊:**患者诉喘憋、心慌、胸痛、后背发沉、咳痰症状均消失。活动后有气短、胸闷,偶有头晕,时有黑矇、无视物旋转,头右侧疼痛,易汗出。急躁易怒,纳可,夜间睡眠欠安,二便调,患者舌暗,苔色白,苔质滑,脉象细滑。

**治疗:**前方加檀香5g,丹参30g,砂仁6g,郁金15g。6剂,水煎服,加20ml白酒同煎,分2次早晚服用。

**三诊:**患者诉活动后仍有气短,胸闷,偶有两胁部及前胸窜痛,急躁易怒。查体体温36.4℃,血压130/70mmHg,双侧呼吸音清,双侧未闻及干湿啰音,心率75次/分,律齐,各瓣膜听诊区未闻及病理性杂音。患者舌暗淡,苔色白,苔质滑,脉象细滑。

**治疗**:前方加陈皮 15g。水煎服,分 2 次早晚服用。

患者诉服药 7 剂后,诸症消失。随访 2 个月,患者病情稳定,未见复发。

泽泻汤出自《金匮要略》,原方用泽泻五两,白术二两。方中泽泻,味甘,性寒,功善渗湿、化痰,利水除饮为君药。白术,味苦、甘,性温,归脾、胃经,具有健脾益气、燥湿利水之功效,善治痰饮眩悸。《类聚方广义》曰:"支饮眩冒症,其剧者,昏昏摇摇,如居暗室,如居舟中,如步雾里,如升空中,居屋床褥,如回转而走,虽瞑目敛神,亦复然,非此方不能治。"泽泻汤主治痰饮阻闭清窍的眩晕。

**这里需要强调的是泽泻汤中的泽泻∶白术的量为 5∶2,不易自行更改,否则会影响临床疗效。笔者在临床上泽泻喜用 30~69g,白术喜用 12~28g。**

本案患者四诊合参,患者辨证属气虚痰浊,水饮上泛,治疗当以补气化痰饮为主法,瓜蒌薤白半夏汤合泽泻汤合黄芪赤风汤正具此功。

> 笔者临床体会到瓜蒌薤白半夏汤的主要方证是:胸痹之胸闷,后背心痛。

# 经方治疗脑梗死采撷

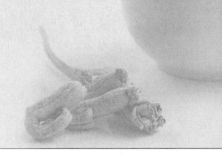

真武汤;当归四逆加吴茱萸生姜汤;九香虫;重剂天麻

笔者在"读经典,做临床"的学习中,尝试运用经方(真武汤、当归四逆加吴茱萸生姜汤)治疗脑梗死患者的顽固性头晕、双下肢冰凉症,取得了令人满意的临床疗效。笔者认为运用经方,不应拘泥于疾病的西医诊断,关键是要辨方证,如真武汤的方证是:面色㿠白,精神萎靡,目眩,心悸,身𥆧动,振振欲擗地,舌淡或舌淡胖,苔白。当归四逆加吴茱萸生姜汤的方证是:手足厥寒,腹中(或其他部位)冷痛,呕吐,头痛,脉细。正如宋·林亿评价经方说:"尝以对方证对者,施之于人,其效若神。"

## 案1. 真武汤治愈脑梗死头晕20年案

患者刘某,女,74岁,**初诊日期**:2013年3月8日。
**主诉**:间断头晕20年,加重1个月。
**现病史**:患者20年前出现头晕,就诊于某医院,查头颅CT:两侧基底节区、侧脑室旁腔隙性梗死灶。颈动脉超声示:①双侧颈动脉内中膜增厚伴多发斑块形成;②右锁骨下动脉斑块形成。测血压160/90mmHg,经治疗后好转,但头晕仍间断发作。

1个月前出现头晕加重,伴视物旋转,于北京某医院被诊断为陈旧性腔隙性脑梗死,高血压病,予以马来酸桂哌齐特注射液等治疗12天后,症状无改善,后就诊于某老中医处,予天麻钩藤饮汤药10余剂治疗,头晕未见改善。遂就诊于我处。

**刻下症**:常于活动后(如买菜后)发作头晕,视物旋转,卧床休息数分钟后缓解,心慌,活动后加重。气短,头部多汗,右侧头痛。腰酸冷甚,全身畏寒肢冷,自觉后背冒凉气,双下肢乏力。夜间时有呃逆,纳可,眠差,入睡困难,易惊醒,每晚只能睡 2~3 个小时,需服用安眠药方可入睡。大便每日 1 次,夜尿 5~6 次。

**查体**:精神萎靡,舌淡胖,苔白腻,边有瘀斑,脉沉弦。

## 方证辨证

《伤寒论·辨少阴病脉证并治》曰:"少阴病二三日不已,至四五日,腹痛,小便不利,四肢沉重疼痛,自下利者,此为有水气,其人或咳,或小便不利,或下利,或呕者,真武汤主之。"**笔者临床体会到真武汤的方证是:面色㿠白,精神萎靡,目眩,心悸,身瞤动,振振欲擗地,舌淡或舌淡胖,苔白。**本案患者精神萎靡,常于活动后(如买菜后)发作头晕,视物旋转,心慌,活动后加重,腰酸冷甚,全身畏寒肢冷,自觉后背冒凉气,双下肢乏力,舌淡胖,苔白腻。故方证辨证当为真武汤证。

## 病机辨证

本案患者有多年陈旧性脑梗死病史,症见头晕、右侧头痛,舌边有瘀斑,脉沉弦,符合清·王清任《医林改错》通窍活血汤的血瘀阻络的病机,故用之以活血化瘀,通利脑络。

**中医诊断**:眩晕　真武汤证　通窍活血汤证。

**西医诊断**:①陈旧性脑梗死;②高血压病 2 级(很高危组);③双侧颈动脉多发斑块形成;④严重失眠。

**治疗**:方用真武汤合通窍活血汤。

| 茯　苓 20g | 生白术 20g | 白　芍 15g | 附　子 12g(先 |
| 煎半个小时) | | | |

| 赤　芍 20g | 生　姜 8g | 九香虫 12g | 当　归 15g |

| 桃　仁 12g | 川　芎 18g | 大　枣 8g | 红　花 12g |

水煎服,日 1 剂,分 2 次早、晚饭后半小时服用。

5 剂后患者诉头晕缓解约 50%,睡眠改善,现每晚睡眠 4~5 小时。

**治疗:**效不改方,患者继服原方9剂后,诸症若失。

随访3个月,患者头晕未见复发。

《伤寒论》说:"太阳病发汗,汗出不解,其人仍发热,心下悸,头眩,身眴动,振振欲擗地者,真武汤主之。真武汤方:茯苓、芍药、生姜各三两(切),白术二两,附子一枚(炮,去皮,破八片)。"近代伤寒大家刘渡舟认为这一《伤寒论》条文论述的是太阳病过汗伤阳而致阳虚水泛的证治。少阴阳气亏虚,水寒之邪内盛,阳气外越,故见发热。肾为水脏,阳虚则主水无权,阴邪搏阳,故见心下悸,头眩。阳虚阴盛,周身经脉失于阳气的充养,故见身眴动(身体摇动),振振欲擗地(站立不稳)(刘渡舟.刘渡舟伤寒论讲稿.人民卫生出版社,2013:84)。**笔者临床体会到真武汤的方证是:面色㿠白,精神萎靡,目眩,心悸,身眴动,振振欲擗地,舌淡或舌淡胖,苔白。**综观本案患者的四诊信息,符合真武汤的方证,辨证当属肾阳亏虚,水邪上泛,故用真武汤以温阳利水。

此外,通窍活血汤中的麝香,因为其珍贵,很难买到,且医院药房常不备,笔者常用九香虫替代,临床效果亦不错。

### 案2. 当归四逆加吴茱萸生姜汤治愈脑梗死头晕、头痛伴双下肢冰凉案

患者李某,女,78岁,初诊日期:2013年3月12日。

**主诉:**头晕、头痛反复发作10年,双下肢冰凉3个月。

**现病史:**患者10年前因头晕、头痛于河北某医院查头部CT示:腔隙性脑梗死。2012年9月患者因头晕、头痛发作,查头颅核磁示:两侧基底节区及右额侧脑室旁、半卵圆中心多发陈旧性腔隙性脑梗死,10年间患者头晕、头痛反复发作。

患者因2012年冬等车站立于雪地约2小时致双下肢冰凉,此后患者双下肢整日似站在冰地,十分痛苦。

**刻下症:**头晕、头痛时作,后头枕部时有麻木感。眠差易醒,双下肢冰凉,右下肢酸麻胀痛、伴无力。纳可,偶有烧心,胸骨后如置冰

块,自觉腹中冷。汗少,大便调,日 1 行,厌油腻,每于饮食油腻时则大便溏泻,夜尿 2~3 行。

**既往史:**46 年前行腰椎结核病灶清除术及后固定术,遗留右下肢无力。

**查体:**体形肥胖,面色灰暗,微红。舌体胖大,苔薄白。脉左沉滑,右沉细弱。

## 方证辨证

《伤寒论·辨厥阴病脉证并治第十二》说:"手足厥寒,脉细欲绝者,当归四逆汤主之。若其人内有久寒者,宜当归四逆加吴茱萸生姜汤。"**笔者临床体会到当归四逆加吴茱萸生姜汤的方证是:手足厥寒,腹中(或其他部位)冷痛,呕吐,头痛,脉细。**本案患者双下肢冰凉,胸骨后如置冰块。自觉腹中冷、头晕、头痛时作。符合当归四逆加吴茱萸生姜汤的方证,故方证辨证为当归四逆加吴茱萸生姜汤证。

**中医诊断:**中风　中经络　当归四逆加吴茱萸生姜汤证。

**西医诊断:**①陈旧性腔隙性脑梗死;②腰椎结核术后。

**治疗:**方用当归四逆加吴茱萸生姜汤加味。

| 当　归 20g | 赤　芍 15g | 白　芍 15g | 桂　枝 12g |
| 细　辛 10g | 通　草 10g | 炙甘草 20g | 吴茱萸 12g |
| 生　姜 6g | 天　麻 90g | 钩　藤 20g | 菊　花 18g |
| 九香虫 15g | | | |

水煎服,日 1 剂,分 2 次早、晚饭后半小时服用。

3 剂后患者头晕、头痛均痊愈。9 剂后患者双下肢冰凉完全消失,诸症若失。

随访 3 个月,患者头晕、头痛、下肢冰凉症状未见复发。

按语

《伤寒论·辨厥阴病脉证并治第十二》说:"手足厥寒,脉细欲绝者,当归四逆汤主之。若其人内有久寒者,宜当归四逆加吴茱萸生姜汤。当归四逆加吴茱萸生姜汤:当归三两,芍药三两,甘草二两(炙),通草二两,桂枝三两(去皮),细辛三两,生姜半斤(切),吴茱萸二升,大枣二十五枚（擘）。"唐·孙思邈的《千金要方》说："当归四逆加吴茱萸生姜汤,治阳邪陷阴,手足厥冷,脉细欲绝方,即此方。"左季云的《伤寒论类方汇参》谓当归四逆加吴茱萸生姜汤说："此厥阴脏寒,经久伤营血,外复伤寒。为制温内解外,散寒行阳之温方也"（左季云.伤寒论类方汇参.人民卫生出版社,2012:270）。**笔者临床体会到当归四逆加吴茱萸生姜汤的方证是:手足厥寒,腹中（或其他部位）冷痛,呕吐,头痛,脉细。**综观本案患者的四诊信息,符合当归四逆加吴茱萸生姜汤的方证,故用之以温经养血散寒。

这里值得一提的是本案中所用的天麻,天麻是 2002 年《卫生部关于进一步规范保健食品原料管理的通知》中规定的可用于保健食品的药物,南方有些地区经常用之炒菜,所以用大剂量十分安全,笔者在临床上治疗头晕一症,若辨为肝阳上亢,并是陈年痼疾,笔者喜用重剂天麻,一般 60~90g,少则 40g,疗效甚佳。

> 笔者临床体会到当归四逆加吴茱萸生姜汤的方证是:手足厥寒,腹中（或其他部位）冷痛,呕吐,头痛,脉细。

# 重剂起沉疴

## ——经方与时方接轨治愈高龄患者反复头晕 40 年

> 天麻（120g）；瓜蒌薤白半夏汤；丹参饮；天丹汤（笔者方）

患者王某，男，88 岁，初诊日期：2013 年 6 月 17 日。

**主诉**：反复发作性头晕 40 年余。

**现病史**：患者 40 年前于某医院耳鼻喉科诊断为梅尼埃病，每次平卧或左侧卧位时发作头晕，伴天旋地转，恶心，呕吐，不能睁眼，右耳鸣加重。

患者近 40 年来只能每天头部枕 2 个枕头向右侧睡，稍不小心平卧，即诱发头晕，痛苦不堪，近 1 个月来已摔倒过 2 次，所幸无外伤。

**刻下症**：平素头向左侧时即发作头晕，特别是平卧及左侧卧位时发作严重头晕，伴天旋地转，患者多次因为头晕从床上摔下，恶心，欲吐，转变体位后头晕逐渐消失。阵发性心慌憋闷，活动后胸闷、气短明显，右耳耳鸣，视物模糊，双眼发痒、疼痛感，周身特别是后背畏寒，无汗，周身乏力。纳可，寐差，夜尿 2~3 次 / 夜，大便日 1 次，偏干。

**查体**：体形偏胖，舌淡红，苔黄厚腻，边有瘀斑，脉参伍不调。

**辅助检查**：颈椎 CR：颈椎序列欠佳，生理曲度略直；$C_{2~6}$ 椎体可见骨质增生，$C_{4/5}$、$C_{5/6}$ 椎间隙狭窄；部分钩突变尖。提示：颈椎病。心电图：心房颤动。

## 方证辨证

《金匮要略·胸痹心痛短气病脉证治第九》说："胸痹不得卧，心痛彻背者，栝蒌薤白半夏汤主之。"**笔者临床体会到瓜蒌薤白半夏汤的主要方证是胸痹之胸闷，后背心痛。**本案患者症见活动后胸闷明显,周身特别是后背畏寒,寐差,大便日 1 次,偏干。符合瓜蒌薤白半夏汤的方证,故本案患者方证辨证为瓜蒌薤白半夏汤证。

## 病机辨证

本案患者舌边有瘀斑,病机辨证当属血瘀阻络,符合《时方歌括》丹参饮的病机,故用之以活血化瘀。

**中医诊断:**眩晕 瓜蒌薤白半夏汤证 丹参饮证 天麻证。
**西医诊断:**①梅尼埃病;②心律失常 永久性心房颤动;③颈椎病。
**治疗:**方用瓜蒌薤白半夏汤合丹参饮合重剂天麻。
瓜 蒌 30g 薤 白 15g 清半夏 15g 桂 枝 12g
丹 参 37g 檀 香 5g 砂 仁 5g 天 麻 90g
水煎服,日 1 剂,加 20ml 白酒同煎,分 2 次早晚服用。5 剂。
**二诊:**嘱患者慢慢平躺及左侧卧位,发现头晕较前明显减轻,只是有头部不适,无天旋地转。阵发性心慌憋闷、活动后胸闷气短均痊愈。仍有视物模糊,双眼发痒、疼痛感,周身畏寒不明显。全身乏力感大减。纳寐可,夜尿 2~3 次/夜,大便日 1 次,偏干。舌暗有瘀斑,苔黄腻,脉参伍不调。

**治疗:**方用导痰汤合丹参饮合重剂天麻。
陈 皮 15g 清半夏 15g 茯 苓 20g 生甘草 10g
枳 实 10g 石菖蒲 12g 胆南星 9g 丹 参 37g
天 麻 120g 檀 香 5g 砂 仁 5g
水煎服,日 1 剂,分 2 次早晚服用。
4 剂后患者平卧及左侧卧位时无头晕,诸症若失。
随访 2 周未见复发。

### ★关于疗效

笔者带教的孙姓研究生目睹本案患者的全部治疗过程,深感中医疗效的神奇,并说:"感谢何老师,今后她也学会了如何使用天麻了,特别是对学习中医的信心大增!"本案患者家属甚为惊讶:40 余年痼疾,9天痊愈。患者给笔者还送了锦旗一面以示感谢。

**★关于天麻**

天麻,笔者敢于使用大剂量的天麻120g,主要依据有以下几点:①天麻在《神农本草经》中谓之赤箭,并列于上品,《神农本草经》谓上品"主养命以应天,**无毒,多服久服不伤人**。欲轻身益气,不老延年者,本上经。"《神农本草经》原文说:"赤箭,味辛,温。主杀鬼精物,蛊毒,恶气。久服益气力,长阴肥健,轻身,增年。一名离母,一名鬼督邮。生川谷。"宋代陈承《本草别说》:"今医家见用天麻,即是此赤箭根。"②2002年《卫生部关于进一步规范保健食品原料管理的通知》明文规定天麻是可用于保健食品的物品名单。可见大剂量的天麻是可以应用的。③笔者的亲身体验,笔者一好友从云南给笔者带回一盒天麻(250g),回家后笔者将其炒菜,辣椒炒天麻,笔者将一次性至少吃了100g,未见不良反应。

**★关于瓜蒌薤白半夏汤合丹参饮**

瓜蒌薤白半夏汤合丹参饮(笔者称之为"天丹汤")是笔者临床治疗冠心病的一个基本方剂,天丹汤由瓜蒌20~30g,薤白20~30g,清半夏9~15g,桂枝9~15g,丹参20~40g,檀香5~6g,砂仁5~6g组成。天丹汤用之临床治疗冠心病多有效验。本案患者症见头晕,阵发性心慌憋闷,活动后胸闷气短明显,周身特别是后背畏寒,无汗,舌淡红,苔黄厚腻,边有瘀斑,脉参伍不调。辨证当属胸阳不振,痰浊血瘀,故用天丹汤以通阳化痰活血。

# 大青龙汤2剂治愈反复发热、烦躁2周案

发热;烦躁;大青龙汤方证;2剂而愈

陈某,男,60岁,**初诊日期**:2016年2月22日。

**主诉**:反复发热、烦躁2周。

**现病史**:患者2周前反复出现发热,最高39.2℃,心里烦躁,未经治疗,现就诊于我处。

**刻下症**:发热38.7℃,烦躁,咽部刺痒,咳嗽,咳出白稠痰,有口干,无口苦,两肩时有酸痛,汗少,无明显怕冷怕热。

**查体**:面色偏红,舌淡红,苔中间黄厚腻,脉弦细。

## 方证辨证

《伤寒论·辨太阳病脉证并治中第六》说:"太阳中风,脉浮紧,发热恶寒,身疼痛,不汗出而烦躁,大青龙汤主之。若脉微弱,汗出恶风者,不可服,服则厥逆,筋惕肉瞤,此为逆也。"**笔者临床体会到大青龙汤的方证是:发热,恶寒,无汗,身痛,烦躁。**本案中患者发热,烦躁,汗少,两肩酸痛。符合大青龙汤的方证,故方证辨证为大青龙汤证。

**诊断**:发热 大青龙汤证。

**治疗**:方用大青龙汤。

炙麻黄10g(先煎)　　桂　枝6g　　生　姜9g　　大　枣12g
炙甘草6g　　生石膏25g(先煎)　　杏　仁12g
3剂,水煎服,日1剂,分3次早、中、晚服用。

患者诉服药2剂后,发热已退,体温36.8℃,烦躁已愈,咳痰已

愈,余症状明显好转。

又随访1周,未见复发。

《伤寒论·辨太阳病脉证并治中第六》说:"太阳中风,脉浮紧,发热,恶寒,身疼痛,不汗出而烦躁,大青龙汤主之。若脉微弱,汗出恶风者,不可服,服则厥逆,筋惕肉瞤,此为逆也。大青龙汤方 麻黄六两,去节 桂枝二两,去皮 甘草二两,炙 杏仁四十枚,去皮尖 生姜三两,切 大枣十枚,擘 石膏如鸡子大,碎 上七味,以水九升,先煮麻黄,减二升,去上沫,内诸药,煮取三升,去滓,温服一升,取微似汗。汗出多者,温粉粉之。一服汗出,停后服。若复服,汗多亡阳遂(一作逆虚),恶风烦躁,不得眠也。"及"伤寒脉浮缓,身不疼,但重,乍有轻时,无少阴证者,大青龙汤发之。"

清·吴谦《医宗金鉴·订正仲景全书·伤寒论注辨太阳病脉证并治下篇》说:"太阳中风,脉当浮缓,今脉浮紧,是中风之病而兼伤寒之脉也。中风当身不痛,汗自出,今身疼痛,不汗出,是中风之病而兼伤寒之证也。不汗出而烦躁者,太阳郁蒸之所致也。风、阳邪也,寒、阴邪也。阴寒郁于外则无汗,阳热蒸于内则烦躁,此风寒两伤,营卫同病,故合麻、桂二汤加石膏,制为大青龙汤,用以解荣卫同病之实邪也。若脉微弱,汗出恶风者,即有烦躁,乃少阴之烦躁,非太阳之烦躁也。禁不可服。服之则厥逆、筋惕肉瞤之患生,而速其亡阳之变矣。故曰:此为逆也。"可见吴谦等认为大青龙汤为治风寒两伤,阳热蒸于内的主剂。

清·柯韵伯《伤寒来苏集·伤寒附翼·太阳方总论》说:"此即加味麻黄汤也,诸症全是麻黄,而有喘与烦躁之不同。喘者是寒郁其气,升降不得自如,故多杏仁之苦以降气。烦躁是热伤其气,无津不能作汗,故特加石膏之甘以生津,然其质沉,其性寒,恐其内热顿除,而外之表邪不解,变为寒中协热下利,是引贼破家矣。故必倍麻黄以发汗,又倍甘草以和中,更用姜枣以调营卫,一汗而表里双解,风热两除。此大青龙清内攘外之功,所以佐麻桂二方之不及也。"由以上可知,大青龙汤主治:外感风寒,阳热蒸于内。结合临床经验,**笔者体会到大青龙汤主要的方证是:发热,恶寒,无汗,身痛,烦躁**。本案中患者发热,烦躁,汗少,两肩酸痛。符合大青龙汤的方证,故用之发汗解表,清热除烦。

大青龙汤主要的方证是:发热,恶寒,无汗,身痛,烦躁。

# 茯苓杏仁甘草汤治疗反复胸闷、憋气 4 个月,加重 1 周案

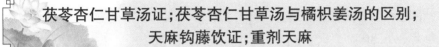

茯苓杏仁甘草汤证;茯苓杏仁甘草汤与橘枳姜汤的区别;
天麻钩藤饮证;重剂天麻

李某,女,62 岁,**初诊日期**:2016 年 2 月 22 日。

**主诉**:反复胸闷憋气,胸中气塞,咽部发紧 4 个月,加重 1 周。

**现病史**:患者 4 个月前出现胸闷、憋气,平均 3~5 天发作 1 次,每次发作服用速效救心丸即可缓解。

近 1 周发作次数增加,每天均有发作。遂到我处就诊。

**刻下症**:反复发作胸闷憋气,胸中气塞,咽部发紧。头晕,头发蒙,气短,喜长出气。全身怕热,肚脐以上怕热,脐下怕冷。动则头晕,头重脚轻。纳少,时有恶心,眠可。大便 1 日 1~2 次,成形,夜尿 1 次。

**查体**:形体中等,面色红,舌淡红,有液线,苔黄厚腻,脉滑。血压:160/86mmHg。

## 方证辨证

《金匮要略·胸痹心痛短气病脉证治第九》讲:"胸痹,胸中气塞,短气,茯苓杏仁甘草汤主之,橘枳姜汤亦主之。茯苓杏仁甘草汤方:茯苓三两,杏仁五十个,甘草一两。上三味,以水一斗,煮取五升。温服一升。日三服,不差更服。"**笔者临床体会到茯苓杏仁甘草汤的方证为:胸痹之短气、气塞,短气重于气塞,小便不利,舌苔白厚。**本案患者反复发作胸闷憋气,胸中气塞,咽部发紧,且有纳少,时有恶心,舌淡红,有液线,苔黄厚腻,脉滑。符合茯苓杏仁甘草汤的方证,故辨

为茯苓杏仁甘草汤证。

胡光慈《中医内科杂病证治新义》说："天麻钩藤饮治高血压头痛，眩晕，失眠。天麻、钩藤、生决明、山栀、黄芩、川牛膝、杜仲、益母草、桑寄生、夜交藤、砾茯神，制煎剂服。"**笔者临床体会到天麻钩藤饮的方证是：头晕，头重（头胀痛）脚轻（下肢无力），头热足凉，失眠。**本案患者面红，肚脐以上怕热，脐下怕冷，头晕，头重脚轻。符合天麻钩藤饮的方证，故辨为天麻钩藤饮证。

**诊断**：胸痹　茯苓杏仁甘草汤证　天麻钩藤饮证
**治疗**：方用茯苓杏仁甘草汤合天麻钩藤饮。

| 茯　苓 36g | 杏　仁 12g | 生甘草 12g | 天　麻 60g |
| 钩　藤 20g | 石决明 12g | 栀　子 12g | 黄　芩 12g |
| 牛　膝 12g | 桑寄生 12g | 杜　仲 12g | 夜交藤 12g |
| 益母草 12g | | | |

7剂，水煎服，日1剂，分早、晚2次饭后半小时温服。

**二诊**：患者诉"服药后管用"。胸闷、憋气、胸中气塞好转40%，气短、喜长出气好转，头发蒙减轻，头晕稍有减轻。上方天麻改为90g，继续服用1周。

**三诊**：患者诉"汤药很管用！"胸闷憋气、胸中气塞、咽部发紧均已痊愈，均1周未发作。头晕、头发蒙近3天未发作。气短、喜长出气好转80%。上半身怕热，下半身怕冷减轻70%。

《金匮要略·胸痹心痛短气病脉证治第九》讲："胸痹，胸中气塞，短气，茯苓杏仁甘草汤主之，橘枳姜汤亦主之。茯苓杏仁甘草汤方：茯苓三两，杏仁五十个，甘草一两。上三味，以水一斗，煮取五升，温服一升，日三服，不差更服。橘枳姜汤方：橘皮一斤，枳实三两，生姜半斤。上三味，以水五升，煮取两升，分温再服。"

一般认为，茯苓杏仁甘草汤所主乃胸痹轻者，如周扬俊在《金匮玉函经二注》中说："胸痹既有虚实，又有轻重，故痹之重者，必彻背彻心者，轻者不然，然而何以言痹，以其气塞而不舒，短而弗畅也……肺有饮，则气每壅而不利，故以茯苓逐水，杏仁散结，用之当矣。"彭子益在《圆运动的古中医学·金匮方解篇》中说："治胸中痹塞、短气者。湿凝于肺，气不下行，故痹塞、短气。茯苓泄湿，杏仁润肺降气，甘草补中。"**笔者临床体会到茯苓杏仁甘草汤的方证为：胸痹之短气、气塞，短气重于气塞，小便不利，舌苔白厚。**综观本案患者四诊信息，符合茯苓杏仁甘草汤的方证，故以茯苓益气化湿，杏仁、甘草宣肺利气。

而仲景原文中何以用两方而治一证？所云众多。黄竹斋在《金匮要略方论集注》中直接说："二方治一证，非古之道也。"认为此非仲景本意。而张璐在《张氏医通》中说："夫短气不足以息者，实也，故二方皆利气之剂，一以**疏利肺气**，一以**疏利胃气**也。"此种观点被众多医家所认可。吴谦《医宗金鉴》中亦云："水盛气者则息促，主以茯苓杏仁甘草汤，以利其水，水利则气顺矣。气盛水者，则痞塞，主以橘皮枳实生姜汤，以开其气，气开则痹通矣。"后世医家唐容川、廖厚泽等多认同此观点，唐容川在《金匮要略浅注补正》中云："气塞者，谓胸胃中先有积气阻塞，而水不得下……以泄其气为主，气利则水利，故主枳橘以行气。短气者，谓胸中先有积水停滞，而气不得通……当以利水为主，水行则气通，故主苓杏以行水，盖水化即为气。"上面两种观点虽有不同，但皆以茯苓杏仁甘草汤主开肺气，调上焦气闭；橘枳姜汤化痰浊，调中焦气塞。尤怡则在《金匮要略心典》中说："此亦气逆气闭之证，视前条为稍缓矣。二方皆下气散结之剂，而有甘淡苦辛之异，亦在酌其强弱而用之"，认为二者区别在于性味。纵观二方组成，茯苓杏仁甘草汤以茯苓、杏仁、甘草成方，茯苓利水渗湿，杏仁降气化痰，甘草和中，三药合用，皆以通利水湿为主；橘枳姜汤以枳实、橘皮、生姜为方，枳实行气降浊，橘皮宽胸理气，生姜温中散寒，三药合用，则为理气宽胸之用。从配伍上可以看出茯苓剂多以利水为主，用于胸痹兼见水饮内停之象者，此种患者多见周身困顿，形体虚肿；橘枳剂多以行气为主，用于胸痹兼见气滞者，此类患者多纳食不化，抑郁寡欢。**以笔者多年临床经验，二者所主相同，所治相差不大，临床上常常叠用之，但水饮之象显著者茯苓剂效果更好，气滞之象显著者，橘枳剂疗效更佳。**

胡光慈《中医内科杂病证治新义》讲："天麻钩藤饮治高血压头痛，眩晕，失眠。天麻、钩藤、生决明、山栀、黄芩、川牛膝、杜仲、益母草、桑寄生、夜交藤、砵茯神,制煎剂服。"《方和谦医案医话集》中说:"本方先以天麻息风止痉,清热平肝,以清肝热;石决明既平肝潜阳,又清肝火。牛膝活血通络,引血下行,盖'治风先治血,血行风自灭'之意。如此配伍,使肝风得息,血虚得养,瘀血得化,妄行之血得下行,则无头晕眼昏厥跌扑之症。"指出本方立足于肝,有平肝息风之效,可用于肝阳上亢、肝风上扰所致的眩晕。**笔者临床体会到天麻钩藤饮的方证是:头晕,头重(头胀痛)脚轻(下肢无力),头热足凉,失眠。**综观本案患者四诊信息,符合天麻钩藤饮证,故用之以平肝息风,清热活血,补益肝肾。值得指出的是,天麻钩藤饮中天麻一药的量一定要大,方能见效。

> 　　茯苓杏仁甘草汤的方证为:胸痹之短气、气塞,短气重于气塞,小便不利,舌苔白厚。
>
> 　　天麻钩藤饮的方证是:头晕,头重(头胀痛)脚轻(下肢无力),头热足凉,失眠。

# 凡方中专重之药,法必先煎

## ——经方原方治愈反复颈背僵硬发紧 3 个月案

穆某,女,66 岁,**初诊日期:**2016 年 3 月 11 日。

**主诉:**反复颈背发紧僵硬 3 个月。

**现病史:**患者 3 个月前出现反复发作颈背僵硬发紧,背部怕冷,未予治疗,现为求诊治,遂就诊于我处。

**刻下症:**颈背僵硬发紧、怕冷、局部有汗,阵发性头晕,每次头晕持续 1~2 小时,严重时双眼不能睁开,持续约 10 分钟,腰酸、腰冷,时有恶心、耳鸣,大便黏,1 日 1 次。小便调。

**查体:**舌淡,苔薄黄,有液线,脉弦细沉。

**辅助检查:**2015 年 CT 提示腔隙性脑梗死,颈椎病。

### 方证辨证

《伤寒论·辨太阳病脉证并治上第五》说:"太阳病,项背强几几,反汗出恶风者,桂枝加葛根汤主之。"**笔者临床体会到桂枝加葛根汤的方证是:项背发紧,恶风恶寒,局部汗出,触诊局部发凉。**本案中患者颈背僵硬发紧,怕冷,局部有汗,符合桂枝加葛根汤的方证,故方证辨证为桂枝加葛根汤证。

**诊断:**颈椎病 桂枝加葛根汤证。

**治疗:**方用桂枝加葛根汤。

桂　枝 18g　　白　芍 18g　　炙甘草 12g　　大　枣 18g

生　姜 18g　　葛　根 90g(先煎半小时)

10剂,水煎服(先煎葛根约半小时),日1剂,分3次早、中、晚温服。

患者2016年3月21日复诊,诉服药"挺管用",服药后头晕未发作,服药后颈部、背部有汗出,全身舒服,颈背部僵硬发紧及怕冷已愈。患者诉期间服2剂药后,夜尿多,夜尿3次,腰酸明显好转,耳鸣减轻60%,耳鸣发作频次减少。

《伤寒论·辨太阳病脉证并治上第五》:"太阳病,项背强几几,反汗出恶风者,桂枝加葛根汤主之。葛根四两、麻黄三两(去节)、芍药二两、生姜三两(切),甘草二两(炙),大枣十二枚(擘),桂枝二两(去皮)。上七味,以水一斗,**先煮麻黄、葛根,**减二升,去上沫,内诸药,煮取三升,去滓。温服一升,覆取微似汗,不须啜粥,余如桂枝法将息及禁忌。臣亿等谨按,仲景本论,太阳中风自汗用桂枝,伤寒无汗用麻黄,今证云汗出恶风,而方中有麻黄,恐非本意也。第三卷有葛根汤证,云无汗,恶风,正与此方同,是合用麻黄也。此云桂枝加葛根汤,恐是桂枝中但加葛根耳。"林亿等认为桂枝加葛根汤应是桂枝汤加葛根而成,笔者赞同此观点。明·许宏《金镜内台方义·卷一》说:"汗出恶风者,乃中风证也,属桂枝汤主之,今此汗出恶风而反几几,又复项背强者,乃风盛于表也,此属桂枝汤中加葛根主之。"许宏认为汗出恶风,是桂枝汤的主证,而在桂枝汤证的基础上,出现项背僵硬的症状,是风邪盛于肌表之表,应加葛根祛风散邪;清·汪苓友《伤寒论辨证广注·辨太阳病脉证并治法上》说:"太阳病,项背强矣,复几几然颈不得舒,颈之经属阳明,项背与颈几几然,其状当无汗矣。今反汗出恶风,仲景法太阳病汗出恶风者,桂枝汤主之,今因其几几然,故加葛根于桂枝汤中,以兼祛阳明经之风也。"汪氏认为项背为阳明经所经过之处,项背僵硬不舒,可以加归属阳明经的药物葛根,葛根辛散发汗解表,祛除风邪。

**综上所述,结合笔者临床体会,认为桂枝加葛根汤的方证是:项背发紧,恶风恶寒,局部汗出,触诊局部发凉。**本案中患者颈背僵硬发紧,怕冷,局部有汗,符合桂枝加葛根汤的方证,故用之以解肌祛风,生津舒筋。**使用桂枝加葛根汤应该注意:①仲景原方中葛根是四**

两(约 55 克),是方中剂量最大的药物,临床运用桂枝加葛根汤时,葛根的剂量一般应大于 60g,才有显著疗效。②作为主药、方中专重之药的葛根,最好先煎半小时。正如徐灵胎《伤寒类方》说:"凡方中专重之药,法必先煎。"

桂枝加葛根汤的方证是:项背发紧,恶风恶寒,局部汗出,触诊局部发凉。

# 中医岂仅长于功能性疾病

## ——经方治愈反复发作胸痛2个月案

**反复胸痛2个月,每天均发作;"胸痛"4剂而愈**

杨某,男,57岁,**初诊日期**:2016年3月7日。

**主诉**:反复发作胸痛2个月。

**现病史**:患者近2个月反复发作胸痛,每天下午6-8点发作,每次疼痛20分钟,查冠脉CTA示:左主干及前降支近段非钙化性斑块及混合性斑块,为轻度到中度狭窄;前降支中段浅表型心肌桥。患者甚为苦恼,遂前往我处就诊。

**刻下症**:胸口痛,常呈发紧样疼痛,每天下午6-8点发作,每次疼痛约20分钟,疼痛放射至后背,有时疼痛难以忍受,伴随大汗出、面色苍白;食后腹胀,无反酸,时有恶心,口干口苦,喜热饮;纳差,大便日1次,偏干,夜尿2次。

**查体**:体型中等,面色发黄。舌暗红,舌下瘀斑,苔薄黄,局部黄腻。脉弦滑。

### 方证辨证

《金匮要略·胸痹心痛气短病脉证治第九》说:"胸痹不得卧,心痛彻背者,栝蒌薤白半夏汤主之。"**笔者临床体会瓜蒌薤白半夏汤的方证是:胸痹之胸闷,后背心痛。**本案患者胸口痛,疼痛放射至后背,符合瓜蒌薤白半夏汤的方证,故方证辨证为瓜蒌薤白半夏汤证。

《金匮要略·妇人妊娠病脉证并治第二十》中说:"妇人素有癥病,经断未及三月,而得漏下不止,胎动在脐上者,为癥痼害。妊娠六月动者,前三月经水利时,胎也。下血者,后断三月,衃也。所以血不止者,其癥不去故也,当下其癥,桂枝茯苓丸主之。"**笔者临床体会到桂枝茯苓丸的方证为:妇人癥病,或舌暗,有瘀斑、冠脉重度狭窄的冠心病或心力衰竭的患者。**本案患者舌质暗红,舌下瘀斑,喜热饮,冠脉CTA支持冠心病诊断,符合桂枝茯苓丸的方证,故方证辨证为桂枝茯苓丸证。

**中医诊断:**胸痹　瓜蒌薤白半夏汤证　桂枝茯苓丸证。

**西医诊断:**冠状动脉粥样硬化性心脏病　不稳定型心绞痛　心功能3级。

**治疗:**方用瓜蒌薤白半夏汤合桂枝茯苓丸。

| 瓜　蒌 25g | 薤　白 42g | 半　夏 15g | 桂　枝 14g |
| 茯　苓 14g | 牡丹皮 14g | 桃　仁 14g | 白　芍 14g |

7剂,水煎服,煎药时加高度白酒20~30ml,分3次早、中、晚温服。

2016月3日14日随诊:患者诉服用第4剂药后胸口痛即基本已愈,后背疼痛亦大减,无大汗出、无面色苍白状况;纳食明显改善,二便调。

嘱继服原方7剂巩固疗效。

《金匮要略·胸痹心痛短气病脉证治第九》说:"胸痹不得卧,心痛彻背者,栝蒌薤白半夏汤主之。瓜蒌实一枚、薤白三两、半夏半升、白酒一斗,上四味,同煮,取四升,温服一升,日三服。"清末·戈颂平认为阴阳气不相顺通而为痹痛,在《金匮指归》一书说:"半里上阴气闭塞,半表上阳气不能合午,阴阳不通,不得寝息,痛则彻背……栝蒌实甘寒气清,固半表上阳气;薤白辛温气滑,利半里上阴气;半夏辛平降逆散结,白酒入中土,使脉中气血营内荣外。"清·陈修园则认为是阴寒之邪乘虚攻上焦之阳位发为胸痛,其《金匮要略浅注》中说:"阳气一虚,诸阴寒得而乘之,则为胸痹之病。""今又加气上不得卧,是有痰饮,以为援也",故不得卧。**笔者临床体会瓜蒌薤白半夏汤的方证是:胸痹之胸闷,后背心痛。**本案患者胸痛,疼痛放射至后背,符合瓜蒌薤白半夏汤的方证,故用之以开胸散结,温阳止痛。

《金匮要略·妇人妊娠病脉证并治第二十》中说:"妇人素有癥

病，经断未及三月，而得漏下不止，胎动在脐上者，为癥痼害。妊娠六月动者，前三月经水利时，胎也。下血者，后断三月衃也。所以血不止者，其癥不去故也，当下其癥，桂枝茯苓丸主之。桂枝茯苓丸方：桂枝、茯苓、牡丹去心，桃仁去皮尖，熬，芍药各等分。上五味，末之，炼蜜和丸，如兔屎大，每日食前服一丸，不知，加至三丸。"清·陈修园《金匮要略浅注》说："此为妊娠宿有癥病，而出其方治也。"桂枝茯苓丸可以去癥积瘀血，清·高学山《高注金匮要略》说："夫癥痼俱起于气寒而经尾不运，故用生阳补气之桂枝以温之。又痼俱成于气滞，而瘀血不散，故用升阳通气之丹皮以动之；然后以入血之芍药，引至癥所；而以破瘀之桃仁，逐之使下也；本经言血不行则为水，故又用渗泄之茯苓，仍从前阴而去耳。"**笔者临床体会到桂枝茯苓丸的方证为：妇人癥病，或舌暗，有瘀斑、冠脉重度狭窄的冠心病或心力衰竭的患者**。本案患者舌质暗红，舌下瘀斑，喜热饮，冠脉 CTA 支持冠心病诊断，符合桂枝茯苓丸的方证，故合用之以温阳散寒，破瘀活血。

> 瓜蒌薤白半夏汤的方证是：胸痹之胸闷，后背心痛。
> 桂枝茯苓丸的方证为：妇人癥病，或舌暗，有瘀斑、冠脉重度狭窄的冠心病或心力衰竭的患者

# 经方的古法加减
## ——治愈反复胸骨中段发堵，呃逆，口苦半年案

古法加减（心下悸/小便不利）；小便不利的含义（小便异常）；
"快走时小便自流出3年"3剂而愈！去滓再煎

贾某，女，59岁，**初诊日期**：2016年5月16日。

**主诉**：反复胸骨中段发堵，呃逆，口苦半年。

**现病史**：患者半年前蒸桑拿后出现胸骨中段发堵，呃逆，每天均有发作，并出现晨起口苦、口干，为求诊疗，就诊于我处。

**刻下症**：胸骨中段发堵，以中段前部为甚，时有呃逆，呃逆后舒服，每天发作4~5次，遇热加重，晨起口苦口干，口角溃疡，不能饮凉，时有心慌，每于快走时发作，且伴小便自行流出，小便急，夜尿2~3次，全身又怕热又畏寒，头晕，心烦，脾气急，纳少，眠可，大便日1次，成形。

**查体**：面色偏红，舌淡红，苔薄黄，根部腻，脉沉细。

## 方证辨证

《伤寒论·辨太阳病脉证并治第六》云："伤寒五六日中风，往来寒热，胸胁苦满，嘿嘿不欲饮食，心烦喜呕，或胸中烦而不呕，或渴，或腹中痛，或胁下痞硬，或心下悸、小便不利，或不渴，身有微热，或咳者，小柴胡汤主之……若心下悸，小便不利者，去黄芩，加茯苓四两。"**笔者临床体会到小柴胡汤的方证是：往来寒热，胸胁苦满，嘿嘿不欲饮食，心烦喜呕，口苦，咽干，目眩，脉弦。** 如若有心慌，小便难或小便不能控制，则去黄芩加茯苓四两（**古法加减**）。本案中患者胸骨中段发堵，以中段前部为甚，时有呃逆，呃逆后舒服（**心烦喜呕**），每天发作

4~5次,遇热加重,晨起**口苦**口干,时有心慌,每于快走时发作,且伴小便自行流出,小便急,全身又怕热又畏寒(**往来寒热**),脾气急,符合小柴胡汤的方证,故辨为小柴胡汤证,<u>且患者有心慌和小便不自主流出,故依仲景之法(古法),去黄芩加茯苓四两</u>。

**诊断:**胸痹　呃逆　小柴胡汤证。

**治疗:**方用小柴胡汤去黄芩加茯苓四两。

| 柴　胡 24g | 党　参 9g | 清半夏 9g | 炙甘草 9g |
| 生　姜 8g | 大　枣 9g | 茯　苓 12g | |

5剂,水煎服,日1剂,去滓再煎,分3次早、中、晚温服。

二诊(2016年5月20日):患者诉疗效很好,服药后全身轻松。**原来快走时小便自行流出(病史3年),服用3剂后已无小便自流情况。**

服用4剂药后胸骨中段发堵已愈,心烦已愈(患者诉原来看什么人都不顺眼、心烦,服用4剂药后心烦愈)。

服用5剂后,呃逆即愈,晨起口苦也愈,原来早上醒后全身劳累,现已无劳累,自觉全身舒畅。患者认为疗效很好,故又介绍其爱人到笔者处就诊。

按语

《伤寒论·辨太阳病脉证并治第六》云:"伤寒五六日中风,往来寒热,胸胁苦满,嘿嘿不欲饮食,心烦喜呕,或胸中烦而不呕,或渴,或腹中痛,或胁下痞硬,或心下悸、小便不利,或不渴,身有微热,或咳者,小柴胡汤主之。小柴胡汤方:柴胡半斤、黄芩三两、人参三两、半夏半升(洗),甘草(炙),生姜各三两(切),大枣十二枚(擘)……若心下悸,小便不利者,去黄芩,加茯苓四两。"

小柴胡汤为少阳病基本方,诸家注释颇多,皆以小柴胡汤所主,乃邪气入于半表半里之证。如方有执在《伤寒论条辨》中云:"所谓半表半里,少阳所主之部位。故入而并于阴则寒,出而并于阳则热。"对于"心下悸,小便不利者",有以下说法:尤在泾《伤寒贯珠集》认为此为"水饮蓄而不行也。水饮得冷则停,得淡则利,故去黄芩,加茯苓。"成无己《伤寒明理论》亦以之为水饮,但主张从肾论治:"心下悸,小便不利,水蓄而不行也……坚肾则水益坚,黄芩苦寒,去之则蓄水浸行……茯苓味甘淡,加之则津液通流。"曹颖甫《伤寒发微》认为此"是为水气凌心,故去黄芩,加茯苓以泄之。"戈颂平的观点迥然不同于前,他在《伤寒指归》中认为此为阳虚所致:"心下,脾土也,小便,半里也,如阳气虚中而悸,半里之阴不利半表者,去黄芩苦寒,加茯苓四两,淡通阴土之阴,阴土气灵,阳气内伏,阴液左行。"私以此处"心下悸"或为阳虚之象。《神农本草经》中,黄芩"主诸热黄疸,肠澼,泄利,逐水。"茯苓"主胸胁逆气,忧恚,惊邪,恐悸,心下结痛,寒热烦满,咳逆,口焦舌干,利小便。"

观仲景用药之法,小柴胡汤中只有黄芩一药性寒(《本草经集注》:黄芩味苦,平、大寒),而仲景去之,加茯苓。若心下悸为水饮之象,黄芩亦有逐水之功,则可不必去之。黄芩泄热,恐有伤阳之病,此或为去之之由。心下悸为心前区或胃脘部不适,多为心慌心悸,**而小便不利则不限于小便难,当为小便异常,或难出或失禁。笔者临床体会到小柴胡汤的方证是:往来寒热,胸胁苦满,嘿嘿不欲饮食,心烦喜呕,口苦,咽干,目眩,脉弦。**如若有心慌,小便难或小便不能控制,则去黄芩加茯苓四两。本案中患者胸骨中段发堵,以中段前部为甚,时有呃逆,呃逆后舒服(**心烦喜呕**),每天发作 4~5 次,遇热加重,晨起**口苦**口干,时有心慌,每于快走时发作,且伴小便自行流出,小便急,全身又怕热又畏寒(**往来寒热**),脾气急,符合小柴胡汤证,且患者有心慌和小便不自主流出,故依仲景之法,投以小柴胡汤去黄芩加茯苓四两。以柴胡、半夏、人参、甘草和解少阳,辅以茯苓通利小便。

另外,**根据笔者多年临床经验,止呕并非小柴胡一方,但若呕后舒服则更符合小柴胡汤之"喜呕",此类患者应用小柴胡汤则效果更好,即此处之"喜"大抵呕后舒服感。**而且,值得一提的是,小柴胡汤的煎煮法若遵仲景所言,去滓再煎,如此煎煮药效远高于普通煎煮法。徐灵胎亦在《伤寒论类方》中言:"去滓再煎者,此方乃和解之剂,再煎则药性和合,能使经气相融,不复往来出入。"提倡用仲景之法去滓再煎。**煎煮法实为用药配伍的一部分,用之不当,如若不会用药,用之得当,常常有出乎意料之效。**

　　小柴胡汤的方证是：往来寒热，胸胁苦满，嘿嘿不欲饮食，心烦喜呕，口苦，咽干，目眩，脉弦。古法加减：如若有心慌，小便难或小便不能控制，则去黄芩加茯苓四两。

# 情绪低落、对事物缺乏兴趣从少阴病论治

麻黄附子甘草汤方证；麻黄附子甘草汤新用；
柴胡桂枝干姜汤方证；少阴病（情绪低落）

邓某，女，75 岁，**初诊日期**：2016 年 4 月 15 日。

**主诉**：情绪低落，对事物缺乏兴趣 1 个半月。

**现病史**：患者 1 个半月前因感冒反复发作而情绪低落，对事物缺乏兴趣，全身乏力，患者甚为苦恼，遂求诊于我处。

**刻下症**：情绪低落，对事物缺乏兴趣，严重时不欲与人交流，不想干活，如上网和看书。心前区疼痛不适，1 天发作 3~4 次，全身乏力，全身怕热，汗出，口干，晨起口苦，大便日 1 次，偏稀，小便可。

**查体**：脉沉细。

## 方证辨证

《伤寒论·辨少阴病脉证并治第十一》说："少阴之为病，脉微细，但欲寐也""少阴病，得之二三日，麻黄附子甘草汤，微发汗。以二三日无证，故微发汗也"。**笔者临床体会到麻黄附子甘草汤的方证是：情绪低落，对事物缺乏兴趣，脉微细。**本案患者有对事物缺乏兴趣，全身乏力，严重时不想与人交流，不想上网和看书，脉沉细。符合麻黄附子甘草汤的方证，故方证辨证为麻黄附子甘草汤证。

《伤寒论·辨太阳病脉证并治下第七》说："伤寒五六日，已发汗而复下之，胸胁满微结，小便不利，渴而不呕，但头汗出，往来寒热，心烦者，此为未解也，柴胡桂枝干姜汤主之。"**笔者临床体会到柴胡桂枝干姜汤的方证是：口苦，口干，心烦，胁痛，便溏，腹胀。主要方证是**

47

**口苦,便溏**。本案患者症见晨起口苦,大便偏稀。符合柴胡桂枝干姜汤的方证,故方证辨证为柴胡桂枝干姜汤证。

　　**诊断:**郁病　麻黄附子甘草汤证　柴胡桂枝干姜汤证。
　　**治疗:**方用麻黄附子甘草汤合柴胡桂枝干姜汤。
　　生麻黄 6g　甘　草 15g　柴　胡 18g　附　子 10g(先煎半小时)
　　桂　枝 12g　干　姜 8g　天花粉 16g　黄　芩 12g
　　炙甘草 15g　煅牡蛎 8g(先煎半小时)
　　7 剂,水煎服,分 2 次早、晚温服。
　　**随诊:**患者服药 5 剂后反应效果很好,情绪低落明显好转,现喜与人交流,对事物有兴趣,能干活,能上网、能看书,全身乏力明显减轻,心前区疼痛不适明显减轻,近 7 天仅发作 1~2 次,口干好转。
　　遂守原方再服 7 剂。

　　《伤寒论·辨少阴病脉证并治第十一》说:“少阴之为病,脉微细,但欲寐也”“少阴病,得之二三日,麻黄附子甘草汤,微发汗。以二三日无证,故微发汗也。麻黄附子甘草汤方:麻黄二两(去节),甘草二两(炙),附子一枚(炮,去皮,破八片)。上三味,以水七升,先煮麻黄一两沸,去上沫,内诸药,煮取三升,去滓,温服一升,日三服。”
　　清·张志聪《伤寒论集注》说:“微者,神气微也,细者,精气虚也,此少阴水火为病而见于脉也。少阴主枢,外内出入,但欲寐,则神气不能外浮而阴阳枢转不利,此少阴阴阳为病而见于证也。”可见张氏指出少阴病表现为但欲寐,是因为阴阳枢机不利而致。清·吕震名《伤寒寻源》说:“按少阴与太阳为表里。三阴经中,惟少阴尚有汗解之理。以二三日之少阴病,而无吐利烦躁呕渴之里证。则邪未深入。微发汗者,即和解之义。故可撤细辛之向导,而但以甘草梢杀麻黄之力,更得熟附固阳。自无强责汗之弊。此又少阴温经散邪之缓法也。”吕氏认为麻黄附子甘草汤为和解微发汗散邪之法。清·张璐《伤寒缵论》说:“其所以但欲寐者。以卫气行阳则寤,行阴则寐也。”**笔者认为少阴病的主要表现是“但欲寐”,即情绪低落,对事物缺乏兴趣,脉微细,而少阴病的主方之一是麻黄附子甘草汤,有鉴于此,笔**

**者认为麻黄附子甘草汤的方证是：情绪低落，对事物缺乏兴趣，脉微细**。本案患者有对事物缺乏兴趣，全身乏力，严重时不想与人交流，不想上网和看书，脉沉细。符合麻黄附子甘草汤的方证。

《伤寒论·辨太阳病脉证并治下第七》说："伤寒五六日，已发汗而复下之，胸胁满微结，小便不利，渴而不呕，但头汗出，往来寒热心烦者，此为未解也，柴胡桂枝干姜汤主之。柴胡半斤、桂枝三两（去皮），干姜二两、栝蒌根四两、黄芩三两、牡蛎二两（熬），甘草二两（炙），上七味，以水一斗二升，煮取六升，去滓，再煎取三升，温服一升，日三服，初服微烦，复服汗出便愈。"清·徐灵胎《伤寒类方》说："伤寒五六日，已发汗而复下之，一误再误。胸胁满，用牡蛎。微结，小便不利，渴，以上皆少阳症。渴，故用瓜蒌。而不呕，故去半夏、生姜。但头汗出，阳气上越，用牡蛎。往来寒热，用柴、芩。心下烦者，黄芩、牡蛎。此为未解也，柴胡桂枝干姜汤主之。"**笔者学习刘渡舟的经验，认为柴胡桂枝干姜汤的主要方证是口苦、便溏**。本案患者症见晨起口苦，大便偏稀。符合柴胡桂枝干姜汤证，故用之以治疗患者的胆热脾寒，气化不利证。

> 麻黄附子甘草汤的方证是：情绪低落，对事物缺乏兴趣，脉微细。
> 柴胡桂枝干姜汤的主要方证是口苦、便溏。

# 枳实薤白桂枝汤治愈反复心中发堵半年，心前区胀痛1个月案

枳实薤白桂枝汤方证；方证辨证当细辨；初投瓜蒌薤白白酒汤不效；枳实薤白桂枝汤(脉实)与人参汤(脉虚)的区别

孟某，男，62岁。**初诊日期**：2015年2月26日。

**主诉**：反复心中发堵半年，心前区胀痛1个月。

**现病史**：患者于半年前出现心中发堵，反复发作。

近1个月，又伴随心前区胀痛，每天均发作，活动则加重，为求诊治，就诊于我处。

**刻下症**：心中发堵，心前区胀痛，每日均发作，活动则加重，气短。睡眠佳，全身偏怕热，大便干，1日1次，小便调。

**查体**：舌边有齿痕，两侧有液线，苔薄白，脉弦滑。

## 方证辨证

《金匮要略·胸痹心痛短气病脉证并治第九》说："胸痹心中痞，留气结在胸，胸满，胁下逆抢心，枳实薤白桂枝汤主之；人参汤亦主之。"笔者临床体会到枳实薤白桂枝汤的方证是：**胸痛，胸中气塞痞满，胸胁胀满，或自觉有气从胁下向上窜至心胸或咽喉，生气后加重。**本案患者心中发堵，心前区胀痛，每日均发作，活动则加重，气短，符合枳实薤白桂枝汤的方证，故辨为枳实薤白桂枝汤证。

**诊断**：胸痹　枳实薤白桂枝汤证。

**治疗**：方用枳实薤白桂枝汤。

枳　壳12g　　薤　白45g　　桂　枝6g　　厚　朴18g

50

瓜　蒌 15g

7 剂，水煎服，日 1 剂，分 2 次早、晚温服。

患者诉服 5 剂汤药后心中发堵、心前区胀痛均已愈，气短明显减轻，二便调。

《金匮要略·胸痹心痛短气病脉证并治第九》说："胸痹心中痞，留气结在胸，胸满，胁下逆抢心，枳实薤白桂枝汤主之；人参汤亦主之。枳实薤白桂枝汤方　枳实四枚，厚朴四两，薤白半斤，桂枝一两，栝蒌实一枚，捣。上五味，以水五升，先煮枳实、厚朴，取二升，去滓，内诸药，煮数沸，分温三服。人参汤方　人参，甘草，干姜，白术各三两。上四味，以水八升，煮取三升，温服一升，日三服。"

《圆运动的古中医学·金匮方解篇·内伤胸痹心痛短气》言："治胸痞胁下气逆抢心者。胆胃之气上逆，浊气不降，风木上冲。枳实、厚朴降胆胃，栝蒌、薤白降浊逆，桂枝达肝阳以平风冲。胁下为肝胆经气升降之路，故于升浊之中，加调和木气之法。肝阳下陷，则风气上冲。肝阳上达，风气自平。此桂枝平风冲之义。"彭氏认为此方中，枳实、厚朴降胆胃之气逆，瓜蒌、薤白降胸中之浊逆，佐桂枝以平风冲。《皇汉医学·少阳病篇·枳实薤白桂枝汤之注释》引《勿误药室方函口诀》说："此方治胸痹抢逆之势甚，心中痞结者，虽为瓜蒌薤白白酒汤一类之药，但白酒汤主喘息胸痛，半夏汤主心痛彻背不得卧，此方主胁下逆抢心，其趣各异。"可见此方与前两方区别在胁下逆抢心、痞满。**此案中，患者初以心前区疼痛来诊，遂投瓜蒌薤白白酒汤，前后 20 剂，只收"疼痛有所缓解"之功，后重新诊查，知其心前区以胀痛、发堵为主，故易为枳实薤白桂枝汤，5 剂便收大效，提示方证辨证当细辨。**

仲师言此方之证，人参汤亦主之，是为何意？《金匮要略浅注补正·卷四·胸痹心痛短气病脉证并治第九》说："此言胸痹已甚之证。出二方以听人之临时择用也。或先后相间用之，惟在临时之活泼……其人参汤又与此方一攻一补，为塞因塞用之变法。"此道出枳实薤白桂枝汤为泻实，人参汤为补虚，仲师设此二方，只因临床上病情复杂多变，或实或虚，或虚实夹杂，或先虚后实，或先实后虚，随证而变,唯在临床时采择。临床上,何时用人参汤,何时用枳实薤白桂枝汤? 彭氏在《圆运动的古中医学·金匮方解篇·内伤胸痹心痛短气》中给出了答案,"(人参汤)治枳实薤白桂枝汤证者,理中气之旋转以升降四维也。此方(人参汤)全是温补中气之药,其脉必虚而不实,枳实薤白桂枝汤证,其脉必实而不虚也。是此证有脉实者,有脉虚者"。即脉虚用人参汤,实则用枳实薤白桂枝汤。总言之,**笔者临床体会到枳实薤白桂枝汤的方证是:胸痛,胸中气塞痞满,胸胁胀满,或自觉有气从胁下向上窜至心胸或咽喉,生气后加重。**本案患者心中发堵,心前区胀痛,每日均发作,活动则加重,气短,符合枳实薤白桂枝汤的方证,故投之以除胀消痞宣痹止痛。

> 枳实薤白桂枝汤的方证可以总结为:胸痛,胸中气塞痞满,胸胁胀满,或自觉有气从胁下向上窜至心胸或咽喉,生气后加重。

# 桔梗白散治愈咽喉部有黏痰 3 个月，加重 2 周案

桔梗白散方证；咽喉部黏痰；桔梗白散与桔梗汤的区别

张某，女，61 岁，**初诊日期**：2016 年 3 月 21 日。

**主诉**：咽喉部有黏痰 3 个月，加重 2 周。

**现病史**：患者 3 个月前出现咽喉部发黏、不适，症状从早到晚持续如此，晨起为重，容易咯出如指甲大小的痰，其痰不稠，1 天需咯痰 20 余次。

近 2 周上述症状加重，患者苦于此，遂就诊于我处。

**刻下症**：咽喉部持续发黏、不适，有痰，每次咯痰如指甲大小，不稠，易咯出，每天咯痰频作，纳少，眠少，大便 1 日 1 次，偏稀，夜尿 3 次。

**查体**：舌有液线，脉沉细。

## 方证辨证

《金匮要略·肺痿肺痈咳嗽上气病脉证治第七》有言："《外台》桔梗白散 治咳而胸满，振寒脉数，咽干不渴，时出浊唾腥臭，久久吐脓如米粥者，为肺痈。" **笔者临床体会到桔梗白散的方证可以总结为：咽喉不适，胸满咳嗽，痰多而似浊脓。** 本案中患者咽喉部持续发黏、不适，有痰，如指甲大，不稠，易咯出，每天咯痰频作，符合桔梗白散的方证，故方证辨证为桔梗白散证。

**诊断**：肺痈　桔梗白散证。

**治疗**：方用桔梗白散。

桔　梗 18g　　浙贝母 18g

7剂,免煎颗粒,分2次早、晚温开水冲服。

**二诊:**患者诉服用2剂后咽喉部不适有黏痰即好转,咽部自觉清爽,守原方,续进之。

随访2周,患者诉前后服用10剂后,自诉"药挺管用",平时咽喉部已经无不适,仅晨起时感觉有少许痰。

《金匮要略·肺痿肺痈咳嗽上气病脉证治第七》有言:"《外台》桔梗白散　治咳而胸满,振寒脉数,咽干不渴,时出浊唾腥臭,久久吐脓如米粥者,为肺痈。桔梗、贝母各三分,巴豆一分去皮,熬,研如脂,上三味,为散,强人饮服半钱匕,羸者减之。病在膈上者吐脓血,膈下者泻出,若下多不止,饮冷水一杯则定。"《伤寒论·辨太阳病脉证并治下第七》说:"病在阳,应以汗解之,反以冷水潠之若灌之,其热被劫不得去,弥更益烦,肉上粟起,意欲饮水,反不渴者,服文蛤散;若不差者,与五苓散。寒实结胸,无热证者,与三物小陷胸汤。白散亦可服……白散方:桔梗三分、巴豆一分,去皮心,熬黑研如脂,贝母三分。上三味为散,内巴豆,更于臼中杵之,以白饮和服,强人半钱匕,羸者减之。病在膈上必吐,在膈下必利,不利,进热粥一杯,利过不止,进冷粥一杯。身热,皮粟不解,欲引衣自覆,若以水潠之、洗之,益令热却不得出,当汗而不汗则烦。假令汗出已,腹中痛,与芍药三两如上法。"据仲师之言知,桔梗白散主治胸中寒实及肺痈之证。

《删补名医方论·卷七·三物白散方》言:"是方治寒实痰水结胸,极峻之药也。君以巴豆极辛极烈,攻寒逐水,斩关夺门,所到之处无不破也。佐以贝母开胸之结,使以桔梗为之舟楫,载巴豆搜逐胸邪。膈上者必吐,膈下者必利,使其邪悉尽无余矣。然惟知任毒以攻邪,不量强羸,鲜能善其后也,故羸者减之。不利进热粥,利过进冷粥,盖巴豆性热,得热则行,得冷则止。"又《医学衷中参西录·原第七期第一卷·太阳病小陷胸汤证》说:"巴豆味辛性热以攻下为用,善开冷积,是以寒实结胸当以此为主药,而佐以桔梗、贝母者,因桔梗不但能载诸药之力上行,且善开通肺中诸气管使呼吸通畅也。至贝母为治嗽要药，而实善开胸膺之间痰气郁结。"可见此方主胸膺痰水郁结之证，方后之服法当注意，巴豆性热，太过则饮冷，不及则饮热。《皇汉医学·少阳病篇》引《类聚方广义》："此方不仅治肺痈，所谓幽痈，胃脘痈，及胸膈中有顽痰而胸背挛痛者，咳家胶痰缠绕，咽喉不利，气息秽臭者，皆有效。"桔梗白散不只是治胸部肺之痈，亦治胃脘膈中之痈脓，此或为仲师言"病在膈上必吐，在膈下必利"之故。

然在《金匮要略》中，相同病证，桔梗汤亦主之，两方有何区别？《胡希恕金匮要略讲座·肺痿肺痈咳嗽上气病脉证治第七》说桔梗白散："这个是个攻呀，他就是用巴豆，如果肺痈开始酝脓了，这个人不大虚的时候，这个方子可用，这也排痰排脓，但是得有实证，起码有大便干，人也不虚，真虚起来了，那还是用桔梗汤……"又在《胡希恕伤寒论讲座·少阴病篇》讲述少阴咽痛时说："要是肿得厉害一点，吃甘草汤不行再加桔梗。桔梗这个药呀，它有利于咽痛……它这个药就是一个排痰排脓，嗓子要是痛又觉得这个地方不利落，可以加桔梗……"由此知，肺痈，虚为主则用桔梗汤，方中甘草量大于桔梗，缓和补益之功强，肺痈不太虚，实为主则用桔梗白散；同时，桔梗为治咽要药，配伍甘草主咽痛或肺痈之虚证，配伍贝母、巴豆排痰排脓，主肺痈之实证。

《皇汉医学·少阳病篇》引《橘窗书影》曰："一男子咽喉闭塞，不得息，手足微冷，自汗出，烦闷甚。急使迎余。余诊曰：急喉痹也，不可忽视。制桔梗白散，以白汤灌入。须臾，发吐泻，气息方安。因与桔梗汤，痊愈。世医不知此证，曾见缓治而急毙者数人。故记之，以为后鉴。"知桔梗白散原方当主肺痈类病之急者，若病缓可易以桔梗汤。

本案患者咽部不适、痰多为其主证，属证之缓者，同时药房不备巴豆，故舍弃之，仅用桔梗、贝母二味。又《伤寒论浅注补正·卷一下·辨太阳病脉证篇》说："（蔚按）巴豆辛热……不作汤而作散，取散以散之之义也……"因而，予患者免煎颗粒，遵原方，取散之义，以散痰涎。

综上，**笔者临床体会到桔梗白散的方证可以总结为：咽喉不适，胸满咳嗽，痰多而似浊脓。**本案中患者咽喉部持续发黏、不适，有痰，如指甲大,不稠,易咯出,每天咯痰频作,符合桔梗白散的方证,故投之以排痰祛浊。

> **桔梗白散的方证是:咽喉不适,胸满咳嗽,痰多而似浊脓。**

# 谨守方证,妙用无穷

## ——治愈头痛、畏寒、口苦、肌肉疼痛3年案

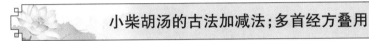

小柴胡汤的古法加减法;多首经方叠用

张某,女,62岁,初诊日期:2016年1月11日。

**主诉:**反复头痛、怕风畏寒、口苦、肌肉疼痛3年。

**现病史:**患者3年前出现头痛,怕风畏寒,左足足面发凉,肌肉疼痛,口干,晨起口苦。患者长年苦于此,故求诊于我处。

**刻下症:**头痛,怕风畏寒,左足足面发凉,凉不过踝关节,受风后疼痛,阴雨天加重,全身肌肉疼痛,全身时不时(如后背)不定处有发凉如冰块的感觉,口干,晨起口苦,对冷热敏感,全身既怕冷又怕热,不能打开冰箱门,若开冰箱门受冷风后则头痛、肌肉疼痛,白天汗出,无盗汗,夏天汗出如水洗。纳可,大便2~3天1次,头干,后稀,夜尿1~2次。

**查体:**体型中等,舌淡暗,苔薄黄,局部腻,脉沉细。

## 方证辨证

《伤寒论·辨太阳病脉证并治中第六》说:"伤寒五六日中风,往来寒热,胸胁苦满,嘿嘿不欲饮食,心烦喜呕,或胸中烦而不呕,或渴,或腹中痛,或胁下痞硬,或心下悸,小便不利,或不渴,身有微热,或咳者,小柴胡汤主之。"**笔者临床体会到小柴胡汤的方证是:往来寒热,胸胁苦满,默默不欲饮食,心烦喜呕,口苦,咽干,目眩,脉弦。**以上症状不必悉具,但见一症即可用小柴胡汤。本案患者见晨起口苦,对冷热敏感,又怕冷又怕热(往来寒热),符合小柴胡汤的方证,故方证辨证为小柴胡汤证。且患者口干,符合"若渴,去半夏,加人参,合前成

四两半,瓜蒌根四两"(古法加减法),故用小柴胡汤去半夏加人参、天花粉(瓜蒌根)。

《伤寒论·辨太阳病脉证并治下第七》说:"伤寒八九日,风湿相抟,身体疼烦,不能自转侧,不呕,不渴,脉浮虚而涩者,桂枝附子汤主之。"**笔者临床体会到桂枝附子汤的方证为:身体疼痛(酸重疼痛),局部怕风(恶风)、怕冷,阴雨天加重,严重者不能转侧,不呕,不渴,便溏,脉浮虚而涩。**本案中患者全身肌肉疼痛,怕风畏寒,受风后疼痛,若开冰箱门受冷风后则肌肉疼痛。符合桂枝附子汤的方证,故方证辨证为桂枝附子汤证。

《伤寒论·辨厥阴病脉证并治》说:"干呕,吐涎沫,头痛者,吴茱萸汤主之。"**笔者临床体会到吴茱萸汤的方证为:头痛,以巅顶痛或偏头痛为主,局部怕风怕寒,躁扰不安,干呕,吐涎沫,手足发冷。主要方证是:头痛,局部怕风怕寒,干呕。**本案中患者头痛,怕风畏寒,若开冰箱门受冷风后则头痛,左足足面发凉。符合吴茱萸汤的方证,故方证辨证为吴茱萸汤。

**诊断:**小柴胡汤证 桂枝附子汤证 吴茱萸汤证。

**治疗:**方用小柴胡汤去半夏加人参瓜蒌根合桂枝附子汤合吴茱萸汤。

| | | | |
|---|---|---|---|
| 柴 胡 18g | 黄 芩 9g | 炙甘草 9g | 生 姜 18g |
| 大 枣 9g | 党 参 14g | 天花粉 12g | 桂 枝 12g |
| 吴茱萸 18g | 附子 15g(先煎 1 小时) | | |

7 剂,水煎服,分 3 次早、中、晚温服。

**二诊(1 月 25 日):**患者诉头怕风畏寒好转,头痛已愈,既往开冰箱门因受冷风而不能忍受,现在可以忍受。后背原先时有冷如大冰块,现在已愈。全身肌肉疼痛好转 50%,口干,口苦好转 50%~60%,舌有液线,苔薄黄,局部黄腻,右脉沉细,左脉弦细。

**治疗:**守原方(小柴胡汤去半夏加党参、天花粉合桂枝附子汤合吴茱萸汤)。

| | | | |
|---|---|---|---|
| 柴 胡 18g | 黄 芩 9g | 炙甘草 9g | 生 姜 18g |
| 大 枣 9g | 党 参 14g | 天花粉 12g | 桂 枝 12g |
| 吴茱萸 18g | 附 子 18g(先煎 1 小时) | | |

7剂,水煎服,分3次早、中、晚温服。

**三诊(2月22日)**:现在头不怕风,原来头受风(如抽油烟机、门缝风)则疼痛。现在已痊愈。原来左足怕风,现在比原来明显好转,口干、口苦已愈。全身肌肉疼痛或受凉受风后疼痛,现在均已愈。

随诊2周,病情无反复。

《伤寒论·辨太阳病脉证并治中第六》说:"伤寒五六日中风,往来寒热,胸胁苦满,嘿嘿不欲饮食,心烦喜呕,或胸中烦而不呕,或渴,或腹中痛,或胁下痞硬,或心下悸,小便不利,或不渴,身有微热,或咳者,小柴胡汤主之。柴胡半斤,黄芩三两,人参三两,半夏(洗)半升,甘草(炙)、生姜(切)各三两,大枣(擘)十二枚。上七味,以水一斗二升,煮取六升,去滓,再煎取三升,温服一升,日三服。若胸中烦而不呕者,去半夏、人参,加瓜蒌实一枚;若渴,去半夏,加人参,合前成四两半,瓜蒌根四两;若腹中痛者,去黄芩,加芍药三两;若胁下痞硬,去大枣,加牡蛎四两;若心下悸,小便不利者,去黄芩,加茯苓四两;若不渴,外有微热者,去人参,加桂枝三两,温覆微汗愈;若咳者,去人参、大枣、生姜,加五味子半升,干姜二两。"

徐荣斋《重订通俗伤寒论》说:"半表证,即往来寒热、胸胁苦满,指在腠理之风寒而言。半里证,即口苦、咽干、目眩,指在胆腑之里热而言。寒热互拒,所以有和解一法。"清·王子接认为小柴胡汤为交通阴阳之剂,其在《绛雪园古方选注》中说:"《经》曰:交阴阳者,必和其中也。去渣再煎,恐刚柔不相济,有碍于和也。七味主治在中,不及下焦,故称之曰小。"明·方有执《伤寒论条辨·卷之一》说:"柴胡,少阳之君药也,半夏辛温,主柴胡而消胸胁满;黄芩苦寒,佐柴胡而主寒热往来;人参甘枣之甘温者,调中益胃,止烦呕之不时也。此小柴胡之一汤,所以为少阳和剂。"**笔者临床体会到小柴胡汤的方证是:往来寒热,胸胁苦满,默默不欲饮食,心烦喜呕,口苦,咽干,目眩,脉弦。**以上症状不必悉具,但见一症即可用小柴胡汤。清·徐灵胎《伤寒论类方·伤寒约编》中也载:"小柴胡汤,治寒热往来,脉弦数者……柴胡为枢机之剂,凡邪气不全在表,未全入里者,皆可用,故证不必悉具,而方亦有加减也。"本案患者见晨起口苦,对冷热敏感,又怕冷又怕热（往来寒热），符合小柴胡汤的方证，故用之以和解少阳，通达三焦之郁。且患者口干，符合"若渴，去半夏，加人参，合前成四两半，瓜蒌根四两"，故用小柴胡汤去半夏加党参、天花粉。

《伤寒论·辨太阳病脉证并治下第七》说："伤寒八九日，风湿相搏，身体疼烦，不能自转侧，不呕，不渴，脉浮虚而涩者，桂枝附子汤主之。桂枝四两（去皮），附子三枚（炮，去皮，破），生姜三两（切），大枣十二枚（擘），甘草二两（炙）。"金·成无己《注解伤寒论》中说："不呕不渴，里无邪也；脉得浮虚而涩，身有疼烦，知风湿但在经也。与桂枝附子汤，以散表中风湿。……风在表者，散以桂枝、甘草之辛甘；湿在经者，逐以附子之辛热；姜、枣辛甘行营卫，通津液，以和表也。"可见此方以桂枝散风寒，通经络，附子祛风除湿，温经散湿，二药相配，散风寒湿邪而止痹痛；生姜、大枣调和营卫，甘草补脾和中。五味合用，共奏祛风除湿，温经散寒之功。清·徐灵胎《伤寒论类方》中论述其组方结构说："此即桂枝去芍药加附子汤，但彼桂枝用三两，附子用一枚，以治下后脉促、胸满之症；此桂枝加一两，附子加两枚，以治风湿身疼、脉浮涩之症。一方而治病迥殊，方名亦异……分两之不可忽如此，义亦精矣"。**笔者临床体会到桂枝附子汤的方证为：身体疼痛（酸重疼痛），局部怕风（恶风）、怕冷，阴雨天加重，严重者不能转侧，不呕，不渴，便溏，脉浮虚而涩。**本案中患者全身肌肉疼痛，怕风畏寒，受风后疼痛，若开冰箱门受冷风后则肌肉疼痛。符合桂枝附子汤的方证，故方证辨证为桂枝附子汤证。

《伤寒论·辨厥阴病脉证并治》说："干呕，吐涎沫，头痛者，吴茱萸汤主之。吴茱萸一升（汤洗七遍），人参三两，大枣十二枚（擘），生姜六两（切）。上四味，以水七升，煮取二升，去滓，温服七合，日三服。"明·许宏《金镜内台方议》中说："干呕，吐涎沫，头痛，厥阴之寒气上攻也。吐利，手足逆冷者，寒气内盛也；烦躁欲死者，阳气内争也。食谷欲呕者，胃寒不受也。此以三者之症，共用此方者，以吴茱萸能下三阴之逆气为君，生姜能散气为臣，人参、大枣之甘缓，能和调诸气者也，故用之为佐使，以安其中也。"**笔者临床体会到吴茱萸汤的方证为：头痛，以巅顶痛或偏头痛为主，局部怕风畏寒，躁扰不安，干呕，吐涎沫，手足发冷。主要方证是：头痛，局部怕风畏寒，干呕。**本案中患者头痛，怕风畏寒，若开冰箱门受冷风后则头痛，左足足面发凉。符合吴茱萸汤的方证,故方证辨证为吴茱萸汤证。

> 小柴胡汤的方证是:往来寒热,胸胁苦满,默默不欲饮食,心烦喜呕,口苦,咽干,目眩,脉弦。
>
> 桂枝附子汤的方证可总结为:身体疼痛(酸重疼痛),局部怕风(恶风)、怕冷,阴雨天加重,严重者不能转侧,不呕,不渴,便溏,脉浮虚而涩。
>
> 笔者临床体会到吴茱萸汤的方证为:头痛,以巅顶痛或偏头痛为主,局部怕风畏寒,躁扰不安,干呕,吐涎沫,手足发冷。主要方证是:头痛,局部怕风畏寒,干呕。

# 葛根汤治愈头胀痛、颈部僵硬疼痛，逍遥散治愈烦躁、大便溏案

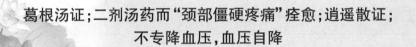

葛根汤证；二剂汤药而"颈部僵硬疼痛"痊愈；逍遥散证；
不专降血压，血压自降

李某，男，37 岁，**初诊日期**：2016 年 4 月 8 日。

**主诉**：反复头痛头胀 1 个月，颈部僵硬、疼痛半个月。

**现病史**：患者 1 个月前出现头痛头胀，平均 1~2 天发作 1 次，头部触碰枕头则不适。

半月前又出现颈部僵硬、疼痛，每日均如此，患者苦于此，故就诊于我处。

**刻下症**：颈部僵硬、疼痛，颈部怕风怕冷，局部无汗，全身亦怕风，头昏而胀痛，失眠，烦躁，梦多。大便 1 日 1~2 次，偏稀。无口苦，无心慌，夜尿 0 次。

**辅助检查**：血压 140/80mmHg，最高可至 150/84mmHg。

**查体**：体型偏胖，舌淡红，苔薄黄，有液线，脉弦细。

## 方证辨证

《伤寒论·辨太阳病脉证并治中第六》言："太阳病，项背强几几，无汗恶风，葛根汤主之。"**笔者临床体会到葛根汤的方证可以总结为：项背发紧，恶风恶寒，局部无汗。**本案中患者颈部僵硬、疼痛，颈部怕风怕冷，局部无汗，全身亦怕风，头昏而胀痛，符合葛根汤的方证，故方证辨证为葛根汤证。

《太平惠民和剂局方·卷之九·治妇人诸疾》云："治血虚劳倦，五心烦热，肢体疼痛，头目昏重，心忪颊赤，口燥咽干，发热盗汗，减食

嗜卧,及血热相搏,月水不调,脐腹胀痛,寒热如疟。又疗室女血弱阴虚,荣冲不和,痰嗽潮热,肌体羸瘦,渐成骨蒸。"**笔者临床体会到逍遥散的方证可总结为:两胁作痛,或乳房胀痛,情志不畅,脾气急,神倦食少,少气懒言,舌两侧有液线,脉弦细。**本案中患者失眠,烦躁,梦多,大便 1 日 1~2 次,偏稀,舌淡红,苔薄黄,有液线,脉弦细,符合逍遥散的方证,故方证辨证为逍遥散证。

**诊断:**痹证 葛根汤证 逍遥散证。
**治疗:**方用葛根汤合逍遥散。

| 葛 根 60g | 炙麻黄 10g | 桂 枝 15g | 白 芍 10g |
| 炙甘草 10g | 生 姜 15g | 大 枣 12g | 当 归 12g |
| 柴 胡 12g | 茯 苓 12g | 炒白术 12g | 薄 荷 7g |

7 剂,水煎服,分 2 次早、晚温服。

**二诊:**患者诉服药 2 剂后即感觉颈部肌肉松开,僵硬疼痛消失,头部触碰枕头不适亦解除。服 7 剂药后,头昏、头胀、头痛已愈,烦躁好转,精神状态明显改善,大便亦成形。血压降至 130/70mmHg。

 按语

《伤寒论·辨太阳病脉证并治中第六》云:"太阳病,项背强几几,无汗恶风,葛根汤主之。葛根四两,麻黄三两(去节),桂枝二两(去皮),生姜三两(切),甘草二两(炙),芍药二两,大枣十二枚(擘),上七味,以水一斗,先煮麻黄、葛根,减二升,去白沫,内诸药,煮取三升,去滓,温服一升,覆取微似汗,余如桂枝法将息及禁忌。"又"太阳阳明合病者,必自下利,葛根汤主之。"《伤寒论·辨太阳病脉证并治上第五》又言:"太阳病,项背强几几,反汗出恶风者,桂枝加葛根汤主之。"**桂枝加葛根汤再增入麻黄一味即是葛根汤,二方主治之区别在汗之有无。**《伤寒论浅注补正·卷一上·辨太阳病脉证篇》说:"师于二方皆云治项背几几,几几者,小鸟羽短欲飞不能飞而伸颈之象也。但前方治汗出,是邪从肌腠而入输,故主桂枝。此方治无汗,是邪从肤表而入输,故主麻黄。"结合二方原文知,葛根汤条文首列"项背强几几"当对应葛根四两,"无汗"对应麻黄三两,"恶风"即桂枝汤证,桂枝二两。《伤寒来苏集·卷二·葛根汤证》说:"葛根禀气轻清,而赋体则厚重。此不惟取其轻以去实,复取其重以镇动也。此又培土宁风之法……葛根能佐麻黄而发表,佐桂枝以解肌。"据此知葛根善于舒筋去实,实为临床类似"几几"证之要药。《订正仲景全书伤寒论注·辨痉湿暍病脉证并治篇》说:"今邪壅于二经之中,故有几几拘强之貌也。太阳之强,不过颈项强。此痉之强,则不能俯仰,项连胸背而俱强,故曰项背强几几也。无汗恶风,实邪也,宜葛根汤发之,即桂枝汤加麻黄、葛根,两解太阳、阳明之邪也。"**葛根汤实为两解太阳、阳明之邪,提示临床上,凡两经所过之处见"几几"状,多可用之。**

由以上论述并结合个人临床体会,**笔者认为葛根汤的方证可以总结为:项背发紧,恶风恶寒,局部无汗**。本案中患者颈部僵硬、疼痛,颈部怕风怕冷,局部无汗,全身亦怕风,头昏而胀痛,符合葛根汤的方证,故投之以生津液、舒筋肉、祛风寒。

《太平惠民和剂局方·卷之九·治妇人诸疾》云:"治血虚劳倦,五心烦热,肢体疼痛,头目昏重,心忪颊赤,口燥咽干,发热盗汗,减食嗜卧,及血热相搏,月水不调,脐腹胀痛,寒热如疟。又疗室女血弱阴虚,营卫不和,痰嗽潮热,肌体羸瘦,渐成骨蒸。甘草(微炙赤)半两,当归(去苗,剉,微炒),茯苓(去皮白者),芍药(白),白术、柴胡(去苗)各一两,上为粗末。每服二钱,水一大盏,烧生姜一块切破,薄荷少许,同煎至七分,去渣热服,不拘时候。"

《医方集解·卷二·和解之剂》中说:"治血虚肝燥,骨蒸劳热,咳嗽潮热,往来寒热,口干便涩,月经不调……肝虚则血病,当归、芍药养血而敛阴;木盛则土衰,甘草、白术和中而补土,补土生金,亦以平木;柴胡升阳散热,合芍药以平肝,而使木得条达,木喜条达,故以泻为补,取疏通之意,茯苓清热利湿,助甘、术以益土,而令心气安宁,茯苓能通心肾;生姜暖胃祛痰,调中解郁;薄荷搜肝泻肺,理血消风,疏逆和中。诸证自已,所以有逍遥之名。"逍遥散为补土养血疏肝之剂。《绛雪园古方选注·女科》说:"逍遥,《说文》与'消摇'通。庄子《逍遥游》注云:如阳动冰消,虽耗不竭其本,舟行水摇,虽动不伤其内。譬之于医,消散其气郁,摇动其血郁,皆无伤乎正气也。"消气郁,摇血郁,为逍遥散之本义。结合临床,**笔者认为逍遥散的方证可总结为:两胁作痛,或乳房胀痛,情志不畅,脾气急,神倦食少,少气懒言,舌两侧有液线,脉弦细**。本案中患者失眠,烦躁,梦多,大便1日

1~2 次,偏稀,舌淡红,苔薄黄,有液线,脉弦细,符合逍遥散的方证,故用之以健脾养血疏肝。

> 葛根汤的方证是:项背发紧,恶风恶寒,局部无汗。
> 逍遥散的方证是:两胁作痛,或乳房胀痛,情志不畅,脾气急,神倦食少,少气懒言,舌两侧有液线,脉弦细。

# 桂枝加葛根汤治愈肩背疼痛伴随头晕半年，间断发作耳鸣5年案

## 肩背疼痛;重剂葛根;桂枝加葛根汤方证

张某,女,59岁,**初诊日期**:2016年5月13日。

**主诉**:反复肩背疼痛伴随头晕半年,间断发作耳鸣5年。

**现病史**:患者5年前出现耳鸣,每次持续半分钟,此后平均2~3天发作1次,未系统治疗。

半年前出现肩背疼痛,呈持续性,痛甚则心中烦躁,经常性后背心怕冷,长年需戴围巾,经常性睡眠时向右侧转头时突发头晕,视物旋转,不能睁眼。后查CT、MRI示:小脑A1段纤细,双侧颈动脉斑块,右侧大脑前动脉A1段纤细。此后头晕每日均发作,如坐舟车,抬头、低头、右侧卧位时诱发,平躺时无头晕。

**刻下症**:肩背每日均疼痛,颈背部怕冷怕风,局部有汗,头晕,每日均发作,耳鸣,平均2~3天1次。全身怕热,烘热,气短,喜长出气,脾气急,睡少,双眼模糊,双踝关节怕热,大便1日2次,偏稀,夜尿0次。

**查体**:面色红,舌淡暗,苔薄黄,根部黄腻。

## 方证辨证

《伤寒论·辨太阳病脉证并治上第五》说:"太阳病,项背强几几,反汗出恶风者,桂枝加葛根汤主之。"**笔者临床体会到桂枝加葛根汤的方证是:项背发紧,恶风恶寒,局部汗出,触诊局部发凉。**本案中患者肩背疼痛,颈背部怕冷怕风,局部有汗,头晕,耳鸣,符合桂枝加葛根汤的方证,故方证辨证为桂枝加葛根汤证。

**诊断：**痹证　桂枝加葛根汤证。

**治疗：**方用桂枝加葛根汤。

| 桂　枝 15g | 白　芍 15g | 生　姜 15g | 大　枣 12g |

炙甘草 10g　　　葛　根 100g（先煎半小时）

8 剂，水煎服，日 1 剂，分 2 次早、晚温服。

**二诊：**患者诉服用 8 剂后，肩背疼痛、耳鸣近 5 天内未发作，头晕好转 70%，大便 1 日 2 次，成形。遂守原方，续进 7 剂。

后随访 1 周，肩背疼痛、头晕、耳鸣均未再发作。

《伤寒论·辨太阳病脉证并治上第五》说："太阳病，项背强几几，反汗出恶风者，桂枝加葛根汤主之。葛根四两，麻黄三两（去节），芍药二两，生姜三两（切），甘草二两（炙），大枣十二枚（擘），桂枝二两（去皮）。上七味，以水一斗，先煮麻黄、葛根，减二升，去上沫，内诸药，煮取三升，去滓。温服一升，覆取微似汗，不须啜粥，余如桂枝法将息及禁忌。臣亿等谨按，仲景本论，太阳中风自汗用桂枝，伤寒无汗用麻黄，今证云汗出恶风，而方中有麻黄，恐非本意也。第三卷有葛根汤证，云无汗，恶风，正与此方同，是合用麻黄也。此云桂枝加葛根汤，恐是桂枝中但加葛根耳。"林亿等认为桂枝加葛根汤为桂枝汤但加葛根而成，甚是。

《伤寒论浅注补正·辨太阳病脉证篇》说："观葛根汤证之经输实，为皮毛不虚，则知桂枝加葛根证之皮毛虚，并非因经输实所致矣。盖皮毛肌肉，是指周身言，经输是太阳经脉，则专指项背言，故有邪在皮毛而不入经输者，为麻黄证；若兼入经输，则是葛根汤证也；有邪在肌肉而不入经输者，为桂枝证；若兼经输，则是桂枝加葛根汤证也。"唐氏言经输即太阳经脉，邪客之则见项背强，葛根专治经输之邪。《医学衷中参西录·太阳、阳明合病桂枝加葛根汤证》说："太阳主皮毛，阳明主肌肉，人身之筋络于肌肉之中，为其热在肌肉，筋被热铄有拘挛之意，有似短羽之鸟，伸颈难于飞举之状，故以几几者状之也。至葛根性善醒酒（葛花尤良，古有葛花解醒汤），其凉而能散可知。且其能鼓胃中津液上潮以止消渴，若用以治阳明之病，是藉阳明府中之气化，以逐阳明在经之邪也，是以其奏效自易也。"张氏认为阳明主肉,肌中之筋被热铄而成"项背强几几"貌,葛根性凉而散,启阳明胃腑之津气以逐阳明在经之邪。《圆运动的古中医学·十二·伤寒论方解篇》言:"荣卫表气与阳明胃腑之经气同病。发热、恶寒、头痛、项强、汗出、恶风,荣卫病也。项背几几硬直,向后反折,阳明经气病也。桂枝汤解荣卫,葛根解阳明经气也。"知桂枝加葛根汤中,桂枝汤主太阳中风之汗出、恶风诸症,葛根解邪入阳明经之项背强。

综上所述,笔者结合临床体会,认为桂枝加葛根汤的方证是:项背发紧,恶风恶寒,局部汗出,触诊局部发凉。本案中患者出现肩背疼痛,颈背部怕冷怕风,局部有汗,头晕,耳鸣,符合桂枝加葛根汤的方证,故投之以调和营卫,升津舒筋。

笔者临床体会到桂枝加葛根汤使用的要点是必须用重剂葛根,仲圣桂枝加葛根汤原方是用葛根四两,即 56~60g,故运用桂枝加葛根汤治疗颈背部僵硬时,葛根最好用 60g,若少于 60g,则无效或疗效锐减。

> 桂枝加葛根汤的方证是:项背发紧,恶风恶寒,局部汗出,触诊局部发凉。

# "尝以对方证对者,施之于人,其效若神"

## ——经方治愈双膝以下发凉、麻木1个月案

 **糖尿病周围神经病变;木通;细辛入汤剂可以过钱**

贾某,男,62岁,初诊日期:2016年5月20日。

**主诉:**阵发性双膝以下发凉、发胀、麻木1个月。

**现病史:**患者1个月前出现双膝以下发凉、发胀、麻木,此后症状每日均发作,呈阵发性,常觉有凉风灌入,严重时自觉有风扇吹凉风入小腿部,患者甚为苦恼,现为求治疗,就诊于我处。

**刻下症:**阵发性双膝以下发凉、发胀、麻木,常觉有凉风自足踝部向上灌入,严重时小腿部发凉持续半天,难以忍受,无口干口苦,平素大便偏干,2~3日/次,夜尿2~3次,无尿急。

**既往史:**2型糖尿病病史7年。

**查体:**形体中等,舌淡红,苔薄黄根部腻,脉沉细。

## 方证辨证

《伤寒论·辨厥阴病脉证并治第十二》中载:"手足厥寒,脉细欲绝者,当归四逆汤主之。"**笔者临床体会到当归四逆汤的方证是:手足发凉(膝、肘关节以下发凉),脉细涩。**本案中患者阵发性双膝以下发凉、发胀、麻木1个月,脉沉细,符合当归四逆汤的方证,故方证辨证为当归四逆汤证。

**诊断:**厥证　当归四逆汤证。

**治疗:**方用当归四逆汤。

当　归15g　　细　辛5g　　白　芍15g　　桂　枝15g,

69

炙甘草 10g　　小通草 10g　　大　枣 15g

7剂,水煎服,日1剂,分2次早、晚温服。

**二诊:**患者诉服药3剂后双膝以下发凉基本消失,已无小腿部灌凉风感,偶有踝关节部发凉;服药7剂后双膝以下麻木愈,膝以下发胀减轻,但仍有不适。纳眠可,夜尿1次,舌淡红,苔薄黄根部腻,脉沉细。

**治疗:**继用当归四逆汤,增加方中细辛用量至8g。

当　归 15g　　细　辛 8g　　白　芍 15g　　桂　枝 15g

炙甘草 10g　　小通草 10g　　大　枣 15g

7剂,水煎服,日1剂,分2次早、晚温服,并嘱其煎药时将锅盖打开。

患者继服7剂后诉已无双膝以下发胀,诸症若失,甚为欣喜。

《素问·厥论》中说:"阳气衰于下,则为寒厥……寒厥之为寒也,必从五指而上于膝者",本案中患者双膝以下阵发性发凉、发胀、麻木,常觉有凉风自足踝部向上灌入,严重时小腿部发凉可持续半天,令人难以忍受,诸症与《素问·厥论》中寒厥描述符合,故诊断为厥证。《伤寒论·辨厥阴病脉证并治第十二》中载:"手足厥寒,脉细欲绝者,当归四逆汤主之。当归三两,桂枝(去皮)三两,芍药三两,细辛三两,甘草(炙)二两,通草二两,大枣(擘)二十五枚,一法,十二枚。上七味,以水八升,煮取三升,去滓,温服一升,日三服。"清·张锡驹《伤寒论直解》中说:"此言经脉内虚,不能营贯于手足而为厥寒之证也。夫经脉流行,营周不息,若经脉虚少,则不能流通畅达,而手足为之厥寒,脉细为之欲绝也……经穴足而络脉通,手足自温,脉细自起矣。"金·成无己《注解伤寒论·卷六》中认为:"手足厥寒者,阳气外虚,不温四末;脉细欲绝者,阴血内弱,脉行不利。与当归四逆汤,助阳生阴也。"由上述医家论述可知,当归四逆汤主治血脉空虚、阳气不足之厥寒证。

然结合其他医家经验,其适应证可进一步扩大,用于治疗厥阴之表寒证。如清·余景和《伤寒启蒙集稿》言:"当归四逆解厥阴之表寒。外寒入于厥阴之表,故手足厥冷,脉细欲绝者,阳气已虚,表症未罢,故用桂枝汤散外之寒,归、芍和肝之血,细辛之温散,通草之通经续脉,以和表里之阳。方名四逆,不用姜、附者,因其寒尚在表,不须温其里也";清·柯琴《伤寒附翼·卷下》亦云:"此厥阴伤寒发散表邪之剂也。厥阴居两阴之交尽,名曰阴之绝阳。外伤于寒,则阴阳之气不相顺接,故手足厥冷,脉微欲绝。"综合以上论述,同时结合笔者临床经验,**当归四逆汤的方证可以总结为:手足发凉(膝、肘关节以下发凉),脉细涩**。其基本体质为素体血脉空虚,又有阳气不足之征,对于外感寒邪之人亦可使用。本案中患者阵发性双膝以下发凉、发胀、麻木1个月,脉沉细,符合当归四逆汤的方证,故用之以温经散寒,养血通脉。

当归四逆汤中通草一物,古今多有混用,如木通科木通、五加科脱木通等。《神农本草经·中品》中云通草:"味辛,平。主去恶虫;除脾胃寒热;通利九窍、血脉、关节";《名医别录·中品》中说通草:"一名丁翁,生石城及山阳。正月采枝,阴干";吴普曰:"蓪草……一名附支,神农黄帝辛,雷公苦,生石城山谷,叶菁蔓延,止汗,自正月采"。根据以上古文对通草性味、功效、外观、生长环境及采集过程描述推断古之通草即今之木通科木通(见:谢宗万.通草与木通品种的本草考证[J].中药通报,1986,11(5):269-275)。木通科木通,据2015年版《中华人民共和国药典》记载,其药用部位为木通科植物木通、三叶木通或白木通的干燥藤茎,秋季采收,截取茎部,除去细枝,阴干,性味苦寒,有利尿通淋、清心除烦、通经下乳之功;然自1963年版《中华人民共和国药典》将马兜铃科植物关木通亦收入木通药用范围,其药物毒性报道即屡见不鲜(见:马红梅,张伯礼.不同科属木通比较[J].中国中药杂志,2002,27(6):412-418),为避免误用关木通,临床上可用通草、小通草代替木通入药(另外一个原因是现在很多医院药房不备木通,如笔者所在的广安门医院就不备木通这一味药)。其中通草为五加科植物通脱木的干燥茎髓,甘、淡、微寒,可清热利尿、通气下乳;小通草为旌节花科植物喜马山旌节花、中国旌节花或山茱萸科植物青荚叶的干燥茎髓,甘、淡、寒,清热、利尿、下乳,此二者药用部位均为茎髓,效与木通近,均可通利,且目前尚无明显不良反应报道,故本案中用小通草以替代当归四逆汤中木通,疗效亦佳。

当归四逆汤的方证可以总结为：手足发凉（膝、肘关节以下发凉），脉细涩。

# 经方治愈怪病

## ——全身蚁行感 5 年, 双膝以下发凉 3 年案

**桂枝加黄芪汤证;蚁行感;当归四逆汤证**

高某,女,63 岁。**初诊日期:**2016 年 6 月 27 日。

**主诉:**全身蚁行感 5 年,双膝以下发凉 3 年。

**现病史:**5 年前,患者出现全身蚁行感,阵发性发作,一日发作数次,在头面、前臂及腹部为甚。

3 年前出现双膝以下发凉,为求中医治疗,就诊于我处。

**刻下症:**全身蚁行感,呈阵发性发作,一日发作数次,爬行方向从手腕到手肘,从小腹向上腹,有时难以忍受,左侧头跳痛,头怕热,头易汗出,全身怕风,双膝以下发凉,大便日 1 次,成形,夜尿 2~3 次。

**查体:**体形偏胖,舌暗红,有液线,苔薄黄,脉沉细。

## 方证辨证

《金匮要略·水气病脉证并治第十四》中说:"若身重,汗出已辄轻者,久久必身瞤,瞤即胸中痛,又从腰以上必汗出,下无汗,腰髋弛痛,如有物在皮中状,剧者不能食,身疼重,烦躁,小便不利,此为黄汗,桂枝加黄芪汤主之。"**笔者临床体会到桂枝加黄芪汤的方证为:如有物在皮中状(虫走感),恶风,头痛,多汗,黄汗。**本案患者全身蚁行感,呈阵发性发作,一日发作数次,爬行方向从手腕到手肘,从小腹向上腹部,头怕热,头易汗出,全身怕风。符合桂枝加黄芪汤的方证,故辨为桂枝加黄芪汤证。

《伤寒论·辨厥阴病脉证并治第十二》云:"手足厥寒,脉细欲绝者,当归四逆汤主之。"**笔者临床体会到当归四逆汤的方证为:手足**

**发凉**（膝、肘关节以下发凉），**脉细涩。**患者双膝以下发凉，符合当归四逆汤的方证，故辨为当归四逆汤证。

**诊断：**皮肤感觉异常　桂枝加黄芪汤证　当归四逆汤证。
**治疗：**方用桂枝加黄芪汤合当归四逆汤。

| 桂　枝 24g | 白　芍 24g | 炙甘草 18g | 生　姜 24g |
|---|---|---|---|
| 大　枣 24g | 生黄芪 18g | 细　辛 10g | 通　草 18g |
| 当　归 24g | | | |

3剂，水煎服，日1剂，分2次早、晚温服。

患者述"非常管用"，全身蚁行感服用3剂基本痊愈，仅口唇周围仍有轻度蚁行感，双膝以下发凉好转70%。

《金匮要略·水气病脉证并治第十四》中说："黄汗之病，两胫自冷；假令发热，此属历节。食已汗出，又身常暮卧盗汗出者，此劳气也。若汗出已反发热者，久久其身必甲错；发热不止者，必生恶疮。若身重，汗出已辄轻者，久久必身瞤，瞤即胸中痛，又从腰以上必汗出，下无汗，腰髋弛痛，如有物在皮中状，剧者不能食，身疼重，烦躁，不便不利，此为黄汗，桂枝加黄芪汤主之。桂枝加黄芪汤方：桂枝、芍药各三两，甘草二两，生姜三两，大枣十二枚，黄芪二两，上六味，以水八升，煮取三升，温服一升，须臾饮热稀粥一升许，以助药力，温服取微汗；若不汗，更服。"观乎各家注解，皆以桂枝加黄芪汤所主，乃湿邪内蕴，阳气虚衰，气机不利之证。徐忠可在《金匮要略论注》中说："假若身本重，湿也，汗出已辄轻，是表湿为汗所衰，但暂轻而不能终止其重，则内气愈虚，内虚则肌肉瞤动也。胸中痛，气不运也。又或元气上下不能贯串，则腰以上汗，下无汗。"魏荔彤在《金匮要略方论本义》中说："况，黄汗家即有湿邪，身必重，汗出湿散，为之少轻，但正气日虚，盗汗日出，卫气失御，阳亡为汗，久久必身瞤动……且从腰以上汗出，下无汗者，湿邪在下，而阳虚气散于上也。"尤怡在《金匮要略心典》中说："若汗出已身重辄轻者，是湿与汗俱出也。然湿虽出而阳亦伤，久必身瞤而胸中痛。若从腰以上汗出，下无汗者，是阳上通而不下通也，故腰髋弛痛，如有物在皮中状。"窃以为，此非独阳虚之证,原因有二:其一,本易汗出,汗出携湿,但汗久必伤津液,进而伤及营阴;其二,仲景述"久久必身瞤"以及"如有物在皮中状"等不仅限于表阳虚证,亦可见于营阴不足,肌肤不得濡养之证。**笔者临床体会到桂枝加黄芪汤的方证为:如有物在皮中状(虫走感),恶风,头痛,多汗,黄汗。**患者全身蚁行感,呈阵发性发作,一日发作数次,爬行方向从手腕到手肘,从小腹向上腹部,头怕热,头易汗出,全身怕风,证属营卫不和,正虚邪盛。投以桂枝汤调和营卫,加黄芪扶正祛邪。

《伤寒论·辨厥阴病脉证并治第十二》云:"手足厥寒,脉细欲绝者,当归四逆汤主之。当归四逆汤方:当归三两,桂枝三两(去皮),芍药三两,细辛三两,甘草二两(炙),通草二两,大枣二十五枚(擘)。上七味,以水八升,煮取三升,去滓,温服一升,日三服。"成无己在《注解伤寒论》中说:"手足厥寒者,阳气外虚,不温四末;脉细欲绝者,阴血内弱,脉行不利,与当归四逆汤,助阳生阴也。"认为当归四逆汤用治阴阳两虚之四逆;柯琴在《伤寒来苏集》中云:"此条证为在里,当是四逆本方加当归,如茯苓四逆之例。若反用桂枝汤攻表,误矣。既名四逆汤,岂得无姜、附?"认为本方应为四逆汤加当归。但诸多医家不以为意,章虚谷在《伤寒论本旨》中说:"厥阴属木而挟相火……若过用大热,反助相火以焚木也。"他直接指出:"其四逆虽同,而有寒热不同,岂必用姜附,方可名四逆汤乎?"他认为当归四逆汤所主,乃肝寒之逆,众医家较为认可。日本的和久田氏认为:"此方排心胸间之寒邪……冷者,自外来也,属于内之词也;寒者,自外冷也,属于外之词也。"指出,**当归四逆汤用于外寒所致厥逆,而四逆汤则用于内冷之逆。笔者临床体会到当归四逆汤的方证为:手足发凉(膝、肘关节以下发凉),脉细涩。**本案患者双膝以下发凉,证属血虚寒厥证,故以桂枝助阳,当归、白芍养阴柔肝,配以细辛助温热之力,通草通利血脉,全方共奏养血散寒之效。

另外,**笔者体会到四逆散、当归四逆汤、四逆汤三方均可用于四肢逆冷之证,若冷在指尖,不过腕踝,可与四逆散;若冷过腕踝,不过肘膝,则可与当归四逆汤;至于四逆汤,乃用于冷较甚,直过肘膝,或寒厥之危证。**

　　桂枝加黄芪汤的方证为：如有物在皮中状（虫走感），恶风，头痛，多汗，黄汗。

　　当归四逆汤的方证为：手足发凉（膝、肘关节以下发凉），脉细涩。

# 天雄散治愈双膝冷痛,蹲下后不能自行站起2个月;甘姜苓术汤治愈腰冷、腰沉反复发作10年案

天雄散方证;冷僻经方的新用;肾着汤方证;双膝冷痛;腰沉腰冷

张某,女,65岁,**初诊日期**:2016年4月29日。

**主诉**:双膝冷痛,蹲下后不能自行站起2个月;腰冷、腰沉反复发作10年。

**现病史**:10年前患者出现腰后部整片区域疼痛及腰沉,加重时甚至不能坐直。

近2个月又出现从股骨大转子内侧至双膝盖部位疼痛,双膝盖冷痛,蹲下后不能自行站起,患者甚为痛苦,现为求诊治,遂就诊于我处。

**刻下症**:双膝盖冷痛,腰冷痛、腰沉,全身乏力,口苦,双肩怕风、怕冷,后背及颈部的两侧发胀,时有烘热汗出,左耳耳鸣,耳鸣声较大,右耳耳聋,眠差,纳一般,大便1日1次,偏干,夜尿1次,无尿频、尿急。

**查体**:体型偏胖,舌淡,苔薄黄,有液线,脉沉细。

## 方证辨证

关于天雄散,《金匮要略·血痹虚劳病脉证并治第六》只记载其方,而未见相关条文。**笔者临床体会到天雄散方证是:腰膝冷痛,双膝蹲下或起立困难,男子失精**。本案中患者腰部及双膝盖冷痛,怕冷,符合天雄散的方证,故方证辨证为天雄散证。

《金匮要略·五脏风寒积聚病脉证并治第十一》说:"肾著之病,其人身体重,腰中冷,如坐水中,形如水状,反不渴,小便自利,饮食

如故,病属下焦,身劳汗出,衣(一作表里)冷湿,久久得之,腰以下冷痛,腹重如带五千钱,甘姜苓术汤主之。"**笔者临床体会到甘姜苓术汤的方证是:腰重而冷痛,尿频,尿失禁。**本案中患者腰冷痛、腰沉、尿急。符合甘姜苓术汤的方证,故方证辨证为甘姜苓术汤证。

**诊断**:痹病　天雄散证;腰痛　甘姜苓术汤证。

**治疗**:方用天雄散合甘姜苓术汤。

| | | | |
|---|---|---|---|
| 黑附片 9g | 桂　枝 24g | 生白术 18g | 生龙骨 9g |
| 生甘草 9g | 干　姜 18g | 茯　苓 18g | |

14 剂,水煎服,日 1 剂,分 2 次早、晚饭后半小时温服。

**二诊**(2016 年 5 月 16 日):患者诉服 1 剂汤药后,即开始感觉有疗效,服用 2 剂药后即能站起来,服用 12 剂药后,腰冷、腰沉好转60%~70%,双膝盖冷痛好转 60%~70%,两肩怕风、怕冷好转,睡眠好转,进食增加,全身乏力、烘热汗出、口苦、耳鸣等症状同前。

**治疗**:于前方药物中,黑附片改为 12g(先煎半小时),生龙骨改为 12g,续服 14 剂。

**三诊**(2016 年 5 月 30 日):患者诉"挺管用",双膝盖冷痛已愈,腰冷、腰沉已愈,腰部疼痛好转 70%~80%,腰部疼痛由整片区域改善为零星点疼痛。

《金匮要略·血痹虚劳病脉证并治第六》说:"天雄散方:天雄三两(炮),白术八两,桂枝六两,龙骨三两,上四味,杵为散,酒服半钱匕,日三服,不知,稍增之。"《方药考》说:"此为补阳摄阴之方,治男子失精,腰膝冷痛",可见天雄散可以补阳摄阴,治疗遗精,腰及膝盖冷痛之症。

清·魏荔彤《金匮要略方论本义》说:"天雄散一方,纯以温补中阳为主,以收涩肾精为佐,想为下阳虚甚而上热较轻者设也。"魏氏认为天雄散治疗遗精,以补益下焦肾阳为主,以收涩肾精为辅。

唐·王焘《外台秘要方·第十六卷·虚劳失精方五首》记载:"范汪疗男子虚失精,三物天雄散方",王氏记载此方治疗男子遗精、虚劳病。**综上所述,结合笔者临床体会,认为天雄散的方证是:腰膝冷痛,**

**双膝蹲下或起立困难，男子失精**。本案中患者腰部及双膝盖冷痛，怕冷，符合天雄散的方证，故用之补阳散寒，祛寒止痛。

《金匮要略·五脏风寒积聚病脉证并治第十一》说："肾著之病，其人身体重，腰中冷，如坐水中，形如水状，反不渴，小便自利，饮食如故，病属下焦，身劳汗出，衣（一作表）里冷湿，久久得之，腰以下冷痛，腹重如带五千钱，甘姜苓术汤主之。甘草干姜茯苓白术汤方：甘草、白术各二两，干姜、茯苓各四两，上四味，以水五升，煮取三升，分温三服，腰中即温。"

清·尤怡在《金匮要略心典》中说："肾受冷湿，着而不去，则为肾着。身重，腰中冷，如坐水中，腰下冷痛，腹重如带五千钱，皆冷湿着肾，而阳气不化之征也。不渴，上无热也；小便自利，寒在下也；饮食如故，胃无病也，故曰病属下焦。身劳汗出，衣里冷湿，久久得之，盖所谓清湿袭虚，病起于下者也。然其病不在肾之中脏，而在肾之外腑，故其治法，不在温肾以散寒，而在燠土以胜水。甘、姜、苓、术，辛温甘淡，本非肾药，名肾着者，原其病也。"，**尤怡认为冷湿外邪侵袭肾脏，病位在肾的外腑，治法不应温肾散寒，应该暖土胜湿。**

清·李彣在《金匮要略广注》中说："此非内伤虚损，乃外感寒湿，故名肾着。着者，留而不去之谓，言肾为邪气所着也。盖肾为水脏，水性本湿，同气相感，所受皆阴寒湿滞之病，故体重腰冷，如坐水中（带脉为病，亦腰溶溶如坐水中）。《内经》云：寒胜则浮。故形如水状，而体弱虚肿也。不渴，内无热也。小便利，水泉不藏，肾气不自秘固也。饮食如故，病不在胃也。肾在下，湿性亦趋下，故病在下焦。身劳汗出，言所以成肾着之故。因烦劳而津液外泄，衣里冷湿，汗亦湿类也。腰者肾之府，腰下冷痛，寒湿气胜也，腹重，土不制水，湿气深沉也（脾属土，其经入腹），如带五千钱，形容腹重之状也。甘草、白术补脾制水，茯苓、干姜渗湿祛寒。然《经》云：损其肾者，益其精。则宜用肾气丸之类，而主此方者，以寒湿外着，故主温中渗湿之剂，此形劳与精伤者不同也。"李氏认为肾脏外感寒湿邪气，与内伤导致肾虚不同，外感寒湿之性与肾为水脏之性同气相感，邪气留于肾脏，治法应渗湿温中，祛除寒湿邪气。**综上所述，结合笔者临床体会，认为甘姜苓术汤的方证是：腰重而冷痛，尿频，尿失禁**。本案中患者腰冷痛、腰沉，尿急。符合甘姜苓术汤的方证，故用之渗湿祛寒。

天雄散的方证是：腰膝冷痛，双膝蹲下或起立困难，男子失精。

甘姜苓术汤的方证是：腰重而冷痛，尿频，尿失禁。

# 小陷胸汤合甘麦大枣汤治愈右乳房下肿块，按之疼痛 3 个月，喜悲伤欲哭 1 个月案

小陷胸汤证；甘麦大枣汤证；三剂而愈

周某，女，56 岁。**初诊日期**：2016 年 5 月 27 日。

**主诉**：右乳房下肿块，按之疼痛 3 个月，喜悲伤欲哭 1 个月。

**现病史**：患者 3 个月前出现右边乳房下不适，按压有硬的小肿块，按之疼痛，曾在北京某医院服用中成药 1 周，无效。

近 1 个月又出现喜悲伤欲哭，甚为苦恼，来我处就诊。

**刻下症**：右乳房下有肿块，按之疼痛，容易紧张，喜悲伤欲哭。睡眠差，每晚 9 点上床休息，10-11 点入睡，中间醒 1~2 次，每次醒来 10~20 分钟后才能再次入睡，早上一般 6 点醒。易上火，纳少，汗少，咽痒，有痰，色白，大便成形，易便秘，平素 2 日 1 次。

**查体**：形体中等，舌尖红，苔黄厚腻，脉滑。

**既往史**：患者既往有良性乳腺增生病史 10 年。

## 方证辨证

《伤寒论·辨太阳病脉证并治下第七》中说："小结胸病，正在心下，按之则痛，脉浮滑者，小陷胸汤主之。"**笔者临床体会到小陷胸汤的方证为：正在心下（胃脘），按之则痛，或伴有胸闷喘满，咳吐黄痰，苔黄腻，脉浮滑或滑。**本案中患者右边乳房下不适，按压有硬的小肿块，按之疼痛，脉滑。符合小陷胸汤的方证，故方证辨证为小陷胸汤证。

《金匮要略·妇人杂病脉证并治第二十二》中说："妇人脏躁，喜悲伤欲哭，象如神灵所作，数欠伸，甘麦大枣汤主之。"**笔者临床体会**

**到甘麦大枣汤的方证为：脏躁（更年期），喜悲伤欲哭或容易紧张。**本案中患者容易紧张，喜悲伤欲哭，睡眠差。符合甘麦大枣汤的方证，故方证辨证为甘麦大枣汤证。

　　**诊断：**结胸病　小陷胸汤证　甘麦大枣汤证。
　　**治疗：**方用小陷胸汤合甘麦大枣汤。
　　清半夏 9g　　　瓜　蒌 18g　　　黄　连 6g　　　生甘草 18g
　　浮小麦 90g　　　大　枣 18g
　　3 剂，水煎服，日 1 剂，分 2 次早、晚温服。
　　**二诊：**患者诉服用 3 剂后即自觉右乳房下肿块变软，按之疼痛已愈，容易紧张好转，喜悲伤欲哭已愈。睡眠明显改善，现 9 点上床休息，能立刻入睡，余症亦大减。

　　《伤寒论·辨太阳病脉证并治第七》中说："小结胸病，正在心下，按之则痛，脉浮滑者，小陷胸汤主之。黄连一两，半夏半升（洗），栝楼实大者一枚，上三味，以水六升，先煮栝楼，取三升，去滓，内诸药，煮取二升，去滓，分温三服。"对于结胸病，又云"太阳病，二三日，不能卧，但欲起，心下必结，脉微弱者，此本有寒分也。反下之，若利止，必作结胸；未止者，四日复下之，此作协热利也。太阳病，下之，其脉促，不结胸者，此为欲解也。脉浮者，必结胸。"可知邪气滞于胸胁、脘腹，痰热互结而成结胸证。对于其脉证，云"脉紧者，必咽痛。脉弦者，必两胁拘急。脉细数者，头痛未止。脉沉紧者，必欲呕。脉沉滑者，协热利。脉浮滑者，必下血。""病在阳，应以汗解之，反以冷水潠之若灌之，其热被劫不得去，弥更益烦，肉上粟起，意欲饮水，反不渴者，服文蛤散；若不差者，与五苓散。寒实结胸，无热证者，与三物小陷胸汤。"由《伤寒论》原文可知，凡临床上出现以胸脘痞闷、按之则痛、舌苔黄腻、脉浮滑等为主要表现的结胸病，即可使用本方治疗。
　　清·张秉成《成方便读》中解此方："此则因痰热互结，未成胃实。观其脉浮滑，知其邪在上焦，故但以半夏之辛温散结豁痰，栝楼之甘寒润燥涤垢,黄连之苦寒降火泄热。此方以之治伤寒亦可,以之治杂病亦可,即表未解而里有痰热者,皆可兼而用之。"清·汪绂《医林纂要探源》中亦说"黄连以泄结热,半夏以通阴阳,瓜蒌甘寒润滑,以清心肺之热,以荡上焦垢腻。胸中热必伤肺,此实以瓜蒌为君。热结未深,独在上焦,未近阳明之分,则无庸芒消、大黄之下达。保肺去热,洁其膻中,无使阴阳汗格而已。"方中黄连清热泻火,半夏化痰开结,二药合用,辛开苦降,善治痰热内阻。更以栝楼实(即瓜蒌实)荡热涤痰,宽胸散结。三药共奏清热化痰,宽胸散结之功。**根据笔者临床经验,小陷胸汤的方证为:正在心下(胃脘),按之则痛,或伴有胸闷喘满,咳吐黄痰,苔黄腻,脉浮滑或滑**。本案中患者右边乳房下不适,按压有硬的小肿块,按之疼痛,脉滑。符合小陷胸汤的方证,故用之宽胸散结。

《金匮要略·妇人杂病脉证并治第二十二》中说:"妇人脏躁,喜悲伤欲哭,象如神灵所作,数欠伸,甘麦大枣汤主之。甘草三两　小麦一升　大枣十枚　上三味,以水六升,煮取三升,温分三服。亦补脾气。"《灵枢·五味》曰:"心病者,宜食麦"。清·黄元御《金匮要略悬解》说:"肺属金,其气燥,其志悲,其声哭,妇人脏躁,则悲伤欲哭,象如神灵所作,不能自由。盖五行之气,升于九天之上,则畅遂而为喜,喜者,心之志也,陷于九地之下,则幽沦而为恐,恐者,肾之志也,方升未升,喜之未遂,则郁勃而为怒,怒者,肝之志也,方陷未陷,恐之将作,则凄凉而为悲,悲者,肺之志也。以厥阴风木之气善耗津血,风动而耗肺津,肺金枯燥,故悲伤欲哭。欠者,开口而呵气,伸者,举臂而舒筋,阴阳之相引也。日暮阳降,则生欠伸,欠伸者,阴引而下,阳引而上,未能即降也。金主降,燥金欲降而肾阴又引之,故数作欠伸。甘麦大枣汤,甘草培土,大枣滋乙木而息风,小麦润辛金而除燥也。"甘麦大枣汤方中小麦味甘微寒,养心除躁安神为君;甘草甘平,培土益气而养心气为臣;大枣性味甘温,补中益气,并润脏躁为佐。配合同用,共奏养心除躁安神,补脾益气之功。**根据笔者临床经验,甘麦大枣汤的方证为:脏躁(更年期),喜悲伤欲哭或容易紧张**。本案中患者容易紧张,喜悲伤欲哭,睡眠差。符合甘麦大枣汤的方证,故用之养心安神缓急止燥。

　　小陷胸汤的主要方证是：正在心下（胃脘），按之则痛，或伴有胸闷喘满，咳吐黄痰，苔黄腻，脉浮滑或滑。

　　甘麦大枣汤的主要方证是：脏躁（更年期），喜悲伤欲哭或容易紧张。

# "古方不能治今病"实谬也

## ——经方原方治愈反复胸骨上段发堵、胸闷，伴心悸、全身乏力2个月案

> 柴胡加龙骨牡蛎汤证；小柴胡汤证；桂枝甘草龙骨牡蛎汤证；
> 风引汤证

吴某，女，44岁。**初诊日期**：2015年6月20日。

**主诉**：一走路则诱发胸骨上段发堵、胸闷，伴随心悸、全身乏力2个月，加重3天。

**现病史**：患者于2个月前出现走路后胸骨上段发堵、胸闷，伴随心悸心烦、全身乏力，亦可因劳累、噪声诱发，症状常常持续24小时后方可缓解。多次就诊于当地县中医院、县人民医院，均罔效。但居家少动，以防诱发。

最近3天症状加重，持续难以缓解，为求诊治，就诊于我处。

**刻下症**：胸骨上段发堵、胸闷，心悸心烦，无喜手按，易受惊吓，全身乏力，晨起口苦。烘热汗出，对冷热较为敏感。眠差，噩梦纷纭，晚上9点上床休息，11-12点方可入睡，凌晨4点即醒。大便1日1次，成形，小便可。

**查体**：舌淡红，苔厚腻，脉弦。

## 方证辨证

《伤寒论·辨太阳病脉证并治中第六》说："伤寒八九日，下之，胸满烦惊，小便不利，谵语，一身尽重，不可转侧者，柴胡加龙骨牡蛎汤主之。"笔者临床体会到柴胡加龙骨牡蛎汤的方证是：易受惊吓，胸满心悸，胸腹悸动，头晕口苦，身重乏力，大便偏干，舌苔厚腻。主要方证为易惊，烦躁，口苦，癫痫，即桂枝甘草龙骨牡蛎汤证，小柴胡汤

**证,风引汤证**。本案患者胸骨上段发堵、胸闷,心悸心烦,无喜手按,易受惊吓,全身乏力,晨起口苦。烘热汗出,舌苔厚腻,脉弦。符合柴胡加龙骨牡蛎汤的方证,故方证辨为柴胡加龙骨牡蛎汤证。

**诊断:**胸痹　柴胡加龙骨牡蛎汤证。

**治疗:**方用柴胡加龙骨牡蛎汤。

| 柴　胡 16g | 生龙骨 6g | 煅牡蛎 6g | 党　参 6g |
| 茯　苓 6g | 磁　石 6g | 黄　芩 6g | 清半夏 9g |
| 生　姜 6g | 大　枣 8g | 桂　枝 6g | 生大黄 4g(后下) |

7剂,水煎服,日1剂,分2次早、晚温服。

**二诊:**患者诉服药2剂后胸骨上段发堵基本已愈,心悸好转20%,晨起口苦减轻,仍症见胸闷,全身乏力,稍怕热,舌淡红,苔厚腻。

**治疗:**续进原方,生大黄改为6g。

5剂,水煎服,日1剂,分2次早、晚温服。

**三诊:**患者诉服药4剂后,胸骨上段发堵已愈,胸闷、全身乏力、心悸已愈,服药5剂后口苦已愈,易受惊吓好转。

**按语**

《伤寒论·辨太阳病脉证并治中第六》说:"伤寒八九日,下之,胸满烦惊,小便不利,谵语,一身尽重,不可转侧者,柴胡加龙骨牡蛎汤主之。柴胡(四两),龙骨,黄芩,生姜(切),铅丹,人参,桂枝(去皮),茯苓(各一两半),半夏(二合半,洗),大黄(二两),牡蛎(一两半,熬),大枣(六枚,擘),上十二味,以水八升,煮取四升,内大黄,切如棋子,更煮一两沸,去滓,温服一升。"此方主治烦惊、癫狂痫诸症,或言:心主神明,此"惊"为心脏之惊,试析之。《素问·金匮真言论》说:"东方青色,入通于肝,开窍于目,藏精于肝,其病发惊骇……"可知心虽可主惊,肝病亦可为惊骇。又《伤寒论·辨少阳病脉证并治第九》说:"少阳中风,两耳无所闻,目赤,胸中满而烦者,不可吐下,吐下则悸而惊。"故柴胡加龙骨牡蛎汤证实为少阳中风误下之证,其邪虽已入阳明而三阳俱见,然以少阳痰热为主。日本著名汉医学家丹波元简《伤寒论辑义·卷二·辨太阳病脉证并治中》引张璐言:"此系少阳之里证,诸家注作心经病,误也。盖少阳有三禁,不可妄犯。虽八九日过经下之,尚且邪气内犯,胃土受伤,胆木失荣,痰聚膈上,故胸满烦惊。惊者,胆不宁,非心虚也……"故柴胡加龙骨牡蛎汤证为少阳变证无疑。

清·钱潢《伤寒溯源集·卷之七·少阳全篇》说:"八九日,经尽当解之时也。下之,误下之也。胸满,误下里虚,邪气陷入也。烦者,热邪在膈而烦闷也。惊者,邪气犯肝,肝主惊骇也。小便不利,邪自少阳而入里,三焦不运,气化不行,津液不流也。谵语,邪气入里,胃热神昏也。一身尽重,《灵枢》谓脾所生病也。不可转侧,足少阳胆病也。"钱氏详解经文,示人以病机。民国·彭子益《圆运动的古中医学·伤寒论方解篇》说:"少阳被下,胆经逆则胸满、烦惊、谵语,脾土伤则湿生,尿短,身尽重。柴胡、半夏、人参、姜、枣疏降胆经,茯苓、桂枝疏利土湿,铅丹、龙牡镇敛胆经,大黄泄胸下停积之相火化生之热与土气中瘀住之热也。"柴胡加龙骨牡蛎汤功在敛降胆经,泻热除湿。

柴胡加龙骨牡蛎汤,表里并走,补泻同行,通涩齐施,似参差杂乱之方,恐非仲师旧方。然观其方药组成,知全方由小柴胡汤、桂枝甘草龙骨牡蛎汤、风引汤三方加减而成。此汤之方证亦可由此而推知,依小柴胡汤条下"心下悸,小便不利"而入茯苓,"胁下痞鞕"加牡蛎,又桂枝甘草龙骨牡蛎汤主治烦躁,《伤寒论今释·卷三》引吉益东洞《药征》:"龙骨主治脐下动,旁治烦惊失精;牡蛎主治胸腹动,旁治惊狂烦躁。"而风引汤"除热癫(有版本为瘫)痫"。故柴胡加龙骨牡蛎汤可治心悸,心下硬满,心烦躁动,胸腹悸动,惊狂痫证……验之临床,每获奇效,当为仲师原方。

综合以上论述,**笔者临床体会到柴胡加龙骨牡蛎汤的方证是:胸胁苦满或胸闷,口苦,易惊,心悸亢进,夜梦多,易醒,身动乏力,腹胀,便秘,脉弦或细数。主要方证为易惊,烦躁,口苦,癫痫,即桂枝甘草龙骨牡蛎汤证,小柴胡汤证,风引汤证。**本案患者胸骨上段发堵、胸闷,心悸心烦,无喜手按,易受惊吓(胸满烦惊),全身乏力,晨起口苦。烘热汗出,舌苔厚腻,脉弦。符合柴胡加龙骨牡蛎汤的方证,故投之以疏利肝胆、安神定惊。

柴胡加龙骨牡蛎汤的方证可以总结为：胸胁苦满或胸闷，口苦，易惊，心悸亢进，夜梦多，易醒，身动乏力，腹胀，便秘，脉弦或细数。主要方证为易惊，烦躁，口苦，癫痫，即桂枝甘草龙骨牡蛎汤证，小柴胡汤证，风引汤证。

# 一个治疗中风后遗症的神奇经方

## ——基本治愈言语不清、行走缓慢伴全身乏力4年案

> 《古今录验》续命汤；言语不清；行走缓慢；中风后遗症；
> 此真续命之方！注意事项：麻黄去上沫，"勿当风"

金某，男，64岁，**初诊日期：**2016年6月3日。

**主诉：**言语不清、行走缓慢伴全身乏力4年。

**现病史：**患者4年前脑梗死后出现言语不清，难以与人正常对话，行走缓慢伴全身乏力，双下肢乏力尤甚，迈步困难，行走时需有人搀扶或坐轮椅，日常生活受到严重影响，现为求治疗，就诊于我处。

**刻下症：**言语不清，行走缓慢，全身乏力，双下肢尤甚，迈步困难，平地行走1.3公里耗时约1小时，双小腿部麻木，全身怕热。夜间有汗出，汗多可湿透内衣，夜尿2次，无尿急，大便成形，1次/日，纳眠可。

**查体：**面色偏红，体型偏胖，舌暗红，苔薄黄，脉沉细。

## 方证辨证

《金匮要略·中风历节病脉证并治第五》附方中载《古今录验》续命汤："治中风痱，身体不能自收，口不能言，冒昧不知痛处，或拘急不得转侧。"**笔者临床体会到《古今录验》续命汤的方证是：中风，肢体偏瘫，活动受限，言语謇涩或不能言，吞咽困难或呼吸困难，肢体麻木拘急，乏力。**本案中患者于脑梗死中风后出现言语不利、行走缓慢伴全身乏力，符合《古今录验》续命汤的方证，故方证辨证为《古今录验》续命汤证。

**诊断：**中风后遗症　《古今录验》续命汤证。

**治疗：**方用《古今录验》续命汤。

生麻黄 10g　　桂　枝 18g　　当　归 18g　　党　参 18g
生石膏 18g　　干　姜 18g　　生甘草 18g　　川　芎 6g
杏　仁 6g

8 剂，水煎服，先煎麻黄（约 20 分钟）并去上沫，分 2 次早、晚温服，服药后汗出勿受风。

**二诊：**患者诉汤药"大管用"，服药 2 剂后顿觉全身舒适轻松，服药 8 剂后言语不利减轻约 30%，可与人进行简单言语对答，行走缓慢较前改善，全身乏力好转，迈步较前轻松，自述好转约 40%，双小腿部麻木好转，自觉双下肢发沉，左侧为甚，仍汗出多，全身怕热，无心慌，纳眠可，大便调，夜尿 2 次，舌暗红苔薄黄，脉弦细。

**治疗：**继用《古今录验》续命汤 7 剂，加大生麻黄剂量至 12g，煎服法及调护均不变。

患者再服 7 剂后称药"特别管用"，言语已基本恢复正常，可与人正常交流，走步明显加快，原来走 1 小时路程现约 30 分钟即可到达，全身有力气，双小腿麻木好转 60%，仍怕热汗多，予加大石膏用量至 20g，继服原方以巩固疗效。

《金匮要略·中风历节病脉证并治第五》附方中载《古今录验》续命汤："治中风痱，身体不能自收，口不能言，冒昧不知痛处，或拘急不得转侧。姚云：与大续命汤同，兼治妇人产后去血者，及老人、小儿。麻黄、桂枝、当归、人参、石膏、干姜、甘草各三两，芎䓖一两，杏仁四十枚。上九味，以水一斗，煮取四升，温服一升，当小汗。薄覆脊，凭几坐，汗出则愈，不汗更服。无所禁，勿当风。并治但伏不得卧，咳逆上气，面目浮肿。"清·尤在泾《金匮要略心典》中说："痱者，废也，精神不持，筋骨不用，非特邪气之扰，亦真气之衰也。麻黄、桂枝所以散邪；人参、当归所以养正；石膏合杏仁，助散邪之力；甘草合干姜，为复气之需。乃攻补兼行法也。"

又清·陈修园《金匮方歌括》言："风，阳邪也。气通于肝，痹闭也。风入闭塞其毛窍，阻滞荣卫不行也。盖风多挟寒，初中时由皮肤而入，以渐而深入于内，郁久则化热，热则伤阴，阴伤内无以养其脏腑，外不能充于形骸，此即身体不能自收持，口不能言，冒昧不知痛处所由来也。主以《古今录验》续命汤者，取其祛风走表，安内攘外，旋转上下也。"由以上论述可知，《古今录验》续命汤主治肢体痿废、言语不利或身体拘急疼痛之证，其病位较深，涉及脏腑，病性为本虚而标实，真气衰而风寒邪气侵袭，日久邪气入里并化热，故用麻黄、桂枝、干姜、杏仁、石膏、甘草等散风清热驱邪，人参、当归、川芎等扶正调气。综合以上论述，结合笔者临床体会，**《古今录验》续命汤的方证可总结为：中风，肢体偏瘫，活动受限，言语謇涩或不能言，吞咽困难或呼吸困难，肢体麻木拘急，乏力。**

《金匮要略·中风历节病脉证并治第三》中对中风病邪气由表入里逐渐深入所对应症状描述为："邪在于络，肌肤不仁；邪在于经，即重不胜；邪入于腑，即不识人；邪入于脏，舌即难言，口吐涎。"由此条可知，邪气犯于络时，患者可出现肌肤麻木不仁之证；犯于经时，则患者为四肢沉重难以活动所困；犯于腑时，神窒于内可出现神识不清、不识人；而当邪气入于脏时，尤在泾云："诸阴皆连舌本，脏气厥不至舌下，则机息于土，故舌难言而涎自出"，即出现言语不利、口中流涎之证。男子六八阳气衰竭于上、七八肝气衰，本案中患者为老年男性，于脑梗死中风后出现言语不利、行走缓慢伴全身乏力，符合《古今录验》续命汤方证，故用之以疏风通络，散邪扶正。本案中患者言语不清症状十分严重，就诊前难以与人正常对话，可见当时其病邪已深入脏，清·徐灵胎在《医学源流论·防微论》中说："病之始生，浅则易治，久而深入则难治……邪气入脏，则难可制"，患者服用续命汤15剂后言语不清基本已愈，仅剩双小腿麻木、行走稍慢等症状，邪气已基本从脏引出，留散于经络，如此重症，续命汤15剂即愈大半，此真续命之方！

**另外，《古今录验》续命汤在临床应用时有2个细节需要注意：①麻黄的使用。**《神农本草经》中谓麻黄"主中风伤寒头痛温疟，发表，出汗，去邪热气，止咳逆上气，除寒热，破癥坚积聚"，而药房中常备有生麻黄与炙麻黄2种，现代药理学实验发现，生麻黄偏于发汗，即其发表、出汗、去邪热气之力较炙麻黄强，而炙麻黄偏于平喘，即其长于止咳逆上气（见：钟凌云，祝婧，龚千锋，等．炮制对麻黄发汗、平喘药效影响研究．中药药理与临床，2008，24（6）：53-56）。《古今录验》续命汤中麻黄主要用于发汗散入里之邪，故方中一般选用生麻黄。又南朝陶弘景指出麻黄应"先煮一两沸，去上沫，沫令人烦"，故笔者临床运用生麻黄时嘱患者先煎麻黄并去除煎煮过程中药面白沫。②服药后当以有汗出为佳，汗出后勿当风。服药后汗出为药力领邪外出之征，汗出后皮肤腠理疏松，卫外不固，风邪易入，故汗后宜避风。

> 《古今录验》续命汤的方证可总结为：中风，肢体偏瘫，活动受限，言语謇涩或不能言，吞咽困难或呼吸困难，肢体麻木拘急，乏力。

# 经方之妙在于用药精炼！

## ——治愈心前区不适2年余，活动后疼痛3个月案

 **1剂大效，2剂痊愈！冠心病支架术后心绞痛**

张某，男，58岁，**初诊日期**：2016年8月8日。

**主诉**：心前区不适2年余，活动后疼痛3个月，加重1天。

**现病史**：患者2年前出现心前区不适，常因遇冷诱发，服用速效救心丸和行输液治疗无效。遂于首都医科大学附属北京世纪坛医院行冠脉造影示冠脉某支狭窄85%，于2015年10月植入支架1枚。患者术后心前区不适症状时有发作。

近3个月来，患者活动后（诸如大小便等）即诱发心前区绞痛，每次持续1~2分钟，每日均发作，服用速效救心丸无效。今日已发作心前区绞痛3次，服用4次速效救心丸（每次5~8粒）无效。患者甚为苦恼，遂就诊于我处。

**刻下症**：心前区不适、疼痛，疼痛多于活动后诱发。前胸、后背怕冷，头有一过性疼痛，纳少，睡眠尚可，夜间小便后至少1个小时后方能入睡，每晚能睡5~6小时，经常流口水，大便1日1次，成形，夜尿2~3次。

**查体**：舌淡，苔薄白，中间黄腻，脉沉滑。

**方证辨证**

《金匮要略·胸痹心痛气短病脉证治第九》说："胸痹不得卧，心痛彻背者，瓜蒌薤白半夏汤主之。"**笔者临床体会到瓜蒌薤白半夏汤的方证是：胸痹之胸闷，后背心痛。**本案患者心前区不适、疼痛，前胸、后背怕冷，符合瓜蒌薤白半夏汤的方证，故方证辨证为瓜蒌薤白

半夏汤证。

**诊断**：胸痹 瓜蒌薤白半夏汤证。

**治疗**：方用瓜蒌薤白半夏汤。

瓜 蒌 28g 薤 白 45g 半 夏 12g

5剂，水煎服，煎药时加高度白酒20~30ml，分3次早、中、晚温服。

**二诊**：患者进门即向笔者深鞠躬，盛赞疗效"非常非常好"，完全遵医嘱加白酒，诉服药后自觉胸口敞亮，服用1剂见大效，服用2剂后即痊愈，夜间小便后很快即可入睡。近5天未服用速效救心丸，头痛基本已愈，仅发作1次，前胸、后背怕冷已愈，遇冷或活动后心前区不适、疼痛亦消失。

 按语

《金匮要略·胸痹心痛短气病脉证治第九》说："胸痹不得卧，心痛彻背者，瓜蒌薤白半夏汤主之。瓜蒌实一枚，薤白三两，半夏半升，白酒一斗，上四味，同煮，取四升，温服一升，日三服。"清·徐忠可《金匮要略论注·胸痹心痛短气病脉证治第九卷》说："此贯以胸痹，是喘息等证，或亦有之也，加以不得卧，此支饮之兼证，又心痛彻背，支饮原不痛，饮由胸痹而痛气应背，故即前方加半夏，以去饮下逆。"徐氏认为瓜蒌薤白半夏汤兼有瓜蒌薤白白酒汤证之"喘息咳唾……短气"，而不得卧、心痛彻背皆因支饮上逆引起，故加半夏。陆渊雷《金匮要略今释·胸痹心痛短气病脉证治第九》说："方机云，心痛彻背，不得卧者，及膈噎心痛者，栝蒌薤白半夏汤主之。"可知瓜蒌薤白半夏汤证兼有中焦支饮而见膈噎证，"不得卧"亦是"胃不和则卧不安"之故。同时，曹颖甫在《金匮发微·胸痹心痛短气病脉证治第九》提到："盖以卧者，阳不散；行者，阳独张也……盖伛偻则胸膈气凝，用力则背毛汗泄，阳气虚而阴气从之也。"此很好诠释本案患者遇冷或诸如大小便等活动后即诱发心前区绞痛的机制。**笔者临床体会瓜蒌薤白半夏汤的方证是：胸痹之胸闷，后背心痛。**本案患者心前区不适、疼痛，前胸、后背怕冷，符合瓜蒌薤白半夏汤的方证，故投之以宽胸温阳止痛。

瓜蒌薤白半夏汤的方证是:胸痹之胸闷,后背心痛。

# 单方愈疑难症

## ——经方原方治愈术后持续性发热 14 天案

持续性发热;手心汗出;怕风怕冷;方证辨证;
须遵古法之药后将息法

鞠某,女,28 岁,**初诊日期**:2016 年 7 月 7 日。

**主诉**:术后持续发热 14 天。

**现病史**:患者 2016 年 6 月 17 日,于某医院行"左膝关节前交叉韧带重建术",手术顺利,术后一切正常。6 月 23 日晚患者自觉发热,时测体温 37.7℃,查血常规:中性粒细胞比例、血小板计数稍高,生化:C- 反应蛋白 20.73mg/L,其他指标均未见异常,未予特殊处理,后一周患者体温 37~39℃,以下午、晚上体温较高,晚上 8 点可升至 38℃以上,临时予吲哚美辛栓剂纳肛,大汗后体温可降至 37℃,次日复发,中西医治疗罔效。7 月 29 日时症:下午 3-4 点寒战,继而发热,晚上可达 38℃以上,全身无汗,唯手心汗出,纳差、眠差,大便秘结,小便正常,时予小柴胡汤去人参加桂枝三两,当晚大便下,体温正常,诸症缓解,后几天持续性低热,体温 36.5~8℃,更予小柴胡汤无明显改善。7 月 6 日体温再次升高至 38.5℃,患者及家属十分苦恼,遂延余诊治。

**刻下症**:持续性发热,体温 36.5~39℃,下午无明显寒战,晚上可升至 38.5℃,临时予西药可降至正常。全身乏力、无汗,双手手心汗出,怕风怕冷,口干,无口苦,纳少、眠差,二便正常。

**查体**:舌淡,苔薄黄,脉虚数。

**方证辨证**

《伤寒论·太阳病脉证并治第五》云：“太阳病，头痛，发热，汗出，恶风，桂枝汤主之。”**笔者临床体会到桂枝汤的方证为：发热，头项强痛，怕风，恶寒，有汗，脉浮。**本案中患者持续性发热，双手手心汗出，怕风怕冷（恶寒），舌淡，苔薄黄，脉虚数。符合桂枝汤的方证，辨为桂枝汤证。

**诊断：**发热　桂枝汤证。
**治疗：**方用桂枝汤。

桂　枝 15g　　白　芍 15g　　炙甘草 10g　　生　姜 15g
大　枣 15g

7剂，免煎颗粒，开水冲服，早、晚各1次，避风，药后喝热粥覆被。

1剂药后患者体温36.5~38.4℃，全身微出汗，可自行降温；2剂药后体温基本维持在37℃以下，食欲改善；3剂药后体温恢复正常，手心汗止，精神状态明显好转，纳眠可，二便调。共7剂药后患者未再发作，痊愈出院。

随访1个月未复发。

 **按语**

《伤寒论·太阳病脉证并治第五》说：“太阳病，头痛，发热，汗出，恶风，桂枝汤主之。桂枝汤方：桂枝三两（去皮），芍药三两，甘草二两（炙），生姜三两（切），大枣十二枚（擘）。上五味，㕮咀三味，以水七升，微火煮取三升，去滓，适寒温，服一升。服已，须臾啜热稀粥一升余，以助药力。温覆令一时许，遍身漐漐，微似有汗者益佳，不可令如水流漓，病必不除。若一服汗出病差，停后服，不必尽剂。若不汗，更服依前法。又不汗，后服小促其间，半日许，令三服尽。若病重者，一日一夜服，周时观之。服一剂尽，病证犹在者，更作服。若汗不出，乃服至二三剂。禁生冷、黏滑、肉面、五辛、酒酪、恶臭等物。”

作为《伤寒论》开篇方剂之一，桂枝汤从古至今皆为炙手可热的方子，注者用者比比皆是，多用于太阳中风，营卫不和之证。《伤寒论》第12条：“太阳中风，阳浮而阴弱。阳浮者，热自发，阴弱者，汗自出,啬啬恶寒,淅淅恶风,翕翕发热,鼻鸣干呕者,桂枝汤主之。"此桂枝汤首次出现之处,众多医家以之为太阳中风总纲。成无己在《注解伤寒论》中说:"阳脉浮者,卫中风也;阴脉弱者,荣气弱也。风并于卫,则卫实而荣虚……与桂枝汤和荣卫而散风邪也。"他认为寒伤卫,风伤营,中风乃风邪并于阳,卫阳强而营阴弱,是以中风致营卫不和之因。但诸多医家不以为然,唐容川在《伤寒论浅注补正》中说:"寒当伤卫,风当伤营……血虚则招外风,故风伤血……而究之皮毛一层为卫所司,肌肉一层为营所宅,故风伤营则归于肌肉中,而营不守卫是以卫气漏出为汗。"他认为是营弱而招致的风邪,私以为无论何种解释,其病机终归为营卫不和,营阴外泄,是桂枝汤证。唐容川认为第 12 条所述乃"风中太阳之肌腠"之象,用桂枝汤本证,至于本条"头痛,发热,汗出,恶风"则为"推广桂枝汤之用"矣,可无论其为何病,"但见此病,即用此方"。

柯琴亦在《伤寒来苏集》中说:"此条(第 13 条)是桂枝汤本证,辨症为主,不必问其为伤寒、中风、杂病也。"并且他认为汗出乃桂枝汤使用最重要的指征,"头痛是太阳本症。头痛、发热、恶风,与麻黄症同。本方重在汗出,汗不出者,便非桂枝症。"笔者亦以为如此。**笔者临床体会到桂枝汤的方证为:发热,头项强痛,怕风,恶寒,有汗,脉浮。**本案中患者持续性发热,双手手心汗出,怕风怕冷(畏寒),舌淡,苔薄黄,脉虚数,故以桂枝汤调和营卫。

至此,或有疑问,本案患者无汗而用桂枝汤何故?答曰,本案患者虽无汗但其有手心汗不止,廖厚泽老先生云:"汗出者,非大汗淋漓,身潮即可,腋下等处有汗即可(《廖厚泽经方临证传心录》)。"**笔者临床体会到,只要身有潮汗,或身体局部如手心、腋下有汗,或者虽汗出不著,但怕风甚者即可使用桂枝汤。**

另外,**笔者体会到,使用经方时务必遵古人用法,愈是危急,愈是紧急,愈要做到。**不仅是药味不能随意加减、药量不能随意改动,服药方式以及药后将息规律均应尽量遵古法,本案患者发热已逾两周,诸药无效之时,予桂枝汤原方,并嘱其卧床覆被喝粥,皆是仲景之意,患者 3 剂即痊愈。而用颗粒剂实乃无奈之举,若用原法煎煮,收效恐将更速。

本案使用两次小柴胡汤而效果迥异,盖证变之故,证变则方变,如若固执不改,只得无果而终,甚至增重病情。可见,无论病情轻重,只要方证辨证无误,经方之简捷,效果之速,不得不令人惊叹。

桂枝汤的方证是:发热,头项强痛,怕风,恶寒,有汗,脉浮。

# 此为心虚、心馁、心悸之专方
## ——经方治愈心慌反复发作半年案

姚某,女,51岁,**初诊日期**:2016年7月17日。

**主诉**:心慌反复发作半年。

**现病史**:患者于半年前突然出现心慌,发时欲手按其胸口,每天均发作约2次,每于饭后均有心慌发作,未予系统对症处理,患者苦于此,遂就诊于我处。

**刻下症**:心慌,发时欲手按其胸口,全身怕冷,汗少,纳少,睡少。大便1日1次,偏稀,夜尿1次。

**查体**:舌淡,苔薄黄,脉沉。

**辅助检查**:心电图示:频发室性期前收缩。

## 方证辨证

《伤寒论·辨太阳病脉证并治中第六》说:"发汗过多,其人叉手自冒心,心下悸,欲得按者,桂枝甘草汤主之。"**笔者临床体会到桂枝甘草汤的方证是:心悸,欲得按者。**本案中患者心慌,发时欲手按其胸口,全身怕冷,大便1日1次,偏稀,夜尿1次,符合桂枝甘草汤的方证,故方证辨证为桂枝甘草汤证。

**诊断**:心悸　桂枝甘草汤证。

**治疗**:方用桂枝甘草汤。

桂　枝18g　　肉　桂10g　　炙甘草14g

14剂,水煎服,分2次早、晚温服。

**二诊**:患者诉心慌好转 10%~20%,饭后时有心慌不发作者,全身怕冷好转,大便 1 日 1 次,偏稀,舌暗,苔薄黄,夜尿 1 次,脉沉。

**治疗**:续进原方,稍加剂量。

桂　枝 20g　　肉　桂 12g　　炙甘草 16g

14 剂,水煎服,分 2 次早、晚温服。

**三诊**:患者诉心慌好转 50%,药味微甜微苦,口干,口苦,全身怕热,纳少,舌淡,苔薄黄,脉沉细。辅助检查:2016 年 8 月 20 日复查心电图:正常。

**治疗**:续进原方,稍加剂量。

桂　枝 20g　　肉　桂 14g　　炙甘草 17g

14 剂,水煎服,分 2 次早、晚温服。

**四诊**:患者自诉近 2 周心慌未发作,随访 2 周亦未复发。

 **按 语**

《伤寒论·辨太阳病脉证并治中第六》说:"发汗过多,其人又手自冒心,心下悸,欲得按者,桂枝甘草汤主之。桂枝四两,去皮　甘草二两,炙　上二味,以水三升,煮取一升,去滓,顿服。"清·徐灵胎《伤寒约编·桂枝甘草汤证》说:"汗多则心液虚、心气馁,故心下悸。又手自冒,则外有所卫,得按则内有所凭,望之而知其虚矣。用桂枝为君独任,甘草为佐,去姜之辛散,枣之泥滞,并不用芍药,不藉其酸收,且不欲其苦泄。惟取甘温相得,则气血和而悸自平矣……桂枝甘草汤治汗多亡阳,心悸,脉涩弱者……为心虚、心馁、心悸之专方。"徐氏认为汗多心液耗失,心阳虚弱,而成桂枝甘草汤证,症见心悸,脉涩弱,桂枝甘草汤为心虚、心馁,心悸专方。

清·戈颂平《伤寒指归·丙》说:"心下,脾土也。脾土之阳不足于里,其人又手自覆于心,喜外有所卫也;以外之喜卫喜按,证阴阳气液俱虚于中土也……主桂枝辛温,用四两之多,取味厚气浓;甘草甘平,用二两之多,取味厚气淡。辛甘气味合化阳气,温土之阴生土之液。"戈氏认为桂枝甘草汤是扶中土脾阳之方。清·吕震名《伤寒寻源·下集》说:"此于桂枝汤中摘取二味,遂变和营固卫之方,而为理虚护阳之剂也……独任桂枝入心营以助阳,又得甘草逗留中土,载还阳气,则心君复辟,中宫谧泰矣。"吕氏则认为桂枝甘草汤是复心阳、和中土之剂。**综上所述，结合笔者临床体会，认为桂枝甘草汤的方证是：心悸，欲得按者。**本案中患者心慌，发时欲手按其胸口，全身怕冷，大便 1 日 1 次，偏稀，夜尿 1 次，符合桂枝甘草汤的方证，故投之以温阳定悸。

临床上特别值得注意的是：①原方桂枝四两，甘草二两，即桂枝、甘草比例为 2 : 1，大剂量桂枝可强心阳、通血脉。②考虑到四两桂枝约 56g，可酌情加入肉桂替代部分桂枝，因为肉桂、桂枝均源自樟科植物肉桂，《神农本草经》亦未明确区分，功效有相似之处。

桂枝甘草汤方证是：心悸，欲得按者。

# 经方叠用治愈反复气短、喜长出气 2 年案

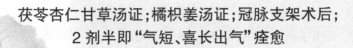

茯苓杏仁甘草汤证；橘枳姜汤证；冠脉支架术后；
2 剂半即"气短、喜长出气"痊愈

许某,女,62 岁,**初诊日期**:2016 年 8 月 19 日。

**主诉**:反复气短、喜长出气 2 年。

**现病史**:患者 2 年前出现气短、喜长出气,呈阵发性,每日均发作,每每因生气诱发或加重。患者 9 个月前于北京某医院行冠脉造影显示冠脉回旋支狭窄 75%,遂植入支架 2 枚,分别在回旋支中段、远段。术后患者气短,喜长出气等症状同前。

**刻下症**:气短、喜长出气,时与心悸伴发,每每因生气诱发,严重时必须到开阔之地,不能处于房间屋内。咽部有痰,上不去下不来。双足踝水肿、疼痛。全身怕冷,大便 1 日 2 次,偏干,小便频数,淋漓不尽,夜尿 3~4 次。

**查体**:舌淡暗,苔薄黄,脉沉细。

## 方证辨证

《金匮要略·胸痹心痛短气病脉证治第九》说:"胸痹,胸中气塞,短气,茯苓杏仁甘草汤主之,橘枳姜汤亦主之。"**笔者临床体会到茯苓杏仁甘草汤的方证为:胸痹之短气、气塞,短气重于气塞,小便不利,舌苔白厚**。本案患者气短、喜长出气,每日发作,时与心悸伴发,夜尿频数,淋漓不尽,舌淡暗,苔薄黄,脉沉细,符合茯苓杏仁甘草汤的方证,故辨为茯苓杏仁甘草汤证。

**笔者临床体会到橘枳姜汤的方证为:胸痹之气塞、短气,而气塞**

**重于短气，心前区闷痛或胀痛，咽喉发紧，情志不畅时诸症加重**。本案患者气短每每因生气诱发，咽部有痰，上不去下不来，符合橘枳姜汤的方证，故辨为橘枳姜汤证。

　　**诊断**：胸痹　茯苓杏仁甘草汤证　橘枳姜汤证。
　　**治疗**：方用茯苓杏仁甘草汤合橘枳姜汤。
　　茯　苓 30g　　杏　仁 18g　　生甘草 10g　　橘　皮 80g
　　枳　壳 15g　　生　姜 40g
　　4 剂，水煎服，日 1 剂，分 3 次早、中、晚饭后半小时温服。
　　**二诊**：患者诉汤药"挺管用"，服药 2 剂半后，气短、喜长出气、心悸均已愈，双足踝疼痛、咽部有痰明显好转。

　　《金匮要略·胸痹心痛短气病脉证治第九》说："胸痹，胸中气塞，短气，茯苓杏仁甘草汤主之，橘枳姜汤亦主之。茯苓杏仁甘草汤方：茯苓三两，杏仁五十个，甘草一两。上三味，以水一斗，煮取五升，温服一升，日三服。不差更服。"又说："阳微阴弦，即胸痹而痛，所以然者，责其极虚也。"胸痹之病，其病机在于胸中正气极虚，若寒湿之邪上犯，阻滞气机，则胸中气塞，短气不足以息，令人胸闷、喜长出气。清·高学山《高注金匮要略》说："胸痹上虚而中下之逆邪有二，湿与寒是也。肺性恶湿复恶寒，湿则肺滞，寒则肺敛，俱能使膈膜之痹处作痛外，而又能令其气塞且短也。湿气上逆者，以茯苓之温胸燥湿者为主；佐杏仁以利肺窍；而以浮缓之甘草，托之上行而留恋之，则湿去滞通，而气之塞且短者可愈矣，故主之。"《金匮要略》原方以茯苓用量最大，用至三两为君，乃淡渗利湿之法，去上焦肺中之寒饮湿邪，且定心悸、利小便。明·李中梓《本草征要》谓茯苓云："益脾胃而利小便，水湿都消……下行伐肾，水泛之痰随降。中守镇心，忧惊之气难侵。保肺定咳嗽，安胎止消渴。"**笔者临床体会到茯苓杏仁甘草汤的方证为：胸痹之短气、气塞，短气重于气塞，小便不利，舌苔白厚**。本案患者舌淡暗，苔薄黄，脉沉细，正是阳气不足，水湿为患之象，更兼气短心悸，小便不利，四诊合参，符合茯苓杏仁甘草汤的方证。

　　《金匮要略·胸痹心痛短气病脉证治第九》说："胸痹，胸中气塞，短气,茯苓杏仁甘草汤主之,橘枳姜汤亦主之。橘枳姜汤方:橘皮一斤,枳实三两,生姜半斤。上三味,以水五升,煮取二升,分温再服。《肘后》《千金》云:治胸痹愊愊如满,噎塞习习如痒,喉中涩燥,唾沫。"橘枳姜汤亦主胸中气塞、短气之证,《肘后》《千金》云其人胸中气机郁塞满闷,咽部似有物阻,燥痒欲唾沫,是痰气交阻之象。现代医家连建伟《金匮要略方论讲稿》云:"如果是以气机不畅为主,也可以用橘枳姜汤来治疗。橘是橘皮,橘皮理气,宣通气机;枳实下气;而生姜也能下气,也能化饮,和胃降逆。所以如果气机不畅,就可以用橘枳姜汤来治疗。"清·朱光被《金匮要略正义》说:"然上焦受气于中焦者也,设胃脘痰邪胶结,蒙闭上焦,则胸中亦必至气塞短气……果其中焦痰滞也,则宜用橘、枳、生姜苦辛之味,以降泄之。"统观众医家所论茯苓杏仁甘草汤与橘枳姜汤之异同,一言偏治水与偏治气之不同,水盛气则用茯苓杏仁甘草汤,气盛水则用橘枳姜汤;二言病位之不同,邪气在肺则用茯苓杏仁甘草汤,邪气在胃则用橘枳姜汤。现代医家刘渡舟在《金匮要略诠解》中总结为:"橘枳姜汤证,病变在胃,偏于食滞气郁;茯苓杏仁甘草汤证,病变在肺,偏于水饮气塞",已周全之至。笔者认为,橘枳姜汤所主气郁之象,或在于胸中气塞短气,或在于胃脘痞塞满闷,或胁疼肋痛,或易怒寡欢,或咽喉之中痰气交阻。**笔者临床体会到橘枳姜汤的方证为:胸痹之气塞、短气,而气塞重于短气,心前区闷痛或胀痛,咽喉发紧,情志不畅时诸症加重。**本案患者短气常在生气时发作,咽部有痰,上不去下不来,符合橘枳姜汤的方证。

> 茯苓杏仁甘草汤的方证为:胸痹之短气、气塞,短气重于气塞,小便不利,舌苔白厚。
>
> 橘枳姜汤的方证为:胸痹之气塞、短气,而气塞重于短气,心前区闷痛或胀痛,咽喉发紧,情志不畅时诸症加重。

# 冷僻经方的治验

## ——茯苓戎盐汤治愈小便困难 3 个月余案

> 茯苓戎盐汤证;原方原量(重剂茯苓);戎盐;
> 遵守古法(剂量、煎服法);3 剂而痊愈

赵某,男,69 岁,初诊日期:2016 年 9 月 5 日。

**主诉:**小便困难 3 个月余。

**现病史:**患者约 3 个月前出现小便困难,艰涩难出,现症状加重,为求诊治,就诊于我处。

**刻下症:**小便困难,艰涩难出,尿等待,一般需要 5~6 分钟才可尿出,尿液无浑浊,无泡沫,怕风畏寒,纳少眠少,大便 1 日 1 次,不成形。

**查体:**舌尖有红星点,苔根部黄厚浊,脉沉滑。

### 方证辨证

《金匮要略·消渴小便不利淋病脉证并治第十三》讲:"小便不利,蒲灰散主之,滑石白鱼散、茯苓戎盐汤并主之。"**笔者临床体会到茯苓戎盐汤的方证为:小便艰涩不利,尿等待。**本案中患者小便困难,艰涩难出,尿等待,一般需要 5~6 分钟才可尿出,无口干口苦,符合茯苓戎盐汤的方证,辨为茯苓戎盐汤证。

**诊断:**小便不利　茯苓戎盐汤证。

**治疗:**方用茯苓戎盐汤。

茯　苓 110g　　炒白术 28g　　盐 10g

**煎煮法:**将茯苓、白术常规煎煮好后,加食盐 10g,重新煮沸,分 2 次早、晚饭后半小时温服。5 剂。

**二诊**（2016 年 9 月 9 日）：患者诉小便困难已愈，服药 3 剂即痊愈，现已无尿等待，小便通畅，单次尿量增加，小便次数减少，大便亦正常，日 1 次，成形。

随访 1 周，小便困难无复发。

《金匮要略·消渴小便不利淋病脉证并治第十三》讲："小便不利，蒲灰散主之，滑石白鱼散、茯苓戎盐汤并主之。茯苓戎盐汤方：茯苓半斤，白术二两，戎盐弹丸大，一枚，上三味，**先将茯苓、白术煎成，入戎盐，再煎**，分温三服。"仲景只以小便不利一症列出三方，而以清热燥湿通淋之药为主，由此可以推之此三方所主皆湿热所致的小便不利。赵以德在《金匮玉函经二注》中所说："自三方观之，悉为膀胱血病涩滞，致气不化而小便不利也。"认为皆为膀胱气化不利所致。吴谦《医宗金鉴》说："无表里他证，小便不利而渴者，消渴水邪病也；小便不利不渴者，小便癃闭病也。"指出此处乃癃闭之病，并云："蒲灰、乱发，血分药也。滑石、白鱼，利水药也。然必是水郁于血分，故并主是方也……主茯苓戎盐汤者，茯苓淡渗，白术燥湿，戎盐润下，亦必是水湿郁于下也。"他认为此为水湿所致，病在水分、血分。陈修园在《金匮要略浅注》中说："若无水气而渴，止是小便不利，其证不杂，其方亦不必求深，审系湿热，蒲灰散主之。若系血分，即用滑石白鱼散。若欲驱除阴分之水湿，茯苓戎盐汤并主之。"他认为三方病机是不同的。观其用药，蒲灰散为蒲灰和滑石，有医家认为蒲灰为蒲席烧灰（徐彬《金匮要略论注》），有以为香蒲（尤怡《金匮要略心典》），而以为是蒲黄者较多，《神农本草经》谓蒲黄"利小便，止血，消瘀血"，香蒲"主五脏心下邪气，口中烂臭，坚齿、明目、聪耳。"可见此处应为蒲黄。此方中蒲黄化瘀利小便，滑石清热通淋，所以此方偏于湿热之淋。滑石白鱼散易蒲灰为白鱼、血余炭，血分药增多，止血力增强，全方更善于湿热溺血之淋。茯苓戎盐汤中，茯苓、白术健脾燥湿，戎盐味咸入肾，方子偏于滋补肝肾而燥湿止淋。余以为，三方皆利小便，但前二者偏泄，茯苓戎盐汤燥湿通淋之上有补益之效，更适于老人体弱者。**笔者临床体会到茯苓戎盐汤的方证为：小便艰涩不利，尿等待**。本案中患者小便困难，艰涩难出，尿等待，一般需要 5~6 分钟才可尿出，无口干口苦，故以茯苓戎盐汤燥湿通淋。

另外，茯苓戎盐汤中戎盐最早见于《神农本草经》谓之"主明目，目痛，坚肌骨，去毒蛊。"但并未注明具体是何种盐。赵以德认为是北海盐，《本草纲目》记载为青盐，此说众医家较为认可。《异物志》云以之："最初出于胡国，故名戎盐。"此盐产于胡盐山，北海青，南海赤，由是观之，赵以德所言北海盐亦属于《本草纲目》青盐范围。笔者临床以食盐代之，取其性味功效之相似，临床效果也较为可观。

且不得不提的是，患者 3 剂药即得以痊愈，与其药量和煎服法密不可分。本案中，笔者谨遵原方原量，所用药味皆严格按古量，并嘱患者以仲景之法煎煮，收效甚慰。**故欲察古方疗效，必严格遵守古法，私自加减改动，而呼古方无效者，乃用心不足也。**

> 茯苓戎盐汤的方证为：小便艰涩不利，尿等待。

# 经方神效,半剂而愈

## ——胸闷反复发作 3 个月案

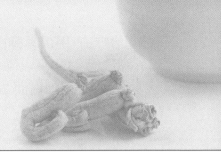

高某,男,52 岁。**初诊日期:**2016 年 11 月 28 日。

**主诉:**胸闷反复发作 3 个月,每次持续 10 分钟。

**现病史:**患者 3 个月前出现胸闷,每天均发作。患者颇为苦恼,遂就诊于我处。

**刻下症:**胸闷反复发作,每次持续约 10 分钟,无明显怕冷、怕热,无全身乏力,出汗少。大便 1 日 1 次,成形,夜尿 1 次。

**查体:**体形中等,舌两边偏红,苔中薄黄,脉弦细。

**辅助检查:**冠脉 CTA 示:左前降支(LAD)第二对角支(D2)管腔狭窄约 50%,右冠状动脉(RCA)近段、中段管壁毛糙,局部狭窄约 20%,LAD 远段浅肌桥形成。

## 方证辨证

《金匮要略·胸痹心痛短气病脉证治第九》说:"胸痹之病,喘息咳唾,胸背痛,短气,寸口脉沉而迟,关上小紧数,栝蒌薤白白酒汤主之。"**笔者临床体会到瓜蒌薤白白酒汤的方证是:胸闷、气短,胸背痛,或喘息、咳嗽、咳痰,怕冷,舌淡,脉沉细或沉紧。**本案患者胸闷反复发作,每次持续约 10 分钟。符合瓜蒌薤白白酒汤的方证,故方证辨证为瓜蒌薤白白酒汤证。

**中医诊断:**胸痹　瓜蒌薤白白酒汤证。

**西医诊断:**冠状动脉粥样硬化性心脏病　稳定型心绞痛　心功

能 2 级。

**治疗：**方用瓜蒌薤白白酒汤。

瓜　蒌 35g　　薤　白 45g

5 剂，每剂加白酒 20~30ml 与水同时煎服，日 1 剂，分 3 次早、中、晚温服。

**二诊**（2016 年 12 月 2 日）：患者诉服用半剂汤药，胸闷症状即痊愈。

随访 4 天未复发。

《金匮要略·胸痹心痛短气病脉证治第九》指出："师曰：夫脉当取太过不及，阳微阴弦，即胸痹而痛，所以然者，责其极虚也。今阳虚知在上焦，所以胸痹、心痛者，以其阴弦故也。平人无寒热，短气不足以息者，实也。胸痹之病，喘息咳唾，胸背痛，短气，寸口脉沉而迟，关上小紧数，栝蒌薤白白酒汤主之。"清·陈修园《金匮要略浅注·卷四·胸痹心痛短气病脉证并治第九》说："此详胸痹之证脉。凡言胸痹，皆当以此概之，但微有参差不同，故首揭以为胸痹之主证主方耳。其云寸口脉沉而迟，即首节阳微之互辞。关上小紧数，即首节阴弦之互辞，但关居阴阳之界，缘阴邪盛于真阴之本位，由尺而上溢于关，故于关上见之。亦即首节太过不及，于阴阳分其上下之意，而不必拘拘于字句间也。"陈氏指出瓜蒌薤白白酒汤为治疗胸痹的主方，并详细的解析了"寸口脉沉而迟，关上小紧数。"这一脉象，可谓入木三分。

清·高学山《高注金匮要略·胸痹心痛短气病脉证治第九》说："此言胸痹之全症也……夫胸膈象天，常喜轻清，薤白气味俱薄，而性辛温，薄则应在天之气而走胸分，辛温则能迎导其阳气而发越之；佐以蔓生甘润而善于通窍之栝蒌，蔓生则走经络，甘润而通窍，则又能入络脉，而行其阴中之气矣；然后以浮缓之酒托之，取气味俱薄之白酒者，一则以轻清应天，再则以少火生气，将阳回春满，从胸温络，而痹自矣。"高氏指出薤白功在温阳走胸，瓜蒌功在通窍入络脉，加之白酒，三者合用则胸阳重振，胸痹自除。结合笔者临床经验与古圣贤的论述，**笔者认为瓜蒌薤白白酒汤的方证是：胸闷、气短，胸背痛，或喘息、咳嗽、咳痰，怕冷，舌淡，脉沉细或沉紧。**本案患者症见胸闷反复发作，每次持续 10 分钟，舌苔中薄黄，脉弦细。符合瓜蒌薤白白酒汤的方证，故用之以通阳宣痹化痰。

笔者临床体会到瓜蒌薤白白酒汤的方证是：胸闷、气短，胸背痛，或喘息、咳嗽、咳痰，怕冷，舌淡，脉沉细或沉紧。

附：瓜蒌薤白白酒汤汤药平均每付 8 元，味微甜，略微有类脚臭味。图如下：

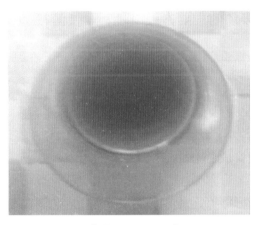

瓜蒌薤白白酒汤汤药

# 沉疴痼疾，一矢中的！

## ——经方治愈反复全身乏力 10 年案

柴胡桂枝干姜汤的主要方证是：口干，便溏；主证不等于主诉；"一剂知"的疗效

李某，女，68 岁，初诊日期：2016 年 10 月 7 日。

**主诉**：反复发作全身乏力 10 年。

**现病史**：患者 10 年前出现全身乏力，伴气短，喜长出气，反复发作，为求系统诊治，就诊于我处。

**刻下症**：全身乏力，伴气短，喜长出气，平素（如打电话时）说几句话就觉气短，必须停下来。口干，脾气急，双膝盖疼痛，纳少，眠少，大便日 1 次，不成形，夜尿 3~4 次。

**查体**：舌淡，苔薄黄，脉沉滑。

## 方证辨证

《伤寒论·辨太阳病脉证并治第七》讲："伤寒五六日，已发汗而复下之，胸胁满微结，小便不利，渴而不呕，但头汗出，往来寒热心烦者，此为未解也，柴胡桂枝干姜汤主之。"**笔者临床体会到柴胡桂枝干姜汤的方证为：口苦，口干，心烦，胁痛，便溏，腹胀。主要方证是：口苦或口干，便溏。**本案中患者口干，大便不成形，符合柴胡桂枝干姜汤的方证，故辨为柴胡桂枝干姜汤证。

**诊断**：虚劳　柴胡桂枝干姜汤证。

**治疗**：方用柴胡桂枝干姜汤。

柴　胡 24g　　桂　枝 9g　　干　姜 6g　　天花粉 12g

黄　芩 9g　　　煅牡蛎 6g　　　炙甘草 6g

7 剂，日 1 剂，水煎服，分 3 次早、中、晚饭后半小时服用。

**二诊**（2016 年 10 月 14 日）：患者诉服汤药 1 剂后即有效，诸症好转约 40%，既往说话时就会觉得累、乏力、气短，这种情况改善了很多。双膝盖疼痛，服用 1 剂即愈。

**治疗：**效不更方，继续予柴胡桂枝干姜汤。

7 剂，日 1 剂，水煎服，分 3 次早、中、晚饭后半小时服用。

**三诊**（2016 年 10 月 21 日）：患者诉服汤药效果非常好，既往走路时不能说话，现在走路时能说 5~10 句话，平素已无乏力，气短等症状，患者自诉较前判若两人。

《伤寒论·辨太阳病脉证并治第七》讲："伤寒五六日，已发汗而复下之，胸胁满微结，小便不利，渴而不呕，但头汗出，往来寒热心烦者，此为未解也，柴胡桂枝干姜汤主之。柴胡桂枝干姜汤方：柴胡半斤，桂枝三两（去皮），干姜二两，瓜蒌根四两，黄芩三两，牡蛎二两（熬），甘草二两（炙），上七味，以水一斗二升，煮取六升，去滓，再煎取三升，温服一升，日三服，初服微烦，复服汗出便愈。"伤寒多日，经误汗误下，耗气伤津。胸胁满结、渴而不呕、心烦属少阳胆热内聚，而未有气逆；小便不利，为误下津液耗伤，无水可利；但头汗出，而身无汗，往来寒热，是表证未解，病属少阳半表半里。

明·李中梓《伤寒括要》说："少阳胆经，胆无出入，主半表半里……从乎中治，只用小柴胡汤和解，别无他药。"故当以小柴胡汤和解之，然因为误汗误下，耗伤脾津，气随津脱，又气本属阳，故脾阳虚耗，阴寒内生，邪有内陷太阴之虞。清·柯琴在《伤寒附翼》中说："柴胡桂枝干姜，以柴胡证具，而太阳之表犹未解，里已微结，须此桂枝解表，干姜解结，以佐柴胡之不及耳。"柯氏认为柴胡桂枝干姜汤是以在运用小柴胡汤和解表里的基础上，加以泄热散结。清·尤在泾在《伤寒贯珠集·卷五·少阳篇》中说："夫邪聚于上，热胜于内，而表复不解，是必合表里以为治，柴胡、桂枝，以解在外之邪，干姜、牡蛎，以散胸中之结，瓜蒌根、黄芩，除心烦而解热渴，炙甘草佐柴胡、桂枝以发散，合芩、栝蒌、姜、蛎以合里，为三表七里之法也。"可见尤氏认为柴胡桂枝干姜汤以柴胡、桂枝辛温发散以发在表之邪；干姜温中散寒，合甘草温中而培土，以扶中阳之虚，断其内陷之路；牡蛎味咸，能软坚散结，以散胸中微结；黄芩、瓜蒌根清热泻火，以泻内热。

笔者认为，柴胡桂枝干姜汤证属小柴胡汤变证，病机属少阳胆经邪实郁热，太阴脾土阳虚生寒，故治当寒热共用，补泻同施。笔者临床体会到柴胡桂枝干姜汤的方证为：口苦，口干，心烦，胁痛，便溏，腹胀。主要方证（主证）是：口苦或口干，便溏。本案中患者症见口干，大便不成形，符合柴胡桂枝干姜汤的主要方证（主证），故用柴胡桂枝干姜汤以和解少阳，清胆热，温脾寒。

---

笔者临床体会到柴胡桂枝干姜汤的方证为：口苦，口干，心烦，胁痛，便溏，腹胀。主要方证是：口苦或口干，便溏。

---

# 当为治麻木第一方

## ——经方治愈四肢反复麻木、疼痛3年案

黄芪桂枝五物汤证；重剂生姜；寒气从之，乃生大偻；停药后反复

刘某，女，69岁，初诊日期：2016年6月3日。

**主诉：**反复双手及双下肢膝盖以下麻木、疼痛3年，加重半年。

**现病史：**患者自3年前出现双手从腕关节以上5厘米开始至手指末端这一部分麻木、胀痛；双膝以下麻木、有凉感，麻木呈持续性，时有疼痛。患者半年前出现麻木、疼痛症状加重，常因下肢麻木、疼痛影响睡眠，双脚有如穿袜套。

**刻下症：**双手及双下肢膝盖以下麻木、疼痛，双下肢发沉发凉，以右踝为甚，有时麻木、疼痛难忍，不能睡眠。双足底麻木不仁，有如穿袜套。上半身汗多，全身畏寒、乏力，纳少，大便1日1次，成形，夜尿2~3次。

**查体：**体态佝偻，面色偏黑、偏黄，舌暗红，有液线，苔薄黄，脉沉细。

### 方证辨证

《金匮要略·血痹虚劳病脉证并治第六》说："血痹阴阳俱微，寸口关上微，尺中小紧，外证身体不仁，如风痹状，黄芪桂枝五物汤主之。"笔者体会到黄芪桂枝五物汤临床使用的最重要的指征为：局部肌肤麻木不仁。

**诊断：**血痹　黄芪桂枝五物汤证。

**治疗：**方用黄芪桂枝五物汤。

生黄芪 30g　　　白　芍 18g　　　桂　枝 18g　　　大　枣 18g

生　姜 60g

8 剂,水煎服,日 1 剂,分 2 次早、晚饭后半小时温服。

**二诊:**患者诉服用 1 剂即有疗效。既往双下肢麻木、疼痛不能睡眠、双足如穿靴子,服药 2 剂后感觉双下肢轻松舒服,双下肢麻木、疼痛减轻 30%,双手麻木亦减轻。服药 8 剂后双手麻木已愈,全身轻松。后停药 1 天,出现反复。

**治疗:**守原方,增加原方剂量。

生黄芪 41g　　　白　芍 20g　　　桂　枝 20g　　　大　枣 20g

生　姜 83g

12 剂,水煎服,日 1 剂,分 2 次早、晚饭后半小时温服。

**三诊:**患者服药尽剂后已停药 2 周,出现反复。双手手指疼痛,双膝关节以下麻木、疼痛,双手麻木已愈。全身乏力减轻,稍怕冷,多汗,大便 1 日 1 次,成形,夜尿 2 次。舌暗淡,苔薄黄,脉沉细。

**治疗:**仍方用黄芪桂枝五物汤。

生黄芪 42g　　　白　芍 20g　　　桂　枝 18g　　　大　枣 30g

生　姜 83g　　　肉　桂 2g

7 剂,水煎服,日 1 剂,分 2 次早、晚饭后半小时温服。

**四诊:**患者服药后双手麻木已愈,双下肢麻木、疼痛已愈,不影响睡眠。患者自诉全身松开了,原来全身发紧,疼痛麻木,双手张不开,不能系扣子,现在能伸开系扣子。原来面色晦暗,现面色变好。患者诉此药大管用,自我感觉服药后长高了,能站直了。

《金匮要略·血痹虚劳病脉证并治第六》中说:"血痹阴阳俱微,寸口关上微,尺中小紧,外证身体不仁,如风痹状,黄芪桂枝五物汤主之。黄芪桂枝五物汤方　黄芪三两,芍药三两,桂枝三两,生姜六两,大枣十二枚。上五味,以水六升,煮取二升,温服七合,日三服。一方有人参。"清·宋明宗《张仲景金匮要略·血痹》说:"血痹,乃阴阳营卫俱微,邪入血分而成血痹。中上二焦阳微,所以寸口关上脉亦见微……然因血痹则气不独行于周身,故外证则身体不仁。"阴阳营卫俱微,营不足涩腠理,卫不能司开合,使得风邪入侵,与血相搏,而成血痹，肌肤麻木。本案患者全身乏力，畏寒多汗，可知营卫之虚，腠理开泄，风寒侵袭。因其得疾 3 年之久，身常多汗，血气大虚，不能充养肌肤四末，亦有身痛之证，以黄芪桂枝五物汤益其气血营卫可愈。

秦伯未《金匮要略杂病浅说·血痹病》说："五物汤为桂枝汤的变方，目的亦在用桂、芍以舒畅血行，姜枣以温阳辛散。和桂枝汤不同的地方是：除去甘草的补中，倍用生姜，加入黄芪，这样就偏重于走表益卫，温阳行痹。"**笔者认为生姜能走表、走肢体末端，当按原方剂量大量应用，用至 83g，则四末肌表麻木俱除。**仲景年代桂枝与肉桂不分，后世才分开应用。清·叶天士《本草经解》说："肉桂气大热，禀天真阳之火气，入足少阴肾经；补益九真阳。"本案患者服药 8 剂后双手麻木已愈，他症却多反复，畏寒乏力等阳虚之证总不能痊，笔者以 2g 肉桂代替 2g 桂枝，补益真阳，大收其效，患者自述全身松开了，面色改善，双手已能系扣子，自觉长高了。《素问·生气通天论》说："阳气者，精则养神，柔则养精。开阖不得，寒气从之，乃生大偻。"阳气不足，则筋脉拘急不得屈伸，使人弯腰曲背，身形佝偻，得阳气则愈。**笔者临床体会到黄芪桂枝五物汤的主要方证是：局部肌肤麻木不仁。**本案患者双手及双膝以下麻木疼痛，全身乏力，畏寒，多汗，舌暗红，脉沉细，符合黄芪桂枝五物汤方证，故用之以益气温阳行痹。

> 笔者体会到黄芪桂枝五物汤临床使用的最重要的指征为：局部肌肤麻木不仁。

# 橘枳姜汤治愈反复气塞、憋气2个月案

橘枳姜汤;气塞;重剂橘皮;半剂知,4剂愈

马某,女,77岁。**初诊日期:**2017年2月10日。

**主诉:**胃脘部反复气塞、憋气2个月。

**现病史:**患者2个月前因与老伴生气加上身体劳累,自感有一股气堵在胃脘部,时有憋气感,夜间或躺下时憋气感加重,同时心前区每天均能感觉到心跳有间歇。患者近2个月前先后在北京2所医院就诊,罔效。现为求诊治,就诊于我处。

**刻下症:**患者自觉胃脘部有一股气堵塞,伴憋气,夜间或躺下时加重,每天心前区均能感觉到心跳有间歇,易汗出,大便1日1次,成形,夜尿1~2次。

**查体:**舌暗红,有液线,苔薄黄,脉弦细。

## 方证辨证

《金匮要略·胸痹心痛短气病脉证治第九》说:"胸痹,胸中气塞,短气,茯苓杏仁甘草汤主之,橘枳姜汤亦主之。"**笔者临床体会到橘枳姜汤的方证为:胸痹之气塞、短气,而气塞重于短气,心前区闷痛或胀痛,咽喉发紧,情志不畅时诸症加重。**本案中患者胃脘部气塞、憋气,并因生气加上劳累而发作。符合橘枳姜汤的方证,辨证为橘枳姜汤证。

**辅助检查:**24h动态心电图:窦性心律;频发房性期前收缩,部分房早未下传,部分呈二联律,部分呈三联律,部分成对;短阵房性心动过速;阵发心房颤动;偶发加速性室性自主心搏;偶见室性融合波;

HRV：SD>50ms。

**西医诊断:**频发房性期前收缩　阵发性心房颤动。

**中医诊断:**胸痹　橘枳姜汤证。

**治疗:**方用橘枳姜汤。

橘　皮 60g　　生　姜 30g　　枳　壳 18g

7 剂,水煎服,日 1 剂,分早、晚 2 次服用。

**二诊(2017 年 2 月 17 日):**患者进门时就伸出两个大拇指称赞疗效好,诉服用半剂后,气塞、憋气症状即有好转,服用 1 剂后,当天大便 4 次,大便时无不适,质偏稀,第 2 天之后大便 1 日 1 次。服用 4 剂后,患者诉胃脘部气塞、憋气已愈,心前区感觉到心跳有间歇现象好转。

继续服用 7 剂,诸症告愈。

《金匮要略·胸痹心痛短气病脉证治第九》说:"胸痹,胸中气塞,短气,茯苓杏仁甘草汤主之,橘枳姜汤亦主之。茯苓杏仁甘草汤方:茯苓三两,杏仁五十个,甘草一两,上三味,以水一斗,煮取五升,温服一升,日三服。不差更服。橘枳姜汤方:橘皮一斤,枳实三两,生姜半斤,上三味,以水五升,煮取二升,分温再服。"

清·黄元御《金匮悬解·卷十六·胸痹短气(九章)》说:"胃逆则浊阴不降,脾陷则清阳不升,是寒水凌火,风木贼土之根本也。"笔者体会到此患者的胃脘气塞,伴有憋气感,是由浊阴不降,清阳不升,气机不畅所致。阳气及阴液痹阻不通,故胸痹,因而时见心跳有间歇现象。清·高学山《高注金匮要略·胸痹心痛短气病脉证治第九》说:"寒气上逆者,以辛温之橘皮为君,温则暖膈,辛则散结也。生姜祛寒止逆,而性复宣通,与犀利之橘皮相济,则成和风爽气之象,然后佐以破留气之枳实,则寒去而肺畅。"笔者认识到胸痹气塞是肺中气机不畅,阳气不足,寒阻于胸中而痹。橘枳姜汤中橘皮与生姜相伍,则能够祛寒暖膈散结,同时佐以枳实,针对于胸中堵气及气塞。本案患者服用橘枳姜汤 1 剂后,大便 4 次并无不适,笔者认为此现象是患者服药后胸部及胃脘阳气得以运行,阴液得以通畅,滞于胃脘部以下的糟粕得以排出,同时憋气得以好转的现象,因此可见橘枳姜汤之效用。故此患者胃脘部气塞、憋气,可辨证为橘枳姜汤证,其方证是:**胸痹之气塞、短气,而气塞重于短气,心前区闷痛或胀痛,咽喉发紧,情志不畅时诸症加重。**

笔者临床体会到橘枳姜汤的方证为:胸痹之气塞、短气,而气塞重于短气,心前区闷痛或胀痛,咽喉发紧,情志不畅时诸症加重。

# 感受1剂而愈的效果
## ——麻黄汤治愈恶风畏寒、全身疼痛2天案

麻黄汤证；1剂即愈；麻黄先煎去上沫

李某,女,63岁。**初诊日期:**2016年12月16日。

**主诉:**恶风畏寒、全身疼痛2天。

**现病史:**2天前伤于风寒,咽痒咳痰,恶风畏寒,全身疼痛,持续不解。

**刻下症:**恶风畏寒,无汗,全身疼痛,似疼入骨缝,咽痒,咳嗽,痰白黏稠。入睡困难,晚上10点上床休息,12点才能入睡,早上8-9点醒。大便1日1次,不成形。

**查体:**舌暗红,苔薄黄,脉浮紧。

## 方证辨证

《伤寒论·辨太阳病脉证并治中第六》说:"太阳病,头痛发热,身疼腰痛,骨节疼痛,恶风无汗而喘者,麻黄汤主之。"**笔者临床体会到麻黄汤方证为:脉浮紧,恶寒,恶风,或有发热,或无发热,无汗,骨节疼痛,头痛,腰痛,咳嗽,甚则作喘。麻黄汤的主要方证为:恶寒恶风,无汗,全身疼痛,脉浮紧。**本案患者脉浮紧,恶风畏寒,无汗,身痛入骨,咳痰白稠,符合麻黄汤的方证,故辨证为麻黄汤证。

**诊断:**伤寒　麻黄汤证。

**治疗:**方用麻黄汤。

生麻黄18g(先煎半小时)　桂　枝12g　杏　仁18g　炙甘草6g

3剂,水煎服,生麻黄先煎半小时,去上白沫,每次温服半剂,得

微汗即止,不汗更服。

　　患者服药1剂后诸症即愈。患者得药傍晚五点半回家服药半剂,未得汗出,当晚十点又服半剂,服药1~2小时后,全身微汗,全身疼痛症状即愈。第2日晨起,咳嗽已愈,全身恶风、畏寒均症状已愈。患者说:"麻黄汤真好,1剂所有症状全部消失。"

　　《伤寒论·辨太阳病脉证并治上第五》说:"太阳病,或已发热,或未发热,必恶寒,体痛,呕逆,脉阴阳俱紧者,名为伤寒。"寒邪伤阳,不能温煦,则恶寒;寒客体表,收引凝滞,则脉紧。无论已发热、未发热,只要见症见恶寒脉紧,即为伤寒。《伤寒论·辨太阳病脉证并治中第六》说:"太阳病,头痛发热,身疼腰痛,骨节疼痛,恶风无汗而喘者,麻黄汤主之。麻黄三两(去节),桂枝二两(去皮),甘草一两(炙),杏仁七十个(去皮尖)。上四味,以水九升,先煮麻黄,减二升,去上沫,内诸药,煮取二升半,去滓,温服八合。覆取微似汗,不须啜粥,余如桂枝法将息。"太阳伤寒,无汗出,当用麻黄汤发汗,余症皆随汗愈。金·成无己《注解伤寒论·卷三·辨太阳病脉证并治法第六》说:"此太阳伤寒也,寒则伤荣,头痛,身疼,腰痛,以至牵连骨节疼痛者,太阳经荣血不利也。"风伤卫,则腠理开寒邪得入;寒伤荣,则阴血滞肢节失养,头、身、腰、诸骨节疼痛。清·徐大椿《伤寒约编·卷之二·麻黄汤证》说:"麻黄入肺,能去骨节之风寒从毛窍出。"麻黄内宣肺气,外散风寒,合桂枝温通血脉、杏仁苦降肺气、炙甘草益气和中,服药后微覆得小汗出,则寒邪随之祛除,恶寒即解,肺气得畅,咳嗽、身痛诸证皆愈。

　　《伤寒论》原文关于生麻黄"去节""去上沫"的特殊煎煮法,后世医家多有论述,深以仲景为然。如清·吴谦《医宗金鉴·卷二·辨太阳病脉证并治中篇》说:"必须煮掠去上沫者,恐令人烦,以其轻浮之气,过于引气上逆也。"陶弘景、孙思邈、张景岳、柯韵伯等亦执此见。笔者笃遵仲景,每用麻黄剂,必嘱咐患者先煎麻黄,掠去白沫,从未出现烦躁、血压升高、心悸等不良反应,而药效斐然。

　　笔者认为,**麻黄汤方证可总结为:脉浮紧,恶寒,恶风,或有发热,或无发热,无汗,骨节疼痛,头痛,腰痛,咳嗽,甚则作喘**。麻黄汤的主

**要方证为：恶寒恶风，无汗，全身疼痛，脉浮紧。**

　　本案患者冬月受凉，恶寒无汗，身痛咳嗽，舌暗红，苔薄黄，脉浮紧，符合麻黄汤证，故用之发散风寒，宣肺止咳。

　　　　麻黄汤方证为：脉浮紧，全身恶寒，或有发热，或无发热，无汗，骨节疼痛，头痛，腰痛，咳嗽，甚则作喘。麻黄汤主要方证为脉紧，恶寒，无汗。

# 大猪胆汁加醋方治愈便秘案

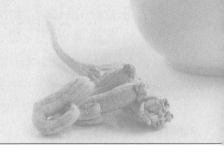

冷僻经方；便秘；"大猪胆一枚，泻汁，和少许法醋，以灌谷道内，如一食顷，当大便出宿食恶物，甚效。"

赵某，女，75岁，初诊日期：2016年10月17日。

**主诉**：反复大便干1个月，伴口腔溃疡1周。

**现病史**：患者1个月前出现大便干，反复发作，近1周症状加重，伴口腔溃疡，先为求诊治，就诊于我处。

**刻下症**：大便干，呈羊粪球状，每次大便约需40分钟，3~4日/次，口干，面色萎黄，纳少眠可，夜尿3次。

**查体**：形体虚弱，舌淡暗，苔薄黄，脉沉细。

## 方证辨证

《伤寒论·辨阳明病脉证并治第八》说："阳明病，自汗出，若发汗，小便自利者，此为津液内竭，虽硬不可攻下之，当须自欲大便，宜蜜煎导而通之。若土瓜根及大猪胆汁，皆可为导……又大猪胆一枚，泻汁，和少许法醋，以灌谷道内，如一食顷，当大便出宿食恶物，甚效。"笔者临床体会到大猪胆汁加醋方的方证为：**形体虚弱，大便干，呈羊粪球状，数日1行，口干**。本案中患者大便干，呈羊粪球状，每次大便约需40分钟，3~4日/次，口干，符合大猪胆汁加醋方的方证，辨为大猪胆汁加醋方证。

**诊断**：便秘　大猪胆汁加醋方证。

**治疗**：大猪胆汁加醋方。

大猪胆一枚,泻汁,少许法醋。

**使用方法:**取大猪胆一枚,切小口,泻出胆汁,与少许食用醋混匀,注入 20ml 空开塞露瓶中。嘱患者欲大便时,以混合后的药液肛门内灌肠。

复诊(2016 年 11 月 21 日):患者诉第一次使用大猪胆汁加醋方灌肠后,当时大便就可以排出,大便量较多,现大便略干,1 日 1 次。口腔溃疡已痊愈。

《伤寒论·辨阳明病脉证并治第八》说:"阳明病,自汗出,若发汗,小便自利者,此为津液内竭,虽硬不可攻下之,当须自欲大便,宜蜜煎导而通之。若土瓜根及大猪胆汁,皆可为导……又大猪胆一枚,泻汁,和少许法醋,以灌谷道内,如一食顷,当大便出宿食恶物,甚效。"患者病属阳明,有汗出,又经汗法误治,若症见大便干结难下、小便通利,当属津液亡失、濡养不足,不可以用承气汤法攻下,当待患者有便意之时,以蜜煎、土瓜根或大猪胆汁通导。明·李中梓在《伤寒括要·阳明篇凡十方》中说:"汗出,则津液枯于上,小便利,则津液竭于下,若强攻之,危症立见,如上二法导之,为虚弱人立权巧法也。然此惟燥在直肠者宜之。若燥屎在上者,非其治也。"可见此非胃热土燥、热结之症,是属于虚弱之人的津液不足。以二法导其不通,是虚人权变法。妄用峻猛攻下之剂,虚其极虚,不外乎雪上加霜。清·吴谦《医宗金鉴·订正仲景全书伤寒论注》说:"阳明病,自汗出,或发汗,小便自利者,此为津液内竭,虽大便硬而无满痛之苦,不可攻之,当待津液还胃,自欲大便,燥屎已至直肠,难出肛门之时,则用蜜煎润窍滋燥,导而利之。或土瓜根宣气通燥;或猪胆汁清热润燥,皆可为引导法,择而用之可也。"津液还胃之时,补津液之不足,助胃津滋润之力,使燥屎可顺达直肠。病位偏于下,方可用蜜煎、土瓜根或大猪胆汁通导。然三方各有偏倚,需择而用之。清·黄元御《长沙药解·卷二·猪胆汁》说:"猪胆汁苦寒滋润,泻相火而润燥金,胆热肠燥者宜之。"是以猪胆汁为药,性苦寒可清泄胆热,质滑以润肠通便。明·卢之颐在《本草乘雅半偈·第十一帙·猪胆》中说:"盖胆者,甲乙之始,阴阳之兆,所赖以断判行流,岂小补云乎哉。"胆为中正之官,主决断,经言"凡十一脏皆取之于胆",是取刚正果决,不偏不倚,谋虑得中,故其药质润而柔和,合胆腑导向之用,润肠导便之力可见一斑,然仲景立方时又合用少许法醋。关于醋,卢之颐说:"佐胆作导,疏泄前后阴,亦取致津敛液,以润枯肠,胆决乞醯,非无所自也。"醋气味酸,佐胆为用,既可增强其疏泄前后二阴之力,又可生津致津,润枯肠以助通便。两者相合,方可立竿见影,达到"甚效"。**笔者临床体会到大猪胆汁加醋方的方证为:形体虚弱,大便干,呈羊粪球状,数日 1 行,口干。**本案中患者大便干,呈羊粪球状,每次大便约需 40 分钟,3~4 日 / 次,口干,符合大猪胆汁加醋方的方证,辨为大猪胆汁加醋方证。

> 大猪胆汁加醋方的方证为:形体虚弱,大便干,呈羊粪球状,数日 1 行,口干。

# 感受经方 1 剂而愈的疗效

## ——《外台》茯苓饮治愈反复腹胀满，不欲饮食 3 个月案

**《外台》茯苓饮证；"心胸间虚气，满不能食"**

周某，女。**初诊日期**：2017 年 2 月 17 日。

**主诉**：反复上腹部胀满，不欲饮食 3 个月。

**现病史**：患者 3 个月前出现食后上腹部胀满，不欲饮食，每天均发作，偶尔反酸，遂前来门诊就诊。

**刻下症**：每于食后上腹部胀满不适，不欲饮食，平素又畏寒，又怕热，汗少，大便 1 日 1~2 次，大便干，夜尿 2 次，有时尿急。

**查体**：面色萎黄，舌红，少苔，布满裂纹，脉滑数。

### 方证辨证

《金匮要略·痰饮咳嗽病脉证并治第十二》说："《外台》茯苓饮：治心胸中有停痰宿水，自吐出水后，心胸间虚气，满不能食，消痰气，令能食。"笔者临床体会到《外台》茯苓饮的方证是：**不欲饮食，胃脘胀满**。本案中患者食后上腹部胀满，不欲饮食，面色萎黄，脉滑数。符合《外台》茯苓饮的方证，故方证辨证为《外台》茯苓饮证。

**诊断**：痞满 《外台》茯苓饮证。

**治疗**：方用《外台》茯苓饮。

| 茯 苓 18g | 党 参 18g | 陈 皮 15g | 枳 壳 12g |
| 生 姜 24g | 炒白术 18g | | |

7 剂，水煎服，早、中、晚饭后半小时服用。

**二诊**（2017 年 2 月 24 日）：患者诉服用 1 剂药后腹胀满即愈，服

药前吃一点食物就腹胀,现在食后无腹胀,原来无食欲,现在有食欲,无反酸。

随访 2 周,无复发。

《金匮要略·痰饮咳嗽病脉证并治第十二》说:"《外台》茯苓饮:治心胸中有停痰宿水,自吐出水后,心胸间虚气,满不能食,消痰气,令能食。茯苓、人参、白术各三两,枳实二两,橘皮二两半,生姜四两,上六味,水六升,煮取一升八合,分温三服,如人行八九里进之。"明·赵以德《金匮方论衍义·痰饮咳嗽病脉证并治第十二》说:"此由上中二焦气弱,水饮入胃,脾不能转归于肺,肺不能通调水道,以致停积为痰为水。吐之则下气因而上逆,积于心胸,是谓虚,气满不能食。"赵氏认为中焦气虚则胃不能消水谷,脾不能散精气,所以导致上焦气虚,肺不能通调水道,所以导致中焦停积痰、宿水。因用吐法吐出痰、宿水后,下气会上逆,而脾胃仍然气虚不能消食,故仍觉中焦胀满而没有食欲。

《胡希恕〈金匮要略〉学习笔记·痰饮咳嗽病脉证并治第十二》说:"橘皮、生姜(橘皮汤)长于下气,治逆满而呕,加枳实(橘枳姜汤)治逆满甚、心胸痞塞;再加补中的人参,利水的茯苓、白术,而成茯苓饮。**本方证患者亦常嗳气,但以嗳气为快(因胀满之故),不似旋覆代赭汤以嗳气为苦者**。"胡老认为橘皮、生姜二者合用止逆下气,加枳实三者合用则为橘枳姜汤,对胸中气塞明显者有明显的治疗作用;人参补中焦之气,白术与茯苓同用,既能清停痰宿水,又能健脾补中,六者合用补中健脾,降逆下气,消痰祛水。符合本方方证的患者可能会出现打嗝的情况,但患者会自觉打嗝后舒服,而不同于旋覆代赭汤的打嗝不止的情况(嗳气为苦),故可加以区分。清·陈修园《金匮要略浅注·痰饮咳嗽病脉证并治第十二》说:"此痰饮善后最稳当之方。"陈氏认为本方药物药性缓和,明显不同于下一条文中的十枣汤,二者区分明显,可与之鉴别比较。**综上所述,结合笔者临床体会,认为《外台》茯苓饮的方证是:不欲饮食,胃脘胀满**。本案中患者上腹部胀满,不欲饮食,面色萎黄,脉滑数。符合《外台》茯苓饮的方证,故投之以健脾益气消痰。

《外台》茯苓饮的方证是：不欲饮食，胃脘胀满。

# 古方今病亦相能

## ——经方原方治愈反复胃脘胀满、呃逆 20 天案

 半夏泻心汤；胃脘胀满；呃逆；寒热并用

赵某,男,38 岁,河北人。**初诊日期**:2017 年 2 月 11 日。

**主诉**:反复胃脘胀满,伴有呃逆 20 天。

**现病史**:患者 20 天前出现胃脘部胀满症状,反复发作,伴有呃逆,肠鸣频作,偶尔反酸。现为求诊治,就诊于我处。

**刻下症**:反复胃脘胀满,呃逆,偶有疼痛,肠鸣频作,偶尔反酸。全身怕冷,汗少,大便 1 日 1 次,不成形,夜尿 1 次,无尿急。

**查体**:舌淡红,苔黄厚腻,脉沉数。

## 方证辨证

《金匮要略·呕吐哕下利病脉证治第十七》说:"呕而肠鸣,心下痞者,半夏泻心汤主之。"《伤寒论·辨太阳病脉证并治下第七》说:"伤寒五六日,呕而发热者,柴胡汤证具,而以他药下之,柴胡证仍在者,复与柴胡汤。此虽已下之,不为逆,必蒸蒸而振,却发热汗出而解。若心下满而硬痛者,此为结胸也,大陷胸汤主之。但满而不痛者,此为痞,柴胡不中与之,宜半夏泻心汤。"**笔者临床体会到半夏泻心汤的主要方证是:心下痞满(胃脘胀满),按之不痛,肠鸣下利,呕吐或呃逆。**本案患者胃脘胀满及呃逆,反复发作,肠鸣频作,舌淡红,苔黄厚腻,脉沉数,符合半夏泻心汤的方证,故辨证为半夏泻心汤证。

**诊断:**痞满　半夏泻心汤证。

**治疗:**方用半夏泻心汤。

清半夏 15g　　黄　连 5g　　黄　芩 15g　　干　姜 15g

炙甘草 15g　　大　枣 15g　　党　参 15g

14 剂,水煎服,去滓再煎,日 1 剂,分早、中、晚 3 次饭后服用。

**二诊**(2017 年 2 月 25 日):患者诉服药 7 剂后,胃痛已愈,胃脘胀满好转约 50%,呃逆痊愈,舌淡红,苔黄腻,脉沉数。

继续服用 7 剂,诸症告愈。

《金匮要略·呕吐哕下利病脉证治第十七》说:"呕而肠鸣,心下痞者,半夏泻心汤主之。"《伤寒论·辨太阳病脉证并治下第七》说:"伤寒五六日,呕而发热者,柴胡汤证具,而以他药下之,柴胡证仍在者,复与柴胡汤……但满而不痛者,此为痞,柴胡不中与之,宜半夏泻心汤。半夏半升,洗黄芩、干姜、人参、甘草(炙)各三两,黄连一两,大枣十二枚(擘)。上七味,以水一斗,煮取六升,去滓,再煎取三升,温服一升,日三服。"可知此半夏泻心汤主治邪在少阳因误下而引起的痞证。误下伤阳,寒生邪陷,寒热互结而成痞满,故胃脘胀满。寒热互结又可致脾胃失和,故有呃逆或吐酸症状。中阳不足与外邪内陷引起的寒热内结,故有舌苔黄厚腻,脉濡或数。清·陈修园《金匮要略浅注·卷八·呕吐哕下利病脉证治第十七》说:"此为呕证中有痞而肠鸣者出其方也。此虽三焦俱病,而中气为上下之枢,但治其中,而上呕下鸣之证俱愈也。"此从气机方面解释,寒热互结于中,中气不行,上下气机不通,故散结而疏通中气,则胃胀满、呃逆及肠鸣症状均可得治。清·高学山《高注金匮要略·呕吐哕下病脉证治第十七》说:"此胃脘虚寒,肠中浮热,因而痞塞致呕之治例也。……则痞开而呕自止矣。"故以方中半夏开痞降逆,干姜暖胃,以黄芩及黄连寒凉入里,倾泻积热,以人参、大枣及甘草补气和营,共奏寒热平调,消痞散结之功。本案患者胃脘胀满及呃逆,反复发作,肠鸣频作,舌淡红,苔黄厚腻,脉沉数,故方用半夏泻心汤证,治以寒热平调,泻热和中,降逆消痞。

半夏泻心汤的方证是：心下痞满（胃脘胀满），按之不痛，肠鸣下利，呕吐或呃逆。

# 治疗心悸的第一方

## ——炙甘草汤治愈心悸反复发作 21 天案

> **炙甘草汤方证;重剂生地;加酒同煎**

周某,男,65 岁。**初诊日期**:2016 年 9 月 5 日。

**主诉**:心悸反复发作 21 天。

**现病史**:患者 21 天前出现心悸,每天均发作。近 1 周内出现严重心悸发作 3 次,每次持续约 2 小时,全身乏力,遂就诊于我处。

**刻下症**:心悸频作,口干,口苦,无胸闷,无明显畏寒怕热,全身乏力,纳可,大便偏干,1 日 1 次,小便可。

**查体**:舌暗,舌前 1/2 少苔,舌中根部苔黄厚腻,脉弦细。

**既往史**:2013 年 12 月曾于北京某医院行冠脉支架植入术。

### 方证辨证

《伤寒论·辨太阳病脉证并治下第七》中说"伤寒脉结代,心动悸,炙甘草汤主之。"**笔者临床体会到炙甘草汤的方证为:心悸亢进,精神萎靡,体质虚弱(偏瘦),口干,皮肤枯燥,大便干燥。**本案患者心悸频作,口干,口苦,全身乏力,大便偏干,舌暗,舌前 1/2 少苔,脉弦细。符合炙甘草汤的方证,故方证辨证为炙甘草汤证。

**诊断**:心悸　炙甘草汤证。

**治疗**:方用炙甘草汤。

炙甘草 15g　　阿胶珠 8g　　火麻仁 5g　　生地黄 50g
桂　枝 12g　　大　枣 30g　　党　参 8g　　生　姜 12g
麦　冬 30g

14 剂,水煎服,加白酒 20~30ml 与水同煎,分 3 次早、中、晚饭后半小时温服。

**二诊**(2016 年 9 月 19 日):服汤药用后心悸好转 50%~60%,近 1 周仅发作 2 次。纳可,口干、口苦明显好转,双膝无力。

**治疗:**方用炙甘草汤。

| 炙甘草 15g | 阿胶珠 8g | 火麻仁 4g | 生地黄 64g |
| 桂　枝 12g | 大　枣 30g | 党　参 8g | 生　姜 12g |
| 麦　冬 30g | | | |

7 剂,煎服法同前。

**三诊**(2016 年 9 月 26 日):患者诉心悸近 1 周未发作,诸症若失。随访 2 周心悸未发作。

《伤寒论·辨太阳病脉证并治下第七》说:"伤寒脉结代,心动悸,炙甘草汤主之。甘草四两(炙),生姜三两(切),人参二两,生地黄一斤,桂枝三两(去皮),阿胶二两,麦门冬半升(去心),麻子仁半升,大枣三十枚(擘)。上九味,以清酒七升,水八升,先煮八味,取三升,去滓,内胶,烊消尽,温服一升,日三服。一名复脉汤。"此证因阴血不足,阳气虚弱所致。阴血不足无以充盈血脉,阳气虚弱无力鼓动血脉,脉气不相接续,故心中悸动,心悸。治宜滋养阴血,温养心阳,以复脉定悸。

**笔者临床体会到炙甘草汤的方证是:心悸亢进,精神萎靡,体质虚弱(偏瘦),口干,皮肤枯燥,大便干燥。**综观本案患者的四诊信息,符合炙甘草汤的方证,故方证辨证为炙甘草汤证,用之以益气养阴通阳复脉。清·柯琴《伤寒论注·卷四》说:"复脉汤证……一百十三方,未有用及地黄、麦冬者,恐亦叔和所附。然以二味已载《神农本经》,为滋阴之上品,因伤寒一书,故置之不用耳。此或阳亢阴竭而然,复出补阴制阳之路,以开后学滋阴一法乎? 地黄、麦冬、阿胶滋阴,人参、桂枝、清酒以通脉,甘草、姜、枣以和营卫,酸枣仁以安神,结代可和而悸动可止矣。所谓补心之阳,寒亦通行者欤?"可见柯琴认为炙甘草汤所主方证为寒伤心阳所致心悸;治疗当用地黄、麦冬、阿胶滋养阴血,人参、桂枝、清酒通脉温养心阳,脉结代可和而心中悸动可止。另外,柯琴认为炙甘草汤中的火麻仁应为酸枣仁,此言笔者认为仅一家之言,不可信也。清·吴谦《医宗金鉴·订正仲景全书·伤寒论注》言:"今病伤寒,不因汗下而心动悸,又无饮热寒虚之证,但据结代不足之阴脉,即主以炙甘草汤者,以其人平日血气衰微,不任寒邪,故脉不能续行也。此时虽有伤寒之表未罢,亦在所不顾,总以补中生血复脉为急,通行营卫为主也。"可见吴谦认为炙甘草汤所主方证病因为血气衰微而心脉受损。故治宜益气养阴复脉为急。

**临床运用炙甘草汤时要注意方中生地黄为一斤,需用大量。据考证,经方一两折合 13.8g,最符合仲景用量的原貌。故生地黄用量须大。另煎药时遵守仲景的煎服法加清酒同煮,可消除或减轻生地黄滋腻碍胃的弊端。**

> **炙甘草汤的方证是:心悸亢进,精神萎靡,体质虚弱(偏瘦),口干,皮肤枯燥,大便干燥。**

# "煎服之法,最宜深讲,药之效不效,全在乎此"

## ——经方治愈反复失眠 15 年,心悸 1 个月案

> 酸枣仁汤方证;小柴胡汤——"此运枢却病之神方也";
> 煎服法;服药法;重剂先煎

张某,女,43 岁,**初诊日期:**2016 年 9 月 3 日。

**主诉:**反复失眠 15 年,每天心悸 1 个月,口苦半个月。

**现病史:**患者 15 年前出现失眠,入睡困难,每晚 9:30 上床休息,11 点入睡,1~2 小时后醒,醒后再也不能入睡,或能再睡半小时。每晚一共能睡 2~3 小时。1 个月前出现心悸,每天均作,半月前又出现每日口苦。患者甚苦于此,遂就诊于我处。

**刻下症:**失眠,入睡困难,每晚睡 2~3 小时,心悸,晨起口苦,左腿膝盖怕冷,全身怕热,对冷热敏感,口干,喜凉饮,纳少,食后腹胀,无恶心,无呕吐,大便 1 日 1 次,不干不稀,夜尿 1 次。

**查体:**面色萎黄,脉弦滑。

## 方证辨证

《金匮要略·血痹虚劳病脉证并治第六》说:"虚劳虚烦不得眠,酸枣仁汤主之。"**笔者临床体会到酸枣仁汤的方证是:失眠,生气后诱发或加重,易疲劳,舌有液线,脉弦细或细数。**本案患者失眠,入睡困难,每晚 9:30 上床休息,11 点入睡,1~2 小时后醒,每晚共睡 2~3 小时,心悸,面色萎黄,符合酸枣仁汤的方证,故方证辨证为酸枣仁汤证。

《伤寒论·辨太阳病脉证并治第六》云:"伤寒五六日中风,往来寒热,胸胁苦满,嘿嘿不欲饮食,心烦喜呕,或胸中烦而不呕,或渴,或

腹中痛,或胁下痞硬,或心下悸、小便不利,或不渴,身有微热,或咳者,小柴胡汤主之……若心下悸,小便不利者,去黄芩,加茯苓四两。"**笔者临床体会到小柴胡汤的方证是:往来寒热,胸胁苦满,嘿嘿不欲饮食,心烦喜呕,口苦,咽干,目眩,脉弦。**如若有心悸,小便异常,则去黄芩加茯苓四两(**古法加减**)。本案中患者心悸,每天均作,晨起口苦,每天均有,对冷热敏感,口干,喜凉饮,纳少,食后腹胀。符合小柴胡汤的方证,故辨为小柴胡汤证,且患者有心悸症状,故依仲景之法(古法),去黄芩加茯苓四两。

**诊断:**失眠　酸枣仁汤证　口苦　小柴胡汤证。

**治疗:**方用酸枣仁汤合小柴胡汤去黄芩加茯苓四两。

| | | | |
|---|---|---|---|
| 酸枣仁 40g | 川　芎 18g | 知　母 18g | 茯　苓 18g |
| 炙甘草 9g | 柴　胡 18g | 清半夏 9g | 党　参 9g |
| 生　姜 9g | 大　枣 9g | | |

14 剂,日 1 剂,水煎服,**酸枣仁先煎半小时,去滓再煎,早上不服用药,分 2 次晚饭前半小时服用 1 次,晚饭后半小时服用 1 次。**

患者诉服用 7 剂汤药后,失眠,口苦明显好转。14 剂药后心悸、口苦痊愈;服药 28 剂后,失眠痊愈。

《金匮要略·血痹虚劳病脉证并治第六》说:"虚劳虚烦不得眠,酸枣仁汤主之。酸枣仁汤方:酸枣仁二升,甘草一两,知母二两,茯苓二两,川芎二两(《深师》有生姜二两)。上五味,以水八升,煮酸枣仁,得六升,内诸药,煮取三升,分温三服。"清·高学山《高注金匮要略·血痹虚劳病脉证治第六》说:"人之所以得眠者,以阳伏于阴,气藏于血,而得覆庇之妙也。……是其治例,不外乎润而降之之理矣。但润药皆阴,降药趋下,苟非抬高下引,则失神气浮扬之位而无益也。夫枣性最高,为胸分之药,酸能敛气归根,仁能伏神守宅,故重用而先煮之以为主,然后以川芎滋心血,以知母润肺气,以甘草浮缓之,而使徐徐下行,且以解虚烦之躁急也。以茯苓降渗之,而使少少下引,正以领枣仁之敛伏也。"高氏认为,治失眠在于润而降,酸枣仁汤之配伍便是润而降的例证,同时,提到酸枣仁应该先煮重用为君药。

清·周扬俊《金匮玉函经二注·卷六·血痹虚劳病脉证治第六》说："按嘉言论此方云，《素问》谓阳气者，烦劳则张，精绝，辟积于夏，使人煎厥，可见虚劳虚烦，为心肾不交之病，肾水不上交于心火，心火无制，故烦而不得眠，不独夏月为然矣。方用枣仁为君，而兼知母之滋肾为佐，茯苓、甘草调和其间，芎穷入血分而解心火之燥烦也。"喻氏认为此虚劳虚烦为心肾不交之病。**笔者临床体会到酸枣仁汤的方证是：失眠，生气后诱发或加重，易疲劳，舌有液线，脉弦细或细数。**本案患者失眠，入睡困难，每晚9:30上床休息，11点入睡，1~2小时后醒，每晚能睡2~3小时，心悸，面色萎黄，符合酸枣仁汤的方证，故投之以养血安神。

《伤寒论·辨太阳病脉证并治中第六》说："伤寒五六日中风，往来寒热，胸胁苦满，嘿嘿不欲饮食，心烦喜呕，或胸中烦而不呕，或渴，或腹中痛，或胁下痞硬，或心下悸，小便不利，或不渴，身有微热，或咳者，小柴胡汤主之。柴胡半斤，黄芩三两，人参三两，半夏（洗）半升，甘草（炙）、生姜（切）各三两，大枣（擘）十二枚。上七味，以水一斗二升，煮取六升，去滓，再煎取三升，温服一升，日三服。若胸中烦而不呕者，去半夏、人参，加瓜蒌实一枚；若渴，去半夏，加人参，合前成四两半，瓜蒌根四两；若腹中痛者，去黄芩，加芍药三两；若胁下痞硬，去大枣，加牡蛎四两；若心下悸，小便不利者，去黄芩，加茯苓四两；若不渴，外有微热者，去人参，加桂枝三两，温覆微汗愈；若咳者，去人参、大枣、生姜，加五味子半升，干姜二两。"金·成无己《注解伤寒论·卷三·辨太阳病脉证并治法第六》说："此邪气在表里之间……或中风，或伤寒，非是伤寒再中风，中风复伤寒也。……今邪在半表半里之间，未有定处，是以寒热往来也……饮而水蓄不行为悸，小便不利。《内经》曰：肾欲坚。急食苦以坚肾，则水益坚，故去黄芩。淡味渗泄为阳，茯苓甘淡以泄伏水。"观成氏言，知小柴胡汤证，其邪在表里之间，伤寒或中风皆可传至其间，或表或里而成往来寒热及诸或为之证，心悸为水饮作怪，故去黄芩加茯苓以泄肾渗水。

清·汪莲石《伤寒论汇注精华·卷一之中·辨太阳病脉证篇中》说："五脏之经俞在背，主太阳；五脏之气由胸而出，亦司于太阳。太阳之气运行于皮毛，从胸膈而出入。盖胸乃太阳出入之部，胁为少阳所主之枢。柴胡根生白蒻，香美可食，感一阳之气而生；半夏气味辛平，形圆色白，感一阴之气而生；人参、甘草、生姜、大枣，滋补中焦之气，而横达四旁；黄芩气味苦寒，外肌肉而内空腐，能解躯形之邪热。正气内出，邪热外清，**此运枢却病之神方也**。"太阳为表，少阳为枢，小柴胡汤诸药相合可内托正气外出以抗邪，外清邪热以防内侵，是为扶正祛邪，运枢却病之神方。**笔者临床体会到小柴胡汤的方证是：往来寒热，胸胁苦满，嘿嘿不欲饮食，心烦喜呕，口苦，咽干，目眩，脉弦。以上症状不必悉具，但见一症即可用小柴胡汤。**本案中患者心悸，每天均作，晨起口苦，每天均有，对冷热敏感，口干，喜凉饮，纳少，食后腹胀。符合小柴胡汤的方证，且患者有心悸症状，故依仲景之法（古法），去黄芩加茯苓四两。故用之以和解少阳，消饮定悸。

**需要特别注意的是，此二方的煎服法：酸枣仁汤中酸枣仁量大，遵循仲师原意须先煎，服法若为晚饭前后半小时服用则效佳；小柴胡汤最好是遵原文去滓再煎，则和解之力强。**

---

酸枣仁汤的方证是：失眠，生气后诱发或加重，易疲劳，舌有液线，脉弦细或细数。

小柴胡汤的方证是：往来寒热，胸胁苦满，默默不欲饮食，心烦喜呕，口苦，咽干，目眩，脉弦。

---

# 经方治愈皮肤瘙痒、脱屑 5 年余，胸闷 2 周案

肉极；《备急千金要方》："凡肉极者，主脾也……若脾病则肉变色"

路某，男，54 岁，**初诊日期**：2016 年 9 月 2 日。

**主诉**：反复皮肤瘙痒脱屑 5 年余，胸闷 2 周。

**现病史**：患者 5 年前出现皮肤瘙痒，伴局部脱屑，就诊于当地医院，诊断为湿疹，予西药外用（具体不详），未见明显改善，后间断就诊于多家医院，中西医治疗均未见明显好转，近 2 周出现胸闷，心前区不适，遂就诊于我处。

**刻下症**：全身多处片状湿疹，色红，反复发作，伴局部脱屑，瘙痒难耐，影响睡眠。胸闷，心前区疼痛不适，行走、劳动或情绪波动时容易诱发，发作时全身汗出，心前区疼痛连及后背，每次疼痛持续约 5 分钟，可自行缓解，无惊悸，纳可，大便 1 日 1~2 次，正常，夜尿 2 次，无尿急。

**查体**：形体偏瘦，舌暗红，苔薄黄，边有齿痕，脉沉细。

## 方证辨证

《金匮要略·中风历节病脉证并治第五》说："《千金方》越婢加术汤治肉极热，则身体津脱，腠理开，汗大泄，厉风气，下焦脚弱。"**笔者临床体会到越婢加术汤的方证是：湿热之水肿或湿疹，皮肤局部色红瘙痒，汗多，双下肢无力，纳差。**本案患者全身多处片状湿疹，色红，反复发作，伴局部脱屑，瘙痒难耐，影响睡眠。符合越婢加术汤的方证，故方证辨证为越婢加术汤证。

《金匮要略·胸痹心痛短气病脉证治第九》云："胸痹不得卧，心

痛彻背者,栝蒌薤白半夏汤主之。"**笔者临床体会到瓜蒌薤白半夏汤的方证为:胸痹之胸闷,后背心发紧或疼痛**。本案中患者胸闷,心前区疼痛不适,行走、劳动或情绪波动时容易诱发,发作时全身汗出,心前区疼痛连及后背,舌暗红,苔薄黄,边有齿痕,脉沉细。符合瓜蒌薤白半夏汤方证,故辨为瓜蒌薤白半夏汤证。

**诊断:**肉极　越婢加术汤证　胸痹　瓜蒌薤白半夏汤证。
**治疗:**越婢加术汤合瓜蒌薤白半夏汤。

| | | | |
|---|---|---|---|
| 生麻黄 9g | 生石膏 24g | 大　枣 15g | 生　姜 9g |
| 炙甘草 6g | 炒白术 12g | 瓜　蒌 12g | 薤　白 15g |
| 清半夏 12g | | | |

7 剂,水煎服,先煎麻黄半小时,加白酒 20ml 与余药同煎,日 2次,早、晚饭后半小时温服。

**二诊(9 月 9 日):**患者述诸症均有好转,皮肤瘙痒已好转 80%。效不更方,继服前方,只做剂量调整,具体如下:

| | | | |
|---|---|---|---|
| 生麻黄 10g | 生石膏 24g | 大　枣 15g | 生　姜 9g |
| 炙甘草 6g | 炒白术 12g | 瓜　蒌 15g | 薤　白 35g |
| 清半夏 12g | | | |

7 剂,水煎服,先煎麻黄,加白酒 20ml 与余药同煎,日 2 次,早、晚饭后半小时温服。

**三诊(9 月 19 日):**患者述全身湿疹、瘙痒基本已愈,瘙痒仅白天有轻微发作,夜间睡眠安好,片状湿疹已变为点状零星几个。心前区及后背疼痛已愈。仅快走 5 分钟后,心前区稍稍有不适,稍作休息即可缓解。

随诊 1 周,湿疹、瘙痒及心前区不适均痊愈。

《金匮要略·中风历节病脉证并治第五》中说:"《千金方》越婢加术汤治肉极热,则身体津脱,腠理开,汗大泄,厉风气,下焦脚弱。越婢加术汤方:麻黄六两,石膏半斤,生姜三两,甘草二两,白术四两,大枣十五枚,上六味,以水六升,先煮麻黄,去上沫,纳诸药,煮取三升,分温三服。"置于中风历节病篇,所主病症亦让人迷惑,要解此惑首先要明白何为肉极热。"肉极"在《诸病源候论》中归为"虚劳"中的"六极"（虚劳分为五劳、六极、七伤，详见《诸病源候论·虚劳候》），巢氏云："六极者，一曰气极，令人内虚，五脏不足，邪气多，正气少，不欲言。二曰血极，令人无颜色，眉发堕落，忽忽喜忘。三曰筋极，令人数转筋，十指爪甲皆痛，苦倦不能久立。四曰骨极，令人酸削，齿苦痛，手足烦疼，不可以立，不欲行动。五曰肌极，令人羸瘦，无润泽，饮食不为肌肤。六曰精极，令人少气嗡嗡然，内虚，五脏气不足，发毛落，悲伤喜忘。"然何为六极？《圣济总录》中如是说："虚劳之病，因五脏则为五劳，因七情则为七伤，劳伤之甚，身体疲极，则为六极。"可见六极为虚劳之甚者。孙思邈则将六极分为气极、血极、筋极、骨极、肉极、津极，此肉极应与肌极类同，他在《**备急千金要方·卷十五上·脾脏上**》中如此定义肉极："**凡肉极者，主脾也，脾应肉，肉与脾合，若脾病则肉变色**……至阴遇病为肌痹……若阳动伤热，热则实……名曰恶风。"指出肉极病位在脾，为虚劳而有邪气者，分阴阳寒热，由此可以推论，肉极热为脾伤甚而又有热邪者。肉极热者有何表现呢？越婢加术汤在《金匮要略》中出现过两次，另一次出现在《水气病脉证并治第十四》中，主"里水"，表现为"一身面目黄肿，其脉沉，小便不利。"日本人尾台逸在《医馀》中说："肉极云者，肉色变，多汗，体重倦怠，四肢不欲举，不欲饮食……"可见，肉极者多表现为脾虚湿重之象，肉极热者则"身体津脱，腠理开，汗大泄"，是热重津液伤的表现，而《金匮要略·水气病脉证并治第十四》中亦是"假如小便自利，此亡津液，故令渴也。越婢加术汤主之。"亦热重伤津时用越婢加术汤。此方出现两次，**所主病证一为水肿，一为肉极热，但其病因皆可归为脾虚湿热重。所以越婢加术汤对于脾虚湿热重之病症如水肿、湿疹均有效**。通过对同方前后文分析比较，结合诸家观点，**笔者认为越婢加术汤的方证可总结为：湿热之水肿或湿疹，皮肤局部色红瘙痒，汗多，双下肢无力，纳差**。本案中患者全身片状湿疹，色红，反复发作，伴局部脱屑，瘙痒难耐，影响睡眠。符合越婢加术汤的方证，故用越婢加术汤清利湿热。

《金匮要略·胸痹心痛短气病脉证治第九》中说："胸痹不得卧，心痛彻背者，瓜蒌薤白半夏汤主之。瓜蒌薤白半夏汤方：瓜蒌实（捣）一枚，薤白三两，半夏半升，白酒一斗，上四味，同煮，取四升，温服一升，日三服。"诸多医家认为瓜蒌薤白半夏汤所主乃胸痹痰饮者。如张璐在《张氏医通》中云："心痛彻背者，胸中痰垢积满，循脉而溢于背，背者胸之府，故于前药但加半夏，以祛痰积之痹逆也。"《伤寒金匮汇证诠解》进一步说："此又见不得卧，是寒痰致使肺胃之气不降乃致心痛彻背，故再加半夏宽胃下气而成新方。"指出此为寒痰。陈修园在《金匮要略浅注》中言此为"胸痹已甚之证，出二方以听人之临时择用也。"**笔者临床体会到瓜蒌薤白半夏汤的方证为：胸痹之胸闷，后背心发紧或疼痛。**本案中患者胸闷，心前区疼痛不适，行走、劳动或情绪波动时容易诱发，发作时全身汗出，心前区疼痛连及后背，舌暗红，苔薄黄，边有齿痕，脉沉细。符合瓜蒌薤白半夏汤方证，故以瓜蒌薤白半夏汤宽胸涤痰之用。

> 越婢加术汤的方证为：湿热之水肿或湿疹，皮肤局部色红瘙痒，汗多，双下肢无力，纳差。
>
> 瓜蒌薤白半夏汤的方证为：胸痹之胸闷，后背心发紧或疼痛。

# 柴胡加龙骨牡蛎汤合甘麦大枣汤治愈反复心慌2个月案

心慌；柴胡加龙骨牡蛎汤证；甘麦大枣汤证；重剂浮小麦；
不同意清代汪苓友的观点

赵某,女,54 岁,**初诊时间:**2016 年 8 月 22 日。

**主诉:**反复心慌 2 个月余。

**现病史:**患者 2 个月前饮酒后出现心慌不适,就诊于当地医院,时测血压 180/110mmHg,予西药对症处理(具体不详),症状缓解。后患者反复出现心慌不适,中西医治疗后未有明显疗效,现患者心慌加重,动则心慌,为求中医治疗,就诊于我处。

**刻下症:**反复心慌,平均每天发作 1~2 次,走路时易诱发,严重时走 5~10 步则发作心慌,发作时喜用双手按揉,服用复方丹参滴丸 20 分钟后可缓解。心中发空,怕热汗多,后背怕冷,烦躁,易受惊吓,易惊悸,晨起口苦,全身乏力,眠差,易紧张,大便 1 日 1 次,成形,小便正常。

**查体:**舌暗红,苔黄厚腻,脉弦滑。

## 方证辨证

《伤寒论·辨太阳病脉证并治中第六》说:"伤寒八九日,下之,胸满烦惊,小便不利,谵语,一身尽重,不可转侧者,柴胡加龙骨牡蛎汤主之。"笔者临床体会到柴胡加龙骨牡蛎汤的方证为:胸胁苦满或胸闷,口苦,易惊,心悸亢进,夜梦多,易醒,身动乏力,腹胀,便秘,脉弦或细数。本案中患者反复心慌,心中发空,怕热汗多,后背怕冷,烦躁,易受惊吓,易惊悸,晨起口苦,全身乏力,眠差,脉弦滑。符合柴胡加龙骨牡蛎汤的方证,故辨为柴胡加龙骨牡蛎汤证。

《金匮要略·妇人杂病脉证并治第二十二》说:"妇人脏躁,喜悲伤欲哭,象如神灵所作,数欠伸,甘麦大枣汤主之。"**笔者临床体会到甘麦大枣汤的方证为:妇人脏躁(更年期),喜悲伤欲哭,易紧张。**本案中患者易紧张,眠差,舌暗红,苔黄厚腻,脉弦滑,符合甘麦大枣汤的方证,故辨为甘麦大枣汤证。

**诊断:**心慌　柴胡加龙骨牡蛎汤证　甘麦大枣汤证。

**治疗:**方用柴胡加龙骨牡蛎汤合甘麦大枣汤。

| | | | |
|---|---|---|---|
| 柴　胡24g | 生龙骨9g | 黄　芩9g | 生　姜9g |
| 磁　石9g | 党　参9g | 桂　枝9g | 茯　苓9g |
| 清半夏10g | 煅牡蛎9g | 大　枣20g | 浮小麦100g |
| 生甘草20g | 生大黄5g(后下) | | |

5剂,日1剂,水煎服,余药煮好后加大黄,重新煮沸,分2次早、晚饭后半小时温服。

**二诊**(2016年8月26日):患者述已服用4剂汤药,药挺"管用",心慌好转50%,每天只在上午9:00~10:00发作1次,心慌程度较前亦明显减轻,汗出好转。

**治疗:**效不更方,原方改大黄6g。

7剂,日1剂,水煎服,余药煮好后加大黄,重新煮沸,分2次早、晚饭后温服。

**三诊**(2016年9月2日):患者述心慌基本已愈,轻度心慌偶有发作,不服用丹参滴丸也可在5~6分钟自行缓解,易受惊吓好转70%,易紧张、烦躁均无再发作。

 按语

《伤寒论·辨太阳病脉证并治中第六》说:"伤寒八九日,下之,胸满烦惊,小便不利,谵语,一身尽重,不可转侧者,柴胡加龙骨牡蛎汤主之。柴胡加龙骨牡蛎汤方:柴胡四两,龙骨、黄芩、生姜(切),铅丹,人参、桂枝去皮,茯苓各一两半,半夏二合半(洗),大黄二两,牡蛎一两半(熬),大枣六枚(擘),上十二味,以水八升,煮取四升,内大黄,切如棋子,更煮一两沸,去滓,温服一升。"诸多医家以本方所主乃寒已化热,攻下所致正虚邪陷之证,如成无己在《注解伤寒论》中所述:"伤寒八九日,邪气已成热,而复传阳经之时,下之虚其里而热不除。胸满而烦者,阳热客于胸中也;惊者,心恶热而神不守也;小便不利者,里虚津液不行也;谵语者,胃热也;一身尽重不可转侧者,阳气内行于里,不营于表也。"关于病位,张璐认为此为"少阳经邪犯本之证"(《伤寒缵论》),是邪在少阳。清·钱天来亦以为如此,他在《伤寒溯源集》中云:"言伤寒八九日,经尽当解之时而不解,因误下之后,使太阳之经邪,传至少阳而入里。"清·柯琴认为此为少阳阳明并病,他在《伤寒附翼》上说:"惊是木邪犯心,谵语是热邪入胃,一身尽重,是病在阳明而无气以动也;不可转侧,是关少阳而枢机不利也。此为少阳阳明并病。"亦有医家认为此为三阳合病,如陈修园在《伤寒论浅注》上说:"此一节言太阳之气因庸医误下,以致三阳合病,特立三阳并治之方,滋阳明之燥,助少阳之枢。"

汪苓友疑此方非仲景之方,他在《伤寒论辨证广注》中云:"倘谓胸满谵语是实证,则当用大黄者,不当用人参。倘谓惊烦、小便不利、身重是虚证,则当用人参、大枣、茯苓、龙骨等药者,不当用大黄。况龙骨、牡蛎、铅丹,皆系重坠收涩阴毒之品,恐非小便、身重者所宜。"**此说看似有理,实则难经推敲,经方立法严明,用药巧妙,组方常寒热并进,攻补兼施,不可以单味药性臆断其意。**而本方之妙亦如清·高学山在《伤寒尚论辨似》中所云:"兵分三队……姜、枣、人参,为一队……津液生而治其烦惊之本也。龙、牡、丹铅,为一队……神明住而治其烦惊之标也。茯苓、半夏、桂枝,为一队……为之烦惊之备。"**笔者临床体会到柴胡加龙骨牡蛎汤的方证为:胸胁苦满或胸闷,口苦,易惊,心悸亢进,夜梦多,易醒,身动乏力,腹胀,便秘,脉弦或细数。**

本案中患者反复心慌,心中发空,怕热汗多,后背怕冷,烦躁,一惊一乍,晨起口苦,全身乏力,眠差,脉弦滑。符合柴胡加龙骨牡蛎汤方证,故以小柴胡汤为底方和解少阳,祛半表半里之邪,加龙骨、牡蛎、铅丹(磁石)镇心安神,桂枝、茯苓通阳利水,解表之邪,大黄清热除烦,共奏和解少阳、清热除烦之功。方中龙骨首载于《神农本草经》,被列为上品,云:"龙骨味甘平,主心腹鬼疰,精物老魅,咳逆,泄利脓血,女子漏下,症瘕坚结,小儿热气惊痫。"牡蛎亦首载于《神农本草经》，为上品，"味咸平，主伤寒寒热，温疟洒洒，惊恚怒气。"此二者相使为用，主要起重镇安神之效。清代名医张锡纯在《医学衷中参西录》中说："龙骨约皆生用，惟治女子血崩，或将漏产，至极危时，恒用煅者，取其涩力稍胜，以收一时之功也……牡蛎能软坚化痰、消瘰疬、止呃逆、固精气，治女子带崩。若入汤剂仍以不煅为佳。"主张若不是用于固涩，皆宜生用。**但笔者临床体会到，生龙骨和煅牡蛎组合效果更佳，故常用生龙骨与煅牡蛎组合为用。**

铅丹一药，主取其镇静安神之用，但虑其毒性较大，**临床常以同有镇静安神作用的磁石或生铁落代之，笔者临床体会到用磁石效果更好，故用之。**

《金匮要略·妇人杂病脉证并治第二十二》说："妇人脏躁，喜悲伤欲哭，象如神灵所作，数欠伸，甘麦大枣汤主之。甘麦大枣汤方：甘草三两，小麦一升，大枣十枚，上三味，以水六升，煮取三升，温服三服。"清·黄元御在《金匮悬解》中说："盖五行之气，升于九天之上，则畅遂而为喜，喜者，心之志也，陷于九地之下，则幽沦而为恐，恐者，肾之志也……方升未升，喜之未遂，则郁勃而为怒，怒者，肝之志也，方陷未陷，恐之将作则凄凉而为悲，悲者，肺之志也。以厥阴风木之气，善耗津血，风动而耗肺津，肺金枯燥，故悲伤欲哭。"日本·丹波元简在《金匮玉函要略辑义》中说："《素问》以小麦为心之谷，《千金》云，小麦养心气，本方所主，正在于此。"丹波元简所论确有其理，**只在小麦一味药上不敢苟同，私以为此处应用浮小麦。**小麦首载于《名医别录》："味甘，微寒，无毒，主除热，止燥渴，咽干，利小便，养肝气，止漏血，唾血。"浮小麦首载于《本草蒙筌》，谓之"敛虚汗"。**论其功效，浮小麦更切合。且笔者临床体会到小麦虽有一定功效，但浮小麦的效果远远胜过小麦，另外，笔者体会到，速效的另一秘诀则是浮小麦的量一定要大。笔者临床体会到甘麦大枣汤的方证为：妇人脏躁（更年期），喜悲伤欲哭，易紧张。**本案中患者易紧张，眠差，舌暗红，苔黄厚腻，脉弦滑，符合甘麦大枣汤方证，故以甘麦大枣汤补血养心安神。

另外，虽仲景言甘麦大枣汤用于妇人脏躁，**但笔者临床上体会到，凡悲伤欲哭，易紧张者，无论男女，皆可使用。**

　　柴胡加龙骨牡蛎汤的方证:胸胁苦满或胸闷,口苦,易惊,心悸亢进,夜梦多,易醒,身动乏力,腹胀,便秘,脉弦或细数。

　　甘麦大枣汤的方证:妇人脏躁(更年期),喜悲伤欲哭,易紧张。

# 重剂石膏

## ——经方治愈反复口干、咽干、渴欲饮水 3 周案

 **白虎加人参汤证;石膏无需先煎;粳米;人参与党参**

马某,女,**初诊日期**:2016 年 9 月 26 日。

**主诉**:反复口干、咽干、渴欲饮水 3 周。

**现病史**:患者于 3 周前开始出现出汗增多,口中热,口唇干、咽干,舌根部干明显,夜间常常因口干而醒,略有胸闷,呃逆后缓解,患者苦于此,故就诊于笔者处。

**刻下症**:口干、咽干,出汗多,夜间常常因口干而醒,每天需饮用两大壶水,3000~4000ml。耳鸣如蝉叫,略有胸闷,大便成形,1 日 2~3 次,小便调。

**查体**:舌暗红,苔黄腻,脉沉细。

## 方证辨证

《伤寒论·辨太阳病脉证并治下》说:"伤寒,若吐若下后,七八日不解,热结在里,表里俱热,时时恶风,大渴,舌上干燥而烦,欲饮水数升者,白虎加人参汤主之。"**笔者临床体会到白虎加人参汤的方证是:大渴,欲饮水数升,口干舌燥,心烦。**本案患者症见口干、咽干,舌根部干明显,夜间常常因口干而醒,每天需饮用两大壶水,3000~4000ml。这与仲圣所描述的"舌上干燥而烦,欲饮水数升者"惊人相似,故本案符合白虎加人参汤的方证,故辨为白虎加人参汤证。

**诊断**:口渴　白虎加人参汤证。

**治疗：**方用白虎加人参汤。

石　膏 50g　　知　母 30g　　炙甘草 10g　　党　参 10g

10 剂，日 1 剂，水煎服，加粳米 50g（包煎），石膏不用先煎，分 3 次早、中、晚饭后半小时温服。

**二诊**（2016 年 10 月 10 日）：患者诉口干、咽干好转 50%，舌根发干，夜间仍有因口干而醒，舌暗红，苔中间黄厚腻。

**治疗：**方用白虎加人参汤。

石　膏 96g　　知　母 36g　　炙甘草 12g　　人　参 18g

5 剂，日 1 剂，水煎服，加粳米 50g（包煎），石膏不用先煎，分 3 次早、中、晚饭后半小时温服。

**三诊**（2016 年 10 月 14 日）：口干、咽干好转 40%，夜间无因口干而醒。

**治疗：**效不更方，守原方。

石　膏 96g　　知　母 36g　　炙甘草 12g　　人　参 18g

7 剂，煎服法同前。

**四诊**（2016 年 10 月 21 日）：上述汤药服用 4 剂后，口干、咽干诸症痊愈，饮水量每天只需 1500~2000ml，无夜间因口干而醒的情况。

 **按语**

《伤寒论·辨太阳病脉证并治下第七》说："伤寒若吐若下后，七八日不解，热结在里，表里俱热，时时恶风，大渴，舌上干燥而烦，欲饮水数升者，白虎加人参汤主之。知母六两、石膏一斤（碎），甘草二两（炙），人参二两，粳米六合，上五味，以水一斗，煮米熟，汤成去滓，温服一升，日三服。"《伤寒论·辨阳明病脉证并治第八》说："若渴欲饮水，口干舌燥者，白虎加人参汤主之。"曹颖甫《伤寒发微·阳明篇》说："此承上节汗下温针而为救逆之方治也。上节为湿热内蕴、浮阳外越之证。若阳不外越而津液内伤，则有渴饮口干舌燥之变；……津液内伤，则以清胃热生津液主治，故宜白虎加人参。用人参者，为燥气留于气分也。"笔者认为误治之后，津液亏虚则口渴欲多饮水，口唇干，舌干少津，内热导致阴伤，治则以清胃热，补津液为主要原则，所以运用白虎加人参汤。燥热之邪停留于气分，耗气伤阴，而人参气阴双补，所以运用人参。清·吴谦《医宗金鉴·卷一·订正仲景全书伤寒论注》说:"若脉浮不紧,证无懊侬,惟发热,渴欲饮水,口干舌燥者,为太阳表邪已衰,阳明燥热正甚,宜白虎加人参汤,滋液以生津。"误治后,虽没有出现心中懊侬的表现,但发热,口渴欲多饮水,口舌干燥,脉浮,这是太阳病表邪消失的情况,而阳明燥热之邪盛时,符合白虎加人参汤证,取其滋液生津之效。

笔者临床体会到白虎加人参汤的方证为**汗多,大渴,欲饮水数升,口干舌燥,心烦**。本案患者症见口干、咽干、舌根部干明显,夜间常常干醒,每天需饮用两大壶水,3000~4000ml,舌暗红,苔黄腻,脉沉细。以石膏、知母苦寒清胃热,甘寒滋阴,粳米、炙甘草补中,顾护胃气,防苦寒伤阳,人参气阴双补,五药合用清泻胃热,益气生津,明显改善患者口干、口渴症状,饮水量降至原来的一半。

**注意点:**①**石膏剂量大,且不需先煎**:首先医圣仲景主张石膏不需先煎,这个看仲圣《伤寒论》原文便知,再者,生石膏的主要成分是含水硫酸钙,其溶解度与温度成反比,试验发现,将100g生石膏放入1000ml水中加热,当其温度在20℃、60℃、100℃、107℃时,硫酸钙的溶解克数分别为2.2g,2.3g,1.6g和1.55g,可见,其溶解度随着温度的升高反而下降。所以,生石膏先煎或久煎,其溶出量反不如与他药同煎时含量高。②**粳米煎法**:原文中为水煮米熟去滓,煮米熟是煎煮时间的一个度量标准。若粳米直接入水煎服容易糊锅,若用纱布包裹则无此患。也有研究表明,复方配伍有利于石膏中$Ca^{2+}$析出,抑制知母中有害于人体的芒果苷析出。③**人参与党参**:益气,补血,扶正祛邪为二者的共同之处,徐灵胎《神农本草经百种录》中说:"凡补气之药皆属阳,惟人参能补气,而体质属阴,故无刚燥之病,而又能入于阴分,最为可贵。然力大而峻,用之失宜,其害亦甚于他药也。"笔者认为人参可以气阴双补,但药力峻猛,需要合理运用。党参于清代《本经逢原》中第一次出现,后《本草正义》说:"党参力能补脾养胃,润肺生津,健运中气,本与人参不甚相远。……特力量较为薄弱,不能持久。"故本案初诊时使用党参,患者无明显改善,而换用人参后,患者夜无渴醒,口干、口渴明显缓解。**笔者认为对于急重或痼疾病证,合理运用人参疗效一般明显强于党参。而对于运用经方治疗一般的病证,用人参时的疗效也会优于用党参。**

# 重剂经方原方治愈失眠 7 月余案

失眠;酸枣仁汤证;酸枣仁重剂先煎;川芎的用量;服药法

洪某,女,67 岁,**初诊日期**:2017 年 4 月 7 日。

**主诉**:反复失眠 7 个月,口干 3 年。

**现病史**:患者口干、舌干 3 年,约 7 个月前又出现反复失眠,眠后全身乏力,为求中医治疗,就诊于我处。

**刻下证**:患者每天晚上 11 点左右即可入睡,无入睡困难,但凌晨 1-3 点即醒,醒后 3 个小时才能再次入睡,一般可睡到早上 8 点,醒后感觉全身乏力,有疲劳感。口干、舌干,自觉舌头和上腭黏在一起,脾气急,偏怕冷,大便 1 日 1 次,偏干。

**查体**:体型偏瘦,面色萎黄,舌暗红,根部黄腻,脉弦细。

## 方证辨证

《金匮要略·血痹虚劳病脉证并治第六》说:"虚劳虚烦不得眠,酸枣仁汤主之。"**笔者临床体会到酸枣仁汤的方证是:失眠,生气后诱发或加重,虚烦不安,虚劳,体虚,神经衰弱,乏力,易疲劳,舌有液线,脉弦细或细数。**本案中患者失眠,夜里醒后入睡困难,醒后感觉全身乏力,有疲劳感,脾气急,脉弦细。符合酸枣仁汤的方证,故方证辨证为酸枣仁汤证。

**诊断**:失眠　酸枣仁汤证。

**治疗**:方用酸枣仁汤。

酸枣仁 65g　　川　芎 18g　　知　母 18g　　茯　苓 18g

生甘草 9g

7 剂,日 1 剂,水煎服,酸枣仁先煎半小时,早上不服用药,分 2 次,晚饭前半小时服用 1 次,晚饭后半小时服用 1 次。

二诊(4 月 17 日):患者诉 2 剂药后诸症均有好转,夜里醒后 10 分钟内即可再次入睡,无全身乏力症状,口干愈。

**治疗:**效不更方,继服前方,只做剂量调整,方药如下:

酸枣仁 70g　　川　芎 18g　　知　母 18g　　茯　苓 18g

生甘草 9g

7 剂,日 1 剂,水煎服,酸枣仁先煎半小时,早上不服用药,分 2 次,晚饭前半小时服用 1 次,晚饭后半小时服用 1 次。

7 剂后,患者诉失眠痊愈,夜里醒后能马上再次入睡,口干、全身乏力均痊愈。

随访 2 周无复发,患者的满意高兴溢于言表。

《金匮要略·血痹虚劳病脉证并治第六》说:"虚劳虚烦不得眠,酸枣仁汤主之。酸枣仁汤方:酸枣仁二升,甘草一两,知母二两,茯苓二两,川芎二两(《深师》有生姜二两)。上五味,以水八升,煮酸枣仁,得六升,内诸药,煮取三升,分温三服。"酸枣仁汤的病机是血虚生热,上扰心神,是以养血安神为治法。如清·徐彬《金匮要略论注·卷六》中提到"虚劳虚矣,兼烦是挟火,不得眠是因火而气亦不顺也。其过当责心,然心之火盛,实由肝气郁而魂不安,则木能生火,故以酸枣仁之入肝安神最多为君;川芎以通肝气之郁为君,知母凉肺胃之气,甘草泻心气之实,茯苓导气归下焦为佐。虽曰虚烦,实未尝补心也。"由此可见肝血不足,虚热自生,热扰于心,则心烦不得眠;虚热上炎,则咽干口燥,舌苔黄燥等,用酸枣仁汤养血安神佐以清热除烦皆可除去。

清·陈修园在《金匮要略浅注·卷三》中认为"又一种心火炽盛,实由肝郁而成。木能生火,火盛则肝魂不安,此虚劳兼见之症,亦虚劳常有之症,故特为之分别曰虚劳,虚烦不得眠,以酸枣仁汤主之。酸枣仁二升,甘草一两,知母、茯苓各二两,川芎一两。"**这个关于《金匮要略浅注·卷三》记载的酸枣仁汤的剂量特别有意思,陈修园主张**

酸枣仁汤中的川芎减为一两,这个在临床上很有意义。实际上,临床上如果运用酸枣仁汤原方不效(当然用原方原量也经常有效),减少川芎的用量则变为有效。原因可能是川芎,味辛温,量大易导致失眠。笔者临床体会到酸枣仁汤的方证是:失眠,生气后诱发或加重,虚烦不安,虚劳,体虚,神经衰弱,乏力,易疲劳,舌有液线,脉弦细或细数。本案中患者失眠,夜里醒后入睡困难,醒后感觉全身乏力,有疲劳感,脾气急,脉弦细。符合酸枣仁汤的方证,故投之以治失眠。

　　另外,笔者体会到酸枣仁汤想要达到理想的疗效应注意三点:一为酸枣仁用量要大,且遵循仲景原意应先煎;二为尽量遵从原方比例,即甘草∶知母∶茯苓∶川芎应为1∶2∶2∶2,如不效,可以遵循陈修园《金匮要略浅注》之意,减少川芎用量;三为服用时间以晚饭前后半小时效佳。

　　　　酸枣仁汤的方证是:失眠,生气后诱发或加重,虚烦不安,虚劳,体虚,神经衰弱,乏力,易疲劳,舌有液线,脉弦细或细数。

# 枳术汤合九痛丸治疗反复胃脘胀满、全身怕冷案

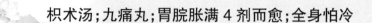

**枳术汤；九痛丸；胃脘胀满4剂而愈；全身怕冷**

郭某,男,64岁。**初诊日期:**2016年9月19日。

**主诉:**反复胃脘胀满伴胃中如有物堵2个月。

**现病史:**患者自2个月以来,每天反复出现胃脘部胀满,自觉胃中如有物堵,不能消谷,严重时晚餐不敢进食,遂求诊于我处。

**刻下症:**胃脘胀满,如有物堵,不思饮食,不知饥饿,全身怕冷,汗少,无咳嗽,大便1日1次,成形,夜尿0次。

**查体:**体型偏瘦,面色偏暗。舌淡暗,苔薄黄,脉弦滑。

**既往史:**患者有2次急性心肌梗死病史。

## 方证辨证

《金匮要略·水气病脉证并治第十四》说:"心下坚大如盘,边如旋盘,水饮所作,枳术汤主之。"**笔者临床体会到枳术汤的方证是:胃脘痞硬,胀满,胃中有食物停滞感,纳差,小便不利。**本案中患者胃脘胀满,如有物堵,不思饮食,不知饥饿。符合枳术汤的方证,故方证辨证为枳术汤证。

《金匮要略·胸痹心痛短气病脉证并治第九》说:"九痛丸,治九种心痛。兼治卒中恶,腹胀痛,口不能言;又治连年积冷,流注心胸痛,并冷肿上气,落马坠车血疾等,皆主之。"**笔者临床体会到九痛丸的方证是:胸闷或胸痛,遇寒诱发或加重,全身怕冷。**本案患者症见全身怕冷,舌淡暗,苔薄黄,脉弦滑,既往有2次急性心肌梗死病史。符合九痛丸的方证,故方证辨证为九痛丸证。

诊断:痞证　枳术汤证;胸痹　九痛丸证。

治疗:方用枳术汤合九痛丸。

枳　壳 20g　　　生白术 10g　　　党　参 5g　　　黑 顺 片 12g(先煎半小时)

干　姜 5g　　　吴茱萸 5g

7 剂,水煎服,日 1 剂,分 2 次早、晚服用。

复诊(2016 年 9 月 26 日):患者诉服用汤药 4 剂后,胃脘胀满、胃中如有物堵均已痊愈,全身怕冷明显好转。

随诊 1 个月,未见反复。

《金匮要略·水气病脉证并治第十四》说:"心下坚大如盘,边如旋盘,水饮所作,枳术汤主之。枳术汤方:枳实七枚,白术二两,上二味,以水五升,煮取三升,分温三服,腹中软,即当散也。"元·赵以德在《金匮方论衍义·水气病脉证并治第十四》说:"心下,胃上脘也。胃气弱则所饮之水入而不消,痞结而坚,必强其胃乃可消痞。白术健脾强胃,枳实善消心下痞,逐停水,散滞血。"赵氏认为脾胃虚弱,水饮入胃,不能正常吸收,聚集成胃脘痞病,可用白术健脾强胃,枳实消痞逐水邪治疗。清·吴谦《医宗金鉴·订正仲景全书·金匮要略注·卷二十一》说:"心下坚,大如盘,边如旋盘,此里水所作也。似当下而不可下者,以坚大而不满痛,是为水气虚结,未可下也。故以白术倍枳实,补正而兼破坚,气行则结开,两得之矣。此里水不可下之和剂也。"吴氏等认为水饮停留胃脘部,坚大如盘,但是胃脘部不痛,白术配枳实扶正祛邪,行气散结,以治疗里水。清·尤在泾《金匮要略心典·卷中》说:"证与上同,曰水饮所作者,所以别于气分也。气无形,以辛甘散之;水有形,以苦泄之也。"尤氏认为虽同症见心下坚,大如盘,边如旋盘,病机但有水饮、气分之分,在气分用辛甘之药散之,在水饮用苦味药泄之。综合以上观点,结合笔者多年的临床经验,**笔者临床体会到枳术汤的方证是:胃脘痞硬,胀满,胃中有食物停滞感,纳差,小便不利。**本案中患者胃脘胀满,如有物堵,不思饮食,不知饥饿。符合枳术汤的方证,故用之消水散痞。

《金匮要略·胸痹心痛短气病脉证并治第九》说:"九痛丸,治九种心痛。附子三两(炮),生狼牙一两,炙香,巴豆一两,去皮心,熬,研如脂,人参、干姜、吴茱萸各一两。上六味,末之,炼蜜丸,如梧子大,酒下,强人初服三丸,日三服,弱者二丸。兼治卒中恶,腹胀痛,口不能言;又治连年积冷,流注心胸痛,并冷肿上气,落马坠车血疾等,皆主之。忌口如常法。"狼牙、巴豆难得,因此现在多仅用附子、人参、干姜、吴茱萸四药,效果亦佳。**笔者临床体会到九痛丸的方证是:胸闷或胸痛,遇寒诱发或加重,全身怕冷**。本案患者症见:全身怕冷,舌淡暗,苔薄黄,脉弦滑,既往有 2 次急性心肌梗死病史。符合九痛丸的方证,故用九痛丸以温阳散寒。

> 枳术汤的方证是:胃脘痞硬,胀满,胃中有食物停滞感,纳差,小便不利。
>
> 九痛丸的方证是:胸闷或胸痛,遇寒诱发或加重,全身怕冷。

# 2 剂而愈的疗效

## ——经方治愈反复头晕 3 个月, 加重 1 周案

**苓桂术甘汤; 头晕; 抓主证**

刘某, 男, 63 岁。**初诊日期:** 2016 年 9 月 9 日。

**主诉:** 反复头晕 3 个月, 加重 1 周。

**现病史:** 患者 3 个月前出现反复头晕, 平躺起来时发作, 头晕与体位变换有关, 头晕严重时必须平卧休息。

近 1 周患者出现头晕症状持续加重, 每天均发作。患者颇为苦恼, 遂就诊于我处。

**刻下症:** 反复头晕, 动(变换体位)则必发作, 严重时必须平卧。发作时, 偶伴有恶心、呕吐, 两胁下时有窜痛。汗可, 纳可, 眠差, 全身偏怕热, 大便成形, 1 日 1 次, 小便调。

**查体:** 舌尖红, 苔薄黄, 中间有裂纹, 脉沉弦。

## 方证辨证

《金匮要略·痰饮咳嗽病脉证并治第十二》说:"心下有痰饮, 胸胁支满, 目眩, 苓桂术甘汤主之。"《伤寒论·辨太阳病脉证并治中第六》说:"伤寒若吐、若下后, 心下逆满, 气上冲胸, 起则头眩, 脉沉紧, 发汗则动经, 身为振振摇者, 茯苓桂枝白术甘草汤主之。" **笔者临床体会到苓桂术甘汤的方证是: 动则心悸, 动则头晕, 小便不利, 舌淡, 苔薄白, 脉滑。 苓桂术甘汤最主要的方证是: 动则心悸, 动则头晕。** 本案中患者症见头晕反复发作, 与体位变换有关, 平躺起来时头晕发作, 偶伴有恶心、呕吐, 两胁下时有窜痛。符合苓桂术甘汤方证, 故方证辨证为苓桂术甘汤证。

**诊断:**眩晕　苓桂术甘汤证。

**治疗:**方用苓桂术甘汤。

茯　苓 40g　　桂　枝 20g　　肉　桂 10g　　炙甘草 20g

生白术 20g

7 剂,水煎服,日 1 剂,分 2 次早、晚饭后半小时服用。

之后患者一直未复诊,直到约 2 个月后患者到笔者处就诊。

**二诊(2016 年 11 月 11 日):患者诉服 2 剂药后头晕痊愈,两胁下已无窜痛现象。近 2 个月(2016 年 9 月 11 日—2016 年 11 月 11 日)头晕未见发作,患者对疗效十分满意。**近 2 天患者出现看运动东西略有不适,故再次就诊于笔者处。

**治疗:**守原方。

继续服用 7 剂,诸症告愈。

《金匮要略·痰饮咳嗽病脉证并治第十二》说:"心下有痰饮,胸胁支满,目眩,苓桂术甘汤主之。茯苓桂枝白术甘草汤方　茯苓四两,桂枝、白术各三两,甘草二两。上四味,以水六升,煮取三升,分温三服,小便则利。"《伤寒论·辨太阳病脉证并治中第六》说:"伤寒若吐、若下后,心下逆满,气上冲胸,起则头眩,脉沉紧,发汗则动经,身为振振摇者,茯苓桂枝白术甘草汤主之。茯苓四两,桂枝三两,去皮,白术、甘草各二两　炙。上四味,以水六升,煮取三升,去滓,分温三服。"针对苓桂术甘汤的运用,金·成无己《注解伤寒论·卷三》中解释到:"吐下后,里虚气,上逆者,心下逆满,气上冲胸,表虚阳不足,起则头眩;脉浮紧,为邪在表,当发汗;脉沉紧,为邪在里,则不可发汗。发汗则外动经络,损伤阳气,阳气外虚,则不能止持诸脉,身为振振摇也,与此汤以和经益阳。"其中方解为:"阳不足者,补之以甘。茯苓、白术,生津液而益阳也。里气逆者,散之以辛。桂枝、甘草,行阳散气"。可见成氏认为苓桂术甘汤的主要病机是里气虚,表虚阳不足,治疗旨在和经益阳。清代吴谦等编著的《医宗金鉴·卷二十一》说:"心下有痰饮,谓痰饮之水流在膈间,故胸胁支满;支满则阻碍阳气,不得上通于头目,故目眩也。主以苓桂术甘汤者,利水而通阳气也。"可见吴谦认为苓桂术甘汤是通过利水通阳而治疗胸胁支满、目眩的。

清·柯琴《伤寒来苏集·伤寒附翼·卷上》指出："此因吐下后胃中空虚，木邪因而为患，是太阳之转属，而非厥阴之自病也，君以茯苓，以清胸中之肺气，则治节出而逆气自降；用桂枝以补心血，则营气复而经络自和；白术培既伤之元气，而胃气可复；甘草调和气血，而营卫以和，则头自不眩而身不振摇矣。若粗工遇之，鲜不认为真武证。"可见柯氏认为胃中空虚，肝木因而为患，是太阳之转属，方中以茯苓治肺降逆气，桂枝、甘草补心血，和营卫，白术复胃气。**综合上述，古圣贤的论述及笔者多年的临床经验，笔者认为苓桂术甘汤的方证是：动则心悸，动则头晕，小便不利，舌淡，苔薄白，脉滑。苓桂术甘汤最主要的方证是：动则心悸，动则头晕。**本案中患者症见头晕反复发作，与体位变换有关，平躺起来时头晕发作，偶伴有恶心、呕吐，两胁下时有窜痛。符合苓桂术甘汤方证，故用以健脾渗湿，通阳利水。

---

　　苓桂术甘汤的方证总结为：动则心悸，动则头晕，小便不利，舌淡，苔薄白，脉滑。苓桂术甘汤最主要的方证是：动则心悸，动则头晕。

---

# 有汗亦可用麻黄

## ——越婢加术汤治疗双腿无力半年案

越婢加术汤方证;"先辈云有汗不得用麻黄,是言麻黄汤也";
麻黄与石膏配伍

杨某,男,78 岁,**初诊日期:** 2017 年 7 月 18 日。

**主诉:** 双下肢无力,反复头晕半年。

**现病史:** 患者半年前接受肺炎治疗后(具体不详)出现双下肢严重乏力伴轻微水肿,双脚仅能轻微抬离地面,以致步行时双脚拖沓、缓慢,并伴头晕。患者经多方诊治,诸症未见改善,遂来我处诊治。

**刻下症:** 双下肢乏力明显,伴轻度水肿。全身畏寒,出汗较多。头晕,偶有胸闷,夜间时有咳嗽,可平卧,痰黄,量不多。反酸烧心,腹胀,纳眠可。大便 3 日 1 行,质干,小便调。

**查体:** 舌暗红,中苔白腻,脉弦滑。

**辅助检查:** 下肢 B 超提示:双下肢动脉硬化伴多发斑块形成。

## 方证辨证

《金匮要略·中风历节病脉证并治第五·附方》说:"《千金方》越婢加术汤治肉极热,则身体津脱,腠理开,汗大泄,厉风气,下焦脚弱。"《金匮要略·水气病脉证并治第十四》说:"里水,越婢加术汤主之,甘草麻黄汤亦主之。" **笔者临床体会到越婢加术汤的方证是:湿疹,皮炎等(肉极),汗多,双下肢无力,面色偏黄,身面目水肿,脉沉。** 本案患者双下肢乏力明显,汗出较多,符合越婢加术汤的方证,故方证辨证为越婢加术汤证。

**诊断**：痿证　越婢加术汤方证。

**治疗**：方用越婢加术汤。

甘 草 8g　　　炒苍术 16g　　　干 姜 4g　　　生石膏 32g（包煎）

大 枣 15g　　　生麻黄 12g（先煎，去上沫）

8 剂，日 1 剂，水煎服，分 3 次早、中、晚饭后半小时温服。

**二诊**（2017 年 7 月 24 日）：患者诉汤药 3 剂后，双腿乏力已好转30%。继服此方，双下肢乏力明显改善，仅觉双腿大腿根部乏力，行走时步幅明显增大，双脚已能抬离地面，行走速度增快，头晕、胸闷、反酸、烧心好转。

《金匮要略·中风历节病脉证并治第五·附方》说："《千金方》越婢加术汤　治肉极热，则身体津脱，腠理开，汗大泄，厉风气，下焦脚弱。麻黄六两，石膏半斤，生姜三两，甘草二两，白术四两，大枣十五枚，上六味，以水六升，先煮麻黄，去上沫，内诸药，煮取三升，分温三服。恶风加附子一枚，炮。"《金匮要略·水气病脉证并治第十四》说："里水者，一身面目黄肿，其脉沉，小便不利，故令病水。假如小便自利，此亡津液，故令渴也，越婢加术汤主之。"《金匮要略·水气病脉证并治第十四》说："里水，越婢加术汤主之，甘草麻黄汤亦主之。"

临证中合理使用经方的前提是对条文有精准的理解，不可臆测，亦不可过度解读。此方在"中风历节篇"中有三点需要注意，一为"肉极"，笔者在用此方治疗湿疹案中已详细说明，兹不赘述。第二点为"厉风气"的含义，"厉"在古代含义丰富，此处为邪恶之义最恰当，以形容风邪之重。第三点为"下焦脚弱"的原因，患者素有"肉极"，即病家脾虚湿热重，脾虚湿盛则体重倦怠日久，肌肉无力。**清·徐彬《金匮要略论注·第五》言："盖风胜气浮，下焦本虚，至厥阳独行，而浊阴不降，无以养阴而阴愈虚，则下焦脚弱。"**此即阳气升浮太过，不与阴气相交，阴气亦下输不畅，最终导致下焦虚弱。另外，此方在"水气病篇"有一点需要注意，越婢加术汤所主的"里水"存在疑点，方中麻黄走表无疑，根据《千金翼方》对白术利水功效的记载为"主消痰水，逐皮间风水结肿"可知，此方白术所利之水亦非里水。仲景将痰饮之水与水气病之水分列于两章，而现今大多书籍对二者的概念混淆不清,统为一说。痰饮之水邪处在人体内部,一般没有水邪泛溢肌肤的表现,而水气病之水邪多有水肿之证。越婢加术汤所主并非痰饮之水,《医宗金鉴·订正金匮要略注·卷二十一》也说:"里水之'里'字,当是'皮'字,岂有里水而用麻黄之理? 阅者自知,是传写之讹。"此外,《脉经·卷第八·平水气黄汗其分脉证》也有注语为"一云:皮水。"再观越婢加术汤上下文,上文防己茯苓汤所主为"皮水之病",下文蒲灰散所主为"厥而皮水者"。故笔者认为,越婢加术汤所主"里水"存在疑点,将"里水"改为"皮水"可能更为恰当。

此方关于麻黄的用法尤为值得探讨。一是剂量,越婢加术汤乃由越婢汤加白术四两而成。《金匮要略》所载此方中的麻黄剂量均为六两,但《伤寒论·辨太阳病脉证治上第五》中,林亿在桂枝二越婢一汤后的按语为:"越婢汤方,麻黄二两……"而根据其后按语"越婢汤取八分之一,即得麻黄十八铢"所换算的剂量,麻黄又为六两。按语自相矛盾,但应知麻黄为六两无疑。**第二为麻黄的用法,"有汗不得用麻黄"的说法值得商榷,笔者认为"有汗不得用麻黄"是指不可用麻黄汤,而非指单味麻黄! 正如清·杨璿《伤寒瘟疫条辨·卷四》**说:"先辈云有汗不得用麻黄,是言麻黄汤也;无汗不得用桂枝,是言桂枝汤也,非言麻黄、桂枝二药味也,须知之。"大青龙汤治"脉浮紧,发热,恶寒,身疼痛,不汗出而烦躁者",麻黄用至六两,而越婢加术汤有"汗大泄"一证,为何麻黄亦用至六两? 再有越婢汤所治有"续自汗出"麻黄用六两,麻杏石甘汤治"汗出而喘,无大热者"麻黄用四两,为何? 笔者参阅诸多典籍,仅《本经疏证·卷七》说:"《千金》用越婢加术汤,治肉极热……可见阴与阳争,不能胜阳,阳结具而阴散漫,阳上薄而阴不下输。如是而不用麻黄发其阳,阳终不能布。不用石膏泄阳通阴,阴终不能归。故非特用麻黄,且多用。"此以阴阳不交通来解释此类配伍,笔者难以评价其合理性,**但值得关注的是运用经方时药物剂量与加减配伍同等重要**,石膏在大青龙汤中用量为"鸡子大",明显较麻黄少,有发汗之功。石膏在越婢汤及其加减方、麻杏石甘汤的用量为"半斤",明显较麻黄多,这些方子用于发汗较少或基本不用。续命汤中麻黄与石膏等量,均为三两,仲景于方后注明"汗出则愈,不汗更服",由此看出,续命汤有发汗之功。所以笔者认为麻黄与石膏不同剂量的配伍能改变发汗量,今后临证应多加注意,至于其背后原因,笔者细究未果,今后还会多加考虑。另外,若治疗湿邪较重的患者,笔者一般用苍术代替白术,疗效更佳!

越婢加术汤的方证为:湿疹,皮炎等(肉极),汗多,双下肢无力,面色偏黄,身面目水肿,脉沉。

# 感叹仲景用药之精当

## ——经方治愈反复头晕半个月案

**头晕;桂枝(牡桂、菌桂);《神农本草经》**

王某,女,64岁,**初诊日期:**2017年7月3日。

**主诉:**反复头晕半月余。

**现病史:**2017年6月8日患者因头晕就诊于北京某医院,B超诊断为双侧颈动脉多发硬化性斑块,左侧颈内动脉起始处管腔重度狭窄,狭窄约75%。经西医诊治无明显改善,患者仍头晕,每每于转头时诱发头晕或加重,遂就诊于我处。

**刻下症:**反复头晕,每天发作头晕2~3次,多为转头时发作,无头胀。时有畏寒,纳眠可,大便正常,1日1次,小便急,夜尿2次。

**查体:**形体偏瘦,舌淡暗,苔薄黄,中苔厚腻,脉沉细。

## 方证辨证

《伤寒论·辨太阳病脉证并治中第六》云:"伤寒,若吐、若下后,心下逆满,气上冲胸,起则头眩,脉沉紧,发汗则动经,身为振振摇者,茯苓桂枝白术甘草汤主之。"《金匮要略·痰饮咳嗽病脉证并治第十二》说:"心下有痰饮,胸胁支满,目眩,苓桂术甘汤主之。"**笔者临床体会到苓桂术甘汤的方证为:动则头晕(头晕与体位变换有关),动则心悸;心悸,常晨起、夜卧、饱食后发作;有气向心胸或咽喉部上冲,胸满,短气,面色黧黑或有水斑,苔水滑(欲滴)。**本案中患者眩晕且转头时加重,畏寒,小便不利,脉沉。符合苓桂术甘汤方证,故辨为苓桂术甘汤证。

**诊断**：眩晕　苓桂术甘汤证。

**治疗**：方用苓桂术甘汤。

茯　苓 40g　　桂　枝 20g　　肉　桂 10g　　生甘草 20g

生白术 20g

5 剂，水煎服，日 1 剂，分 3 次早、中、晚饭后半小时服用。

**二诊（2017 年 7 月 7 日）**：患者诉服药后 3 剂后头晕改善，服用 5 剂后头晕痊愈。

随访 1 周患者头晕未发作。

《伤寒论·辨太阳病脉证并治中第六》云："伤寒，若吐、若下后，心下逆满，气上冲胸，起则头眩，脉沉紧，发汗则动经，身为振振摇者，茯苓桂枝白术甘草汤主之。茯苓四两，桂枝三两（去皮），白术、甘草各二两（炙），上四味，以水六升，煮取三升，去滓，分温三服。"《金匮要略·痰饮咳嗽病脉证并治第十二》说："心下有痰饮，胸胁支满，目眩，苓桂术甘汤主之。茯苓桂枝白术甘草汤方：茯苓四两，桂枝、白术各三两，甘草二两。上四味，以水四升，煮取三升，分温三服，小便则利。"清·尤在泾在《伤寒贯珠集·太阳篇上》说："此伤寒邪解而饮发之证，饮停于中则满，逆于上则气冲而头眩……"此从方证病机来解释，即伤寒吐下并用，以致寒邪自下上逆，逆则先自心下逆而满，继从心下上冲，其脉沉紧，属阴寒在里，寒邪挟饮上凌，出现起则头眩等证。

苓桂术甘汤由茯苓、桂枝、白术、甘草四味药组成。苓桂术甘汤中，茯苓性味清淡，属土，土能胜水，故能利水渗湿、疏水涤水，令水从膀胱出，如仲景五苓散、猪苓散。白术用药部位为干燥块茎，汲土气之精华，色黄，味苦带甘，性温，皆属于土，故能补益脾土，然而其气烈，芳香四散，而不专守中脏。

关于桂枝用法，系由《神农本草经》中桂有两种，一为牡桂，一为菌桂，牡桂去皮而不去心，一般认为是桂枝。菌桂一般认为是肉桂。《神农本草经辑注·卷二》说："牡桂，味辛，温，无毒。**治上气咳逆**，结气……"即牡桂可以平冲降逆，书中未直言菌桂有平冲降逆之效。虽然通过古籍记载的功效在理论层面确定了苓桂术甘汤中的

"桂枝"为牡桂,即现今所用桂枝,但笔者对此持以保留态度,故对于仲景方中含"桂枝"的方剂,多以桂枝、肉桂同用。同时,笔者考虑到现今肉桂性味辛、甘、大热,有补火助阳之功,故所用桂枝剂量大于肉桂用量。仲景用方,审证严谨,药简功专,增删一药或加减一药之剂量均独列其方证。

考虑到仲景治少阴病之咽痛的甘草汤仅用一味甘草,并且本着"有是证用是方"的原则,笔者尝试将茯苓、桂枝、白术三味药对应到方证去,如《神农本草经》所言:"茯苓主……利小便,止消渴……茯神,疗风眩风虚",即这三味药已能对应好"心下逆满,气上冲胸,起则头眩"及"心下有痰饮,胸胁支满,目眩"两条方证,然而甘草味甘,性平,能补中气,长肌肉,调诸药,解百毒。为何多加一味甘草?笔者思索半晌未能得出结论,重拾经典,才发现由于笔者对于甘草功效的印象一直囿于补脾益气、清热解毒、祛痰止咳等等,且对于自身使用甘草的能力过于自信,以致忽略了《神农本草经》对甘草功效后半部分的记载:"甘草,主温中、下气,烦满……术、干漆、苦参之为使……",恍然大悟,遂又发现仲景之方,使用白术达30首,甘草与其配伍次数最多,可达18首,茯苓次之,为15首,《本经》所载药性主治与仲景用药之法,实有值得深入再探之处。四药合用,借土性以折水饮上冲之势,全方性温,以温化寒饮,这与《金匮要略·痰饮咳嗽病脉证并治第十二》所言"病痰饮者,当以温药和之"相符,此番思索让笔者更加感叹仲景用药之精当,也深觉学习方药辨证还不够细致。

本案患者右侧颈动脉重度狭窄且有斑块,以致血行不畅,清阳不升。值得注意的是,本案患者眩晕的诊断明确,而临证中"头晕"虽仅有二字,但其背后涉及的病机却异常纷繁复杂,临证时常会遇到各项检查结果相对正常而出现头晕,或诊断明确而在尝试各种治疗措施后而仍眩晕的情况,属于疑难杂症之一。仲景之方关于眩晕的条文共计26条之多,日后临床若遇眩晕患者还需细细分别。根据笔者多年临床经验,苓桂术甘汤方证为眩晕伴体位性改变加重,动则心悸;心悸,常晨起、夜卧、饱食后发作;有气向心胸或咽喉部上冲,胸满,短气,面色黧黑或有水斑,苔水滑(欲滴)。所谓伴体位性改变,与"起则头眩"四字对应,临证不必拘于起卧。

苓桂术甘汤的方证为：动则头晕（头晕与体位变换有关），动则心悸；心悸，常晨起、夜卧、饱食后发作；有气向心胸或咽喉部上冲，胸满，短气，面色黧黑或有水斑，苔水滑（欲滴）。

# 暖土可祛寒，燥土能胜湿

## ——经方治愈反复腰冷腰痛 3 个月案

甘草干姜茯苓白术汤证；腰冷、腰痛；白术与苍术

姚某，女，29 岁，**初诊日期**：2016 年 9 月 26 日。

**主诉**：反复腰冷、腰痛 3 个月。

**现病史**：患者 3 个月前出现反复腰冷、腰痛，每日均发作。持续站立半小时或行走 1 小时即诱发腰痛，持续不解，伴腰部畏寒。患者苦于此症，即就诊于我处。

**刻下症**：腰冷、腰痛时作，每每由久站、久行诱发。背部时有冷痛，晨起口苦，平时口中黏腻不爽。眠纳可，大便 2 日 1 次，黏且干，夜尿 1 次。

**查体**：舌淡，有液线，苔薄黄，根部腻，脉沉细。

## 方证辨证

《金匮要略·五脏风寒积聚病脉证并治第十一》说："肾著之病，其人身体重，腰中冷，如坐水中，形如水状，反不渴，小便自利，饮食如故，病属下焦，身劳汗出，衣里冷湿，久久得之，腰以下冷痛，腹重如带五千钱，甘姜苓术汤主之。"**笔者临床体会到甘草干姜茯苓白术汤（肾着汤）的方证为：腰重而冷痛，尿频，尿失禁。**本案患者腰冷、腰痛由久站、久行诱发，舌淡，脉沉细，符合甘草干姜茯苓白术汤的方证，故辨为甘草干姜茯苓白术汤证。

**诊断**：腰痛　甘草干姜茯苓白术汤证。

**治疗**：方用甘草干姜茯苓白术汤。

炙甘草 15g　　干　姜 30g　　茯　苓 30g　　生白术 15g

5 剂,水煎服,日 1 剂,分早、中、晚 3 次饭后温服。

**二诊**:患者诉服药已 3 剂,腰冷、腰痛无缓解。腹部僵硬,背部冷痛,大便 2 日 1 次,偏干,夜尿已无。舌淡,苔薄黄。

**治疗**:守原方,生白术改为 30g,更服 5 剂。

**三诊**:腰痛已明显好转,腰冷之症仍在,背部畏寒疼痛好转 50%。大便 2 日 1 次,舌淡,苔薄黄。

**治疗**:守原方,改白术为苍术。

炙甘草 19g　　干　姜 38g　　茯　苓 30g　　苍　术 15g

7 剂,水煎服,日 1 剂,分早、中、晚 3 次饭后温服。

**四诊**:上方服用 3 剂后,腰冷、腰痛诸症告愈。之前走路或站立时间长(30 分钟~1 小时)则发作腰痛,腰部僵硬,需近 20 分钟休息缓解。现在可以持续走路 1 小时不发作腰痛,久站仍觉腰背僵硬,但很快就能缓解,程度亦减轻。患者诉既往做家务活、使用电脑即发作腰痛,每天发作,现在无此症状。

《金匮要略·五脏风寒积聚病脉证并治第十一》说:"肾著之病,其人身体重,腰中冷,如坐水中,形如水状,反不渴,小便自利,饮食如故,病属下焦,身劳汗出,衣里冷湿,久久得之,腰以下冷痛,腹重如带五千钱,甘姜苓术汤主之。甘草干姜茯苓白术汤方:甘草、白术各二两,干姜、茯苓各四两,上四味,以水五升,煮取三升,分温三服,腰中即温。"仲景将"身劳汗出,衣里冷湿,久久得之"的腰冷、腰痛,沉重难行归为肾着之病,以甘姜苓术汤治之。然而腰部冷痛为何病属下焦,名曰肾着?肾着之病又为何以健脾之药治之?历代医家皆以为肾着之病,并非肾脏本病,而是寒湿浸淫。天冷之时,身着厚衣劳作,动作剧烈则大汗出,或体弱气虚,动则汗出者,衣湿不能解,日久则成寒湿邪气,浸淫皮肤,渐成腰部冷痛,沉重难行之症。

清·程林《金匮要略直解》说:"此肾着于寒湿也。《内经》曰:'伤于湿者,下先受之。'寒湿着于下焦,故身体重,甚则冷痛腹重,如带五千钱也……此证因疲劳玄府开,汗出衣冷湿,久久则寒湿之气从而薄肾,故为肾着也。"湿性重着,寒性趋下,寒湿之邪侵犯体表,则着于下焦。清·沈明宗《张仲景金匮要略》说："此寒湿浸淫肾之经络病也。腰为肾府，寒湿浸淫于腰，痹着肾之经络，气血不得转运，故身体重，下连带脉，则腰中冷，如坐水中，形如水状，名曰肾着……病属下焦肾部，躯壳受邪也。"因寒湿浸淫于腰，腰为肾之府，故名肾着。腰痛之症，冷甚重甚，冷如坐水中，重如带五千钱，或伴腰部皮肤肿胀"形如水状"，当是寒湿为患之"肾着病"。**笔者临床体会甘草干姜茯苓白术汤（肾着汤）的方证为：腰重而冷痛，尿频，尿失禁。**

　　寒湿之证虽名肾着，却以健运中阳之药治之：甘草益气温中，生姜温中散寒，茯苓淡渗利水，白术健脾燥湿。如秦伯未《金匮要略简释·五脏风寒症》说："由于寒湿内阻，中焦阳气不化，故用甘草干姜茯苓白术汤，目的不在温肾而在散寒逐湿。"本案初诊不效，增白术至30g，则腰痛明显好转，而腰冷仍在，三诊弃白术不用而改苍术15g，用量仅白术一半，而诸证悉愈。苍术、白术在仲景时代本无分别。《神农本草经》说："术，一名山蓟。味苦温，生山谷。治风寒湿痹死肌、痉、疸，止汗除热，消食，作煎饵。久服轻身，延年不饥"，统称为术。直到宋代寇宗奭《本草衍义》才首次区别苍术与白术性味功效的不同。苍术、白术俱有健脾之效，而苍术气味辛烈，尤擅燥湿，**腰痛冷甚而脾虚不甚者，用苍术更佳。**甘草干姜茯苓白术汤温中散寒，健脾祛湿，不干涉肾经，而治病求于本。如清·高学山《高注金匮要略·五脏风寒积聚病脉证治第十一》所说："盖因暖土，可以祛寒，而燥土尤能胜湿故也。观夫阳春回于大地，而幽壑冰消，堤岸固于江乡，而浸淫患息。仲景制方之意，概可知矣。"

> 　　笔者临床体会到甘草干姜茯苓白术汤（肾着汤）的方证为：腰重而冷痛，尿频，尿失禁。

# 厚朴生姜半夏甘草人参汤治愈小腹部胀满 3 年案

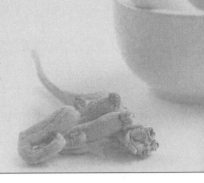

厚朴生姜半夏甘草人参汤方证;厚朴的剂量：人参的剂量等于 8：1

李某,女,70 岁,**初诊日期**:2016 年 10 月 21 日。

**主诉**:小腹部胀满疼痛 3 年。

**现病史**:患者 3 年前出现小腹部胀满,曾先后就诊于北京某医馆及北京某医院服中药汤药和中成药,腹部胀满症状未见改善,后出现小腹部亦疼痛。遂就诊于我处。

**刻下症**:小腹部胀满且疼痛,每天均胀,伴全身怕冷,全身疼痛,气短,纳少,眠少。大便偏干,夜尿 2~3 次。

**查体**:舌暗红,有液线,苔薄黄,脉沉细。

## 方证辨证

《伤寒论·辨太阳病脉证并治中第六》说:"发汗后,腹胀满者,厚朴生姜半夏甘草人参汤主之。"**笔者临床体会到厚朴生姜半夏甘草人参汤的方证是:腹胀满,腹部局部或周身怕冷,乏力,苔白,脉缓。**本案患者小腹部胀满疼痛,每天均胀,舌暗红,有液线,苔薄黄,脉沉细,符合厚朴生姜半夏甘草人参汤的方证。

**诊断**:腹胀　厚朴生姜半夏甘草人参汤证。

**治疗**:方用厚朴生姜半夏甘草人参汤合颠倒木金散。

| 厚　朴 48g | 法半夏 15g | 炙甘草 12g | 生　姜 48g |
| 党　参 6g | 木　香 12g | 郁　金 6g | |

7剂,水煎服。

**二诊**(2016年10月28日):患者诉服药后小腹部胀满疼痛好转90%,全身疼痛好转,全身怕冷,睡眠好,大便日1次,成形,夜尿2次。

**治疗**:原方改木香为16g,郁金8g,继服7剂。

**三诊**(2016年11月4日):患者诉服汤药后小腹部胀满疼痛已愈,全身疼痛好转大半。

《伤寒论·辨太阳病脉证并治中第六》中说:"发汗后,腹胀满者,厚朴生姜半夏甘草人参汤主之。厚朴半斤(炙,去皮),生姜半斤(切),半夏半升(洗),甘草二两,人参一两。上五味,以水一斗,煮取三升,去滓,温服一升,日三服。"清·郑钦安《伤寒恒论·太阳中篇》说:"此病腹胀满由于发汗后,明是汗出伤及胸中之阳,以致浊阴上干,闭其清道,壅而为满,法宜补中宣通,原方亦可用,似不若理中加行滞药为当。"可见厚朴生姜半夏甘草人参汤方为治疗发汗后伤及胸中之阳,浊阴壅滞腹胀满的腹部胀满不适所设。清·张志聪《伤寒论集注·伤寒论卷第一》说:"此因发汗而致脾脏之穷约也。夫脾主腹,为胃行其津液者,胃府之津液消亡,则脾气虚而腹胀满矣。厚朴气味辛温,色性赤烈,凌冬不凋,盖得阴中之生阳,具木火之体,用炙香主助太阴脾土之气,甘草、人参资生津液,生姜、半夏宣发胃气而上输于脾。"厚朴生姜半夏甘草人参汤以味苦性温之厚朴为君,厚朴善于下气行散,除胃中滞气而燥脾,泄满消胀;以辛温之生姜、半夏为臣,生姜宣散通阳,行胃中滞气,半夏开结豁痰,降胃中逆气,两者与厚朴为伍,苦降辛开,温阳行气,使泄满消胀作用更强。因所治之胀满乃脾虚气滞所致,若只消不补,则脾气难复,邪气易于复聚,故佐以人参、甘草补气益脾。**根据笔者临床经验,厚朴生姜半夏甘草人参汤的方证可总结为:腹胀满,腹部局部或周身怕冷,乏力,苔白,脉缓。**本案患者小腹部胀满疼痛,每天均胀,舌暗红,有液线,苔薄黄,脉沉细,宜予厚朴生姜半夏甘草人参汤消胀除满。

**此外,厚朴生姜半夏甘草人参汤的原方是用厚朴半斤,人参一两,即厚朴的剂量∶人参的剂量等于8∶1,切记!临床中,若是人参与厚朴的剂量等量或剂量差不多,则易导致患者腹胀满更甚!**

厚朴生姜半夏甘草人参汤的方证是：腹胀满，腹部局部或周身怕冷，乏力，苔白，脉缓。

# 危重症是经典条文的再现

## ——经方治愈一动则喘憋、气短半个月案

重剂麦冬；麦冬：半夏剂量之比等于 7：1

徐某,男,79 岁,初诊日期:2016 年 11 月 11 日。

**主诉:**一动则喘憋、气短半个月。

**现病史:**患者半个月前因劳累后出现喘憋,夜间无憋醒。后发展为一动则喘憋、气短,患者颇为苦恼,遂就诊于我处。

**刻下症:**喘憋,气短,偶有头晕,无视物旋转。偶有咳嗽,咽干,咽部有似冒火的感觉,咽部有痰,质黏稠,不易排出。后背畏寒,纳食不香,眠差易醒。大便 1 日 1 次,偏稀,夜尿 2 次。

**查体:**舌淡,苔薄黄,脉弦细。

## 方证辨证

《金匮要略·肺痿肺痈咳嗽上气病脉证治第七》说:"大逆上气,咽喉不利,止逆下气者,麦门冬汤主之。"**笔者体会到麦门冬汤的方证是:喘憋,咳嗽,咽干,咽喉不利,咽部有似冒火的感觉,舌红,脉细。**本案患者喘憋,气短,偶有咳嗽,咽部有似冒火的感觉,咽部有痰,质黏稠,不易排出,舌淡,苔薄黄,脉弦细。符合麦门冬汤的方证。故方证辨证为麦门冬汤证。

**诊断:**喘证　麦门冬汤证。

**治疗:**方用麦门冬汤。

清半夏 9g　　　麦　冬 63g　　　党　参 10g　　　生甘草 10g

大　枣 12g　　　粳　米 20g(包煎)

7剂,水煎服,日1剂,分2次早、晚饭后半小时温服。

**二诊**:患者诉服药后症状基本好转。原来喘憋、气短,现在基本已愈。原来咽干、咽部有似冒火的感觉亦减轻,咽部痰量明显减少。原来睡眠浅容易醒,现在不容易醒,现夜间能连续睡眠约7小时。原来一动则喘憋,现在无此种情况,并且已经可以做一般性家务活。

继续治疗1周,喘憋、气短均告痊愈。

《金匮要略·肺痿肺痈咳嗽上气病脉证治第七》说:"大逆上气,咽喉不利,止逆下气者,麦门冬汤主之。麦门冬汤方:麦门冬七升,半夏一升,人参二两,甘草二两,粳米三合,大枣十二枚。上六味,以水一斗二升,煮取六升,温服一升,日三夜一服。"清·尤在泾《金匮玉函经二注·卷七》说:"嘉言云,胃中津液枯燥,虚火上炎之证,治本之良法也。"可知麦门冬汤所治为阴伤严重之证,胃中津液干而有火上侵咽喉,故而咽喉不利,咽干,咽喉部有冒火的感觉。近代名医秦伯未《金匮要略新义·上卷》中提到:"火热挟饮致逆,为上气,为咽喉不利,与表寒挟饮上逆者悬殊矣,故以麦冬之寒,治火逆,半夏之辛治饮气,人参、甘草之甘,以补益中气。"日本汉方医家丹波元简《金匮玉函要略辑义·卷二》中指出:"[程]大逆上气,则为喘为咳。咽喉为之不利。麦门冬、半夏以下气,粳米、大枣以补脾,甘草、人参以补肺。脾肺相生则气得归原,而大逆上气自止。[沈]余窃拟为肺痿之主方也。巢源,上气鸣息候云,肺主于气,邪乘于肺,则肺胀。胀则肺管不利,不利则气道涩,故气上喘逆,叹息不通。"可知,麦门冬汤中,重用麦门冬滋阴润肺,清降虚火;**以半夏下气化痰,虽性温,但用量很轻**,且与大量清润药物相伍,则不嫌其燥;以人参、甘草、大枣、粳米益气养胃,生津润燥,全方共奏养阴清热、止逆下气之功。**结合笔者多年的临床体会认为麦门冬汤的方证是:喘憋,咳嗽,咽干,咽部有似冒火的感觉,舌红,脉细。**

> 麦门冬汤的方证是:喘憋,咳嗽,咽干,咽部有似冒火的感觉,舌红,脉细。

附:麦门冬汤药味稍甜,无苦味,无其他味道。图如下:

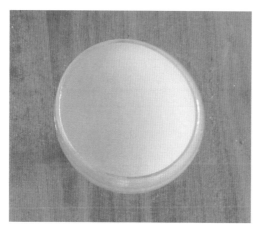

**麦门冬汤汤药**

# 甘麦大枣汤治愈抑郁、喜哭2年案

张某，女，60岁，**初诊日期**：2017年8月29日。

此患者为笔者在病房主管的患者，本因高血压头晕头痛入院，入院问诊时，患者即号啕大哭，悲伤不能自已，自诉2年前与女儿吵架后，一直心情抑郁，喜悲欲哭，伴头晕心悸，休息后缓解，被某三甲医院心理科诊为重度抑郁，长期服用抗抑郁药物。

**刻下症**：抑郁喜哭，不能自已，烦躁，头晕头胀，心悸，左背部酸痛，食后腹胀反酸，口干、鼻干，汗多，纳眠可，二便调。

**查体**：体型中等，情绪激动，舌有瘀斑，苔白腻，有液线，脉弦细。血压（BP）：133/81mmHg。

## 方证辨证

《金匮要略·妇人杂病脉证并治第二十二》讲："妇人脏躁，喜悲伤欲哭，象如神灵所作，数欠伸，甘麦大枣汤主之。"**笔者临床体会到甘麦大枣汤的方证是：脏躁（更年期），喜悲伤欲哭或容易紧张。**本案患者抑郁喜哭，不能自已，舌有液线，脉弦细，符合甘麦大枣汤的方证，故方证辨证为甘麦大枣汤证。

**诊断**：脏躁　甘麦大枣汤证。

**治疗**：方用甘麦大枣汤。

甘　草42g　　浮小麦130g　　大　枣30g

7剂，日1剂，煎药室代煎，1剂出2袋，分2次早、晚饭后各服用

1 袋。

服药 2 剂后,患者情绪明显好转,自述烦躁、抑郁喜哭好转 40%,头晕头胀好转,左背部酸痛减轻,腹胀反酸减轻。

服用 3 剂药后烦躁、抑郁、喜哭均痊愈,查房时患者常面露笑容,与入院时判若两人,家属亦叹中药之神奇,述终于在患者脸上见到了几年未见的笑容。

《金匮要略·妇人杂病脉证并治第二十二》中讲:"妇人脏躁,喜悲伤欲哭,象如神灵所作,数欠伸,甘麦大枣汤主之。甘草小麦大枣方:甘草三两,小麦一升,大枣十枚,上三味,以水六升,煮取三升,温分三服,亦补脾气。"甘麦大枣汤仅甘草、小麦、大枣三药成方。甘草,《神农本草经·上品》言:"味甘平,主五脏六府寒热邪气,坚筋骨,长肌肉,倍力,金疮,尰,解毒。久服轻身,延年。"小麦,《名医别录·中品》说:"味甘,微寒,无毒。主除热,止燥渴、咽干,利小便,养肝气,止漏血唾血。"大枣,《神农本草经·上品》言:"味甘,平,主心腹邪气,安中,养脾,助十二经,平胃气,通九窍,补少气少津液,身中不足,大惊,四肢重,和百药。"三药性味温和,主补心肝气津,暗合甘麦大枣汤之病机:心肝津液不足,脏躁是也。

近代医家廖厚泽老先生在《金匮汇证诠释·妇人杂病脉证并治第二十二》中言:"此方乃甘润生津之品。"亦指出"此不独妇人,男人患此亦宜,小儿夜哭用之亦有效。"**笔者临床对此深有体会,每遇悲伤喜哭或紧张者,无论男女,投此必效,后读廖老著作,发现所见不谋而合,暗自感慨忠于经典、勤于临床必可于字里行间读出相似体会!**

清·魏之琇《续名医类案·卷二十一·哭笑》中载管先正医治一妊娠妇女"一妇妊娠四五个月,脏躁悲伤。遇昼则惨切泪下数次,象若神灵,如有所凭,医与巫皆无益。与仲景大枣汤,一剂而愈。"(《医学纲目》)

**笔者临床体会到甘麦大枣汤的方证是:脏躁(更年期),喜悲伤欲哭或容易紧张。**本案中患者抑郁喜哭,不能自已,舌有液线,脉弦细,为妇人脏躁之象,予甘麦大枣汤补养心肝,生津益液。

另外,笔者临床对比小麦与浮小麦疗效,发现浮小麦更胜一筹,故常以浮小麦代小麦,并投以大量,疗效可观。

> 甘麦大枣汤的方证是:脏躁(更年期),喜悲伤欲哭或容易紧张。

# 赤石脂禹余粮汤治愈反复腹泻，大便急，不能自制 6 年案

赤石脂禹余粮汤方证；此利在下焦；临证需仔细辨证，使方与证丝丝入扣

肖某，男，31 岁，初诊日期：2017 年 7 月 28 日。

**主诉**：反复腹泻、大便急，不能自制 6 年。

**现病史**：患者于 6 年前开始出现腹泻，腹泻急迫并且频繁，难以自制。平素饮用常温水或凉白开水均能导致腹泻，必须立即如厕。更不能饮用冰凉水或吃冰凉的食物，每次腹泻里急后重之感强烈难忍，多方求治未见好转，经人推荐就诊于我处。

**刻下症**：患者大便 4~6 次 / 日，大便不成形，多为稀水样大便，每次大便均有里急后重之感，难以控制。晨起无口苦，全身偏畏寒，汗多，全身均有汗，肚脐处怕风，小腹部疼痛。

**查体**：舌淡红，苔黄厚腻，脉沉。

## 方证辨证

《伤寒论·辨太阳病脉证并治下第七》说："伤寒服汤药，下利不止，心下痞硬，服泻心汤已，复以他药下之，利不止，医以理中与之，利益甚。理中者，理中焦，此利在下焦，赤石脂禹余粮汤主之。复不止者，当利其小便。"**笔者临床体会到赤石脂禹余粮汤的方证是：全身畏寒，不能饮凉，大便稀溏，日数次**。本案患者全身偏畏寒，大便每日行 4~6 次且难以自制，平素饮用常温水或凉白开水均能导致腹泻，必须立即如厕，更不能饮用冰凉水或吃冰凉的食物，符合赤石脂禹余粮汤的方证，故方证辨证为赤石脂禹余粮汤证。

**诊断:**腹泻　赤石脂禹余粮汤方证。

**治疗:**方用赤石脂禹余粮汤。

赤石脂 35g　　禹余粮 35g

7剂,日1剂,分3次、早、中、晚饭后半小时温服。

**二诊(2017年8月4日):**患者诉以往大便急迫,甚则拉至裤裆,现服上方3剂后,大便即能控制,每日行大便4次。自诉大便不成形症状好转70%,有时大便成形,小腹部疼痛好转。并且患者诉汤药稍有甜味,不难入口。嘱其继服前方。

服药2周后随访,患者诉已能正常饮用常温水,大便1日3~4次,已能自制。

《伤寒论·辨太阳病脉证并治下第七》说:"伤寒服汤药,下利不止,心下痞硬,服泻心汤已,复以他药下之,利不止,医以理中与之,利益甚。理中者,理中焦,此利在下焦,赤石脂禹余粮汤主之。复不止者,当利其小便。赤石脂禹余粮汤。赤石脂禹余粮汤方:赤石脂一斤(碎),太一禹余粮一斤(碎),上二味,以水六升,煮取二升,去滓,分温三服。"方中二味药皆借石性镇坠以达下焦,涩肠固脱,为收敛滑脱之良剂。

**此条文中有三处需要注意挖掘。第一,"下利不止,心下痞硬,服泻心汤已"**即病家由于医家的失治误治而出现"下利不止,心下痞硬",服泻心汤后,利止痞消。由此可以判断泻心汤方证应包含"下利不止,心下痞硬"。泻心汤见于仲景方有泻心汤、半夏泻心汤,大黄黄连泻心汤、附子泻心汤、生姜泻心汤、甘草泻心汤6方,"下利不止"合并"心下痞硬"可并见于生姜泻心汤、甘草泻心汤。此条文中的泻心汤当为何方? 笔者认为,视具体情况,此处泻心汤既可为泻心汤原方,亦可为生姜或甘草泻心汤。泻心汤证包含心下痞无疑,但仲景未直言泻心汤原方可治下利。观泻心汤之药味,有大黄、黄连、黄芩,三物皆苦寒之品,《神农本草经》说"黄连,味苦,寒,无毒……主肠澼,腹痛下利",又说:"黄芩,味苦,平,大寒,无毒……主肠澼泄痢",而"大黄,味苦,大寒……主通利水谷……肠间结热",由此观之,泻心汤可治下利,而此句所主的"下利不止"当为热利。临证运用经方,不但要掌握每个经方的具体方证,亦要区分相似方证的鉴别运用。关于生姜泻心汤、甘草泻心汤与半夏泻心汤的鉴别运用,可见于笔者总结的生姜泻心汤医案,兹不赘述。值得注意的是,此处"下利不止,心下痞硬"的前提是误下,以致下利,而治疗因误下之后导致下利不止的方子还有葛根芩连汤和桂枝人参汤等。其中桂枝人参汤所主"利下不止,心下痞硬"与此句泻心汤的条文高度相似,但因桂枝人参汤有"表里不解"的病机所在,所以读者临证治疗下利不止伴心下痞时应注意鉴别。

**第二,"利益甚"的问题**。误治的医家以为"利不止"系中焦虚寒,故予理中温之,结果"利益甚"。首先,此处值得关注的是仲景以何判断利在下焦,即利在中焦与利在下焦有何区别? 仲景未明言,笔者亦不宜妄自揣测。

**第三,"复不止者,当利其小便"**。为何下焦利不止,当利其小便? 是为一问。《灵枢经·营卫生会第十八》说:"下焦者,别回肠,注于膀胱而渗入焉。故水谷者,常并居于胃中,成糟粕,而俱下于大肠,而成下焦,渗而俱下,济泌别汁,循下焦而渗入膀胱焉。"此即言下焦具有分清泌浊的功能,清·沈明宗对此亦持相同看法,他在《伤寒六经辨证治法·卷二》中说:"此连下焦与大肠之气不固,水谷直趋肠间,所以其利益甚。"即利在下焦的原因为下焦虚寒,水走肠间,大肠有失收摄。治不得法,故利益甚,水气聚于下焦清浊难分,故当利其小便,分渗水谷。**下焦利不止,若要利其小便,如何运用经方利小便?是为二问**。笔者对此缺乏临床体悟,援引二家,以作参考。《医宗金鉴·订正仲景全书伤寒论注·太阳病中篇》说:"若止而复利,则当审其小便之利与不利。小便若利,当佐以温补之药以收全功;小便不利,是水无去路,固涩日久,所以复利不止。则又当利其小便,使水道通而利自止矣。"此即言复利不止者,应分小便利与小便不利分而治之,可以参考。日本汉方大家汤本求真在《皇汉医学·别论》中谈到:"尾台氏曰:若欲利其小便,则可选用猪苓汤,真武汤等。"笔者认为,此说不够全面,观仲景可利小便之方,有苓桂术甘汤、肾气丸、桂枝去桂加茯苓白术汤等不下十余首,临证还需仔细辨证,使方与证丝丝入扣。

赤石脂禹余粮汤的方证是：全身畏寒，不能饮凉，大便稀溏，日数次。

# 治疗惊悸的第一方

## ——经方治愈反复心慌 9 年,加重伴惊悸 3 个月余案

柴胡加龙骨牡蛎汤;惊悸畏声

马某,男,73 岁,**初诊日期**:2017 年 8 月 30 日。

患者为笔者在病房主管的患者。患者有 9 年冠心病病史,常年服用冠心病药物,并因胸闷、气短多次住院治疗。

3 个月前,因邻舍装修,出现夜寐不宁,进一步诱发心慌频作,伴见畏声惊悸、头晕乏力,予西药常规治疗后心慌症状缓解,但畏声惊悸及失眠乏力症状未有变化。

**刻下症**:惊悸畏声,每天均发作,眠差易醒,闻声则惕然而惊,胸闷、心慌、短气,活动加重。伴见头晕,全身乏力,下肢尤甚,步行 100 米即双下肢后侧疼痛,须停下休息。急躁畏热,反酸烧心,汗多,上半身尤甚,无口干口苦,纳可,大便干,小便无力。

**查体**:体型偏胖,面色红黄,舌暗红,苔黄浊,脉弦。血压(BP):141/90mmHg。

**辅助检查**:心脏 B 超:射血分数(EF):60%,左房增大,左室壁轻度增厚,二尖瓣少量反流,左室舒张功能减低。

**既往史**:高血压病史 40 年;2 型糖尿病病史 18 年。

## 方证辨证

《伤寒论·辨太阳病脉证并治中第六》中说:"伤寒八九日,下之,胸满烦惊,小便不利,谵语,一身尽重,不可转侧者,柴胡加龙骨牡蛎汤主之。"笔者临床体会到柴胡加龙骨牡蛎汤的方证是:胸胁苦满或胸闷,口苦,易惊,心悸亢进,夜梦多,易醒,身动乏力,腹胀,便秘,脉

**弦或细数**。本案中患者惊悸畏声，眠差易醒，闻声则惕然而惊，胸闷、心慌、短气，活动加重，伴见头晕，全身乏力，下肢尤甚，步行100米即双下肢后侧疼痛，须停下休息，急躁畏热，反酸烧心，汗多，上半身尤甚，无口干口苦，纳可，大便干，小便无力，面色红黄，舌暗红，苔黄浊，脉弦，符合柴胡加龙骨牡蛎汤的方证，故方证辨证为柴胡加龙骨牡蛎汤证。

**诊断：**惊悸　柴胡加龙骨牡蛎汤证。
**治疗：**方用柴胡加龙骨牡蛎汤。

| 柴　胡 24g | 黄　芩 9g | 生龙骨 9g | 煅牡蛎 9g |
| 干　姜 3g | 煅磁石 9g | 党　参 9g | 桂　枝 9g |
| 茯　苓 9g | 清半夏 9g | 生大黄 9g | 大　枣 6g |

9剂，日1剂，煎药室代煎，出2袋，分2次早、晚饭后半小时各服用1袋。

服药2剂后，患者述乏力、惊悸、畏声好转，反酸、烧心基本痊愈。3剂后惊悸好转约70%。7剂尽服，惊悸畏声再无发作，夜眠实，反酸烧心已愈，乏力明显改善，心情豁然开朗，精神矍铄，喜小步徐行，自觉双下肢有力，步行400米亦未见双下肢疼痛。特别是患者诉以往曾多次住院治疗，从未恢复得这么好、这么快！

《伤寒论·辨太阳病脉证并治中第六》说："伤寒八九日，下之，胸满烦惊，小便不利，谵语，一身尽重，不可转侧者，柴胡加龙骨牡蛎汤主之。柴胡加龙骨牡蛎汤方：柴胡四两，龙骨、黄芩、生姜（切），铅丹，人参、桂枝（去皮），茯苓各一两半，半夏二合半（洗），大黄二两，牡蛎一两半（熬），大枣六枚（擘），上十二味，以水八升，煮取四升，内大黄，切如棋子，更煮一两沸，去滓，温服一升。本云柴胡汤，今加龙骨等。"柴胡加龙骨牡蛎汤乃小柴胡汤加减而成，为少阳证兼见惊惕者而设。小柴胡汤为少阳主方，清代医家汪琥在《伤寒论辨证广注·卷七》言："柴胡汤方，专治少阳经往来寒热，头角痛，耳聋口苦，胁痛脉弦者。"此为小柴胡汤所主之证，亦为诸多柴胡剂应用的基础方证。柴胡加龙骨牡蛎汤则为小柴胡汤去甘草，加铅丹、桂枝、茯苓、大黄、龙骨、牡蛎而成。铅丹，《神农本草经·中品》言："味辛，微寒，主咳逆，胃反，惊痫，癫疾，除热，下气。"桂枝，《神农本草经·上品》言："牡桂（桂枝）味辛，温。主上气咳逆，结气，喉痹，吐吸，利关节，补中益气。"茯苓，《神农本草经·上品》言："味甘，平。主胸胁逆气，忧恚，惊邪恐悸，心下结痛，寒热，烦满，咳逆，止口焦舌干，利小便。"大黄，《神农本草经·下品》言："味苦，寒，主下瘀血，血闭，寒热，破癥瘕，积聚，留饮宿食，荡涤肠胃，推陈致新，通利水谷，调中化食，安和五脏。"龙骨，《神农本草经·上品》说："味甘，平。主心腹鬼疰，精物，老魅，咳逆，泄利脓血，女子漏下，癥瘕坚结，小儿热气惊痫。"牡蛎，《神农本草经·上品》言："味咸，平，主伤寒寒热，温疟洒洒，惊恚怒气，除拘缓鼠瘘，女子带下赤白。"几味药以养心安神为主，主要靶点为畏声易惊。日本医家森立之在《伤寒论考注》中形容本方"为邪气已去，但宿饮多之人，余邪在饮中，未全解。"认为是有饮邪作祟。

清·魏之琇在《续名医类案·卷二十一·颠狂》中载刘宏璧医案云："一富室女正梳洗间，忽见二妇相拘，方奔逸，复挤至，遂大叫，叫后乃大哭，哭已即发狂。寒热相继，目眩不眠，以为鬼祟……因此小柴胡汤去甘草，而外加羚羊角、龙骨、牡蛎清肺肝，镇惊怯，一服而安。"刘氏所用便是柴胡加龙骨牡蛎汤化裁之剂。

**笔者临床体会到柴胡加龙骨牡蛎汤的方证是：胸胁苦满或胸闷，口苦，易惊，心悸亢进，夜梦多，易醒，身动乏力，腹胀，便秘，脉弦或细数。**综观本案患者的四诊信息，符合柴胡加龙骨牡蛎汤的方证，故以柴胡加龙骨牡蛎汤镇惊安神。

需要注意的是，药房无铅丹，故笔者常用磁石代之，临床疗效可也。

> **柴胡加龙骨牡蛎汤的方证是：胸胁苦满或胸闷，口苦，易惊，心悸亢进，夜梦多，易醒，身动乏力，腹胀，便秘，脉弦或细数。**

# 一味药一剂而愈！

## ——蛇床子散治愈反复外阴痒痛 7 年余案

**外阴痛痒；蛇床子散证；用药方法**

张某，女，53 岁，**初诊日期**：2017 年 8 月 26 日。

**主诉**：外阴反复痒痛 7 年余。

**现病史**：患者 7 年前出现外阴瘙痒疼痛，平均 2~3 天即发作一次，为求中医治疗，就诊于我处。

**刻下症**：外阴瘙痒疼痛，平均 2~3 天即发作一次，心前区时有憋气感，气短，喜长出气，偏畏寒，纳眠可，大便 1 日 1 次，不干不稀，夜尿 3~4 次，无尿急。

**查体**：舌暗红，苔薄黄，脉弦细。

### 方证辨证

《金匮要略·妇人杂病脉证并治第二十二》说："蛇床子散方，温阴中坐药。"**笔者临床体会到蛇床子散的方证是：外阴疼痛瘙痒，伴有畏寒等下焦寒象。**本案中患者外阴瘙痒疼痛，平均 2~3 天即发作一次，心前区有憋气感，气短，喜长出气，偏畏寒，纳眠可，夜尿 3~4 次，脉弦细。符合蛇床子散的方证，故方证辨证为蛇床子散证。

**诊断**：阴道炎　蛇床子散证。

**治疗**：方用蛇床子散。

①蛇床子仁 35g

14 剂，日 1 剂，打粉后水煎，煮沸后再煮 20~30 分钟，兑入适当温水，坐浴。

②蛇床子仁 35g

14 剂，日 1 剂，打粉后用棉布包起来，外用，反复涂抹外阴。

1 剂而愈，随访 2 周未再发作。

《金匮要略·妇人杂病脉证并治第二十二》说："蛇床子散方，温阴中坐药。蛇床子仁，上一味，末之，以白粉少许，和令相得，如枣大，绵裹内之，自然温。"本条论述的是阴冷寒湿带下的外治法，只蛇床子仁一味药。

蛇床子在《神农本草经·上品》中记载："味苦，平。主妇人阴中肿痛，男子阳痿，湿痒，除痹气，利关节，治癫痫，恶疮。久服轻身。"可以看出蛇床子主治之病为阴中肿痛，湿痒。现代药理作用研究认为，蛇床子水蒸馏液对耐药性金黄色葡萄球菌、铜绿假单胞菌有抑制作用，且能杀灭阴道滴虫，是妇科病常用外治药。清·吴谦等编著的《医宗金鉴·卷二十三》中沈明宗提到："此治阴掣痛，少腹恶寒之方也。胞门阳虚受寒，现证不一，非惟少腹恶寒之一证也。但寒从阴户所受，不从表出，当温其受邪之处，则病得愈，故以蛇床子一味，大热温助其阳，纳入阴中，俾子宫得暖，邪去而病自愈矣。"可以看出蛇床子散治疗的阴冷外阴痛痒，以蛇床子苦温暖宫除湿。取坐药，使药物直达病所，疗效迅速。

**笔者临床体会到蛇床子散的方证是：外阴疼痛瘙痒，伴有畏寒等下焦寒象。**本案中患者外阴瘙痒疼痛，平均 2~3 天即发作一次，心前区时有憋气感，气短，喜长出气，偏怕冷，纳眠可，夜尿 3~4 次，脉弦细。符合蛇床子散的方证，故方证辨证为蛇床子散证。

江瓘《名医类案·吕元膺医案》中记到："女某，年三十余，凡交感则觉阴中隐痛，甚则出血，按其脉两尺沉迟而涩，用补血散寒之剂不愈，因思药与病对，服而不效，恐未适至其所也。偶检《千金方》，用蛇床子散，绵裹纳其中，二次遂愈。"可见蛇床子散外用治疗阴中痛痒直达病所，疗效迅速。

> 　　笔者临床体会到蛇床子散的方证是：外阴疼痛瘙痒，伴有畏寒等下焦寒象。

# 此仲景先师之法,不可变更也

## ——经方治愈反复心慌,右手无脉 1 年案

> 炙甘草汤证;复脉汤;煎服之法不可变更也!

王某,男,65 岁。**初诊日期:**2017 年 8 月 16 日。

**主诉:**反复心慌,右手无脉 1 年。

**现病史:**2016 年 10 月 30 日患者因突发胸骨后疼痛就诊于北京某医院,诊断为急性下后壁心肌梗死,行冠脉造影示左冠状动脉回旋支(LCX)中段完全闭塞,术中植入支架 1 枚。术后患者右手无脉,胸痛症状消失,心慌仍频作,出现一过性黑矇,多次于北京某大医院住院治疗,症状无明显缓解,为求进一步诊治,收住我科。

**刻下症:**心慌,一过性黑矇,无视物旋转、无意识丧失,全身严重乏力,胸闷,耳鸣伴有颅鸣,偶有口干,汗多,纳眠可,大便 1~2 日 1 行,不干不稀,夜尿 2 次。

**查体:**体型偏瘦,精神萎靡,面色稍黑,舌红,少苔,中有裂纹,右手无脉,左手脉弦,结代。

**辅助检查:**心电图示:心房纤颤。

## 方证辨证

《伤寒论·辨太阳病脉证并治法下》说:"伤寒,脉结代,心动悸,炙甘草汤主之。"《金匮要略·肺痿肺痈咳嗽上气病脉证治第七》说:"治虚劳不足,汗出而闷,脉结悸,行动如常,不出百日,危急者,十一日死。"笔者临床体会到炙甘草汤的方证是:**心悸亢进,精神萎靡,体质虚弱(偏瘦),口干,皮肤枯燥,大便干燥。**本案患者心慌,全身严重乏力,精神萎靡,偶有口干,汗多,体型偏瘦,舌红,少苔,中有裂纹,右

手无脉,左手脉弦,结代。符合炙甘草汤的方证,故方证辨证为炙甘草汤证。

**诊断:**心悸　炙甘草汤证。

**治疗:**方用炙甘草汤。

| | | | |
|---|---|---|---|
| 生地黄 64g | 生甘草 16g | 麦　冬 12g | 大　枣 20g |
| 火麻仁 3g | 桂　枝 16g | 干　姜 4g | 党　参 8g |
| 阿胶珠 8g | | | |

6 剂,水煎服,分 2 次早、晚饭后半小时服用。

**二诊**(2017 年 8 月 24 日):患者诉心慌、胸闷无明显好转,仍严重乏力,纳眠可,大便 1~2 日一行,偏稀,小便可。精神萎靡,舌红,中有裂纹,少苔,右手无脉,左手脉弦,结代。

**查原文,发现 "以酒七升,水八升",故加酒同煎。**

**治疗:**方用炙甘草汤。

| | | | |
|---|---|---|---|
| 生地黄 64g | 生甘草 16g | 麦　冬 12g | 大　枣 20g |
| 火麻仁 3g | 桂　枝 16g | 干　姜 4g | 党　参 8g |
| 阿胶珠 8g | | | |

9 剂,水煎服,**加白酒 20ml 同煎**,分 2 次早、晚饭后半小时温服。

**三诊**(2017 年 9 月 1 日):服 2 剂药后,患者前来医生办公室告知自觉脉弹手,右手脉可触及,右手脉微,向病房病友宣传加酒后药效明显提高。(**笔者按:此乃孙思邈所言复脉汤也!**)近 4 天再无心慌,乏力好转 70%,舌淡红,中有裂纹,苔薄黄。右手脉微,左手脉弦,结代。

效不更方,随访 2 周未复发,患者无明显不适,特别是患者自诉全身精神佳,无乏力。

《伤寒论·辨太阳病脉证并治下第七》说:"伤寒脉结代,心动悸,炙甘草汤主之。甘草四两(炙),生姜三两(切),人参二两,生地黄一斤,桂枝三两(去皮),阿胶二两,麦门冬半升,去心,麻子仁半升,大枣三十枚,上九味,以清酒七升,水八升,先煮八味,取三升,去滓,内胶,烊消尽。温服一升,日三服。一名复脉汤。"

曹颖甫《经方实验录·中卷》说："昔与章次公诊广益医院庖丁某，病下利，脉结代，次公疏炙甘草汤去麻仁方与之。当时郑璞容会计之戚陈某适在旁，见曰：此古方也。安能疗今病？次公忿与之争。仅服一剂，即利止脉和。"章次公遵仲景之言，脉结代，故用炙甘草汤，因下利故去麻子仁，果然一剂药则愈，古方亦能治今病！

《经方实验录·中卷》又记载："律师姚建，现住小西门外大兴街。尝来请诊，眠食无恙，按其脉结代，约十余至一停，或二三十至一停不等，又以事繁，心常跳跃不宁，此仲师所谓心动悸，脉结代，炙甘草汤主之之证是也，因书经方与之，服十余剂而瘥。炙甘草四钱，生姜三钱，桂枝三钱，潞党参二钱，生地一两，真阿胶二钱（烊冲），麦冬四钱，麻仁四钱，大枣四枚。"曹氏摸脉知结代，问诊知事繁而心不宁，符合方证则用炙甘草汤原方，重用生地，十剂而愈。

综上所述，**结合笔者临床体会，炙甘草汤的方证是：心悸亢进，精神萎靡，体质虚弱（偏瘦），口干，皮肤枯燥，大便干燥。**综观本案患者的四诊信息，符合炙甘草汤的方证，故用之滋阴和阳，复脉定悸。

复脉汤一词最早出现于唐·孙思邈《备急千金翼方·卷第十五·补益·五脏气虚第五》说："越公杨素因患失脉，七日服五剂而复（仲景名炙甘草汤，一方以酒七升，水八升，煮取三升，见伤寒中）。"故炙甘草汤即为复脉汤，复脉最主要的原因是本方辛温滋润，"七分阴药"可补血生血；《灵枢·决气篇》说："中焦受气取汁，变化而赤，是谓血。""三分阳药"温通心脉，助血液运行，脉管充盈，阴平阳秘，脉自复来。

**仲景将"以酒七升"与"水八升"同放入煎服法，说明酒的重要性，酒必须大量，才能真正发挥炙甘草汤的效果，临床中加酒效果最好，不加酒疗效减弱或无效。**

> 炙甘草汤的方证是：心悸亢进，精神萎靡，体质虚弱（偏瘦），口干，皮肤枯燥，大便干燥。

# 葛根汤治愈颈部僵硬、双手麻木1年案

颈部僵硬；手麻木；"是谓项强几几，葛根证也"

马某，男，26岁，初诊时间：2017年8月4日。

**主诉：**颈部僵硬伴双手麻木1年。

**现病史：**患者熬夜（久坐加班）后出现两侧太阳穴发胀、颈部僵硬，伴双手麻木1年，时测血压155/95mmHg，现为求中医治疗，就诊于我处。

**刻下症：**两侧太阳穴胀痛，颈部僵硬、怕风怕冷，局部无汗，纳少眠差，入睡困难，凌晨3点左右易醒，晨起略有口苦。大便稀，全身略偏怕热，时有心悸，大便1日1次，夜尿1次，无尿急。

**查体：**舌尖红，舌有液线，苔薄白略黄，脉浮弦。

## 方证辨证

《伤寒论·辨太阳病脉证并治中第六》说："太阳病，项背强几几，无汗恶风，葛根汤主之。"**笔者临床体会到葛根汤的方证为：项背发紧，恶风恶寒，局部无汗。**本案中患者两侧太阳穴发胀，颈部僵硬、怕风怕冷。符合葛根汤的方证，故辨为葛根汤证。

**诊断：**颈椎病　葛根汤证。

**治疗：**方用葛根汤。

| 桂　枝 12g | 白　芍 12g | 生甘草 12g | 生　姜 18g |
| 大　枣 12g | 葛　根 60g | 生麻黄 10g | |

4剂，日1剂，水煎服，先煮麻黄、葛根，去上沫，分2次早、晚饭

后半小时温服。

**二诊**（2017 年 8 月 7 日）：患者诉已服用 4 剂汤药，两侧太阳穴胀痛减轻约 50%，双手麻木好转 50%，颈部僵硬好转 30%，患者诉服药第 3 剂即有效。

**治疗**：效不更方，加大剂量。

桂　　枝 14g　　　白　　芍 14g　　　生甘草 14g　　　生　　姜 21g

大　　枣 14g　　　葛　　根 60g　　　生麻黄 10g

4 剂，日 1 剂，水煎服，先煮麻黄、葛根，去上沫，分 2 次早、晚饭后半小时温服。

**三诊**（2017 年 8 月 11 日）：患者诉两侧太阳穴胀痛、颈部僵硬、双手麻木均已愈。

随访半个月，无复发。

《伤寒论·辨太阳病脉证并治中第六》说："太阳病，项背强几几，无汗恶风，葛根汤主之。葛根四两，麻黄三两（去节），桂枝二两（去皮），生姜三两（切），甘草二两（炙），芍药二两，大枣十二枚（擘），上七味，以水一斗，先煮麻黄、葛根，减二升，去白沫，内诸药，煮取三升，去滓，温服一升，覆取微似汗，余如桂枝法将息及禁忌。诸汤皆仿此。"诸多医家以本方所主乃太阳病将入阳明之证，如清·徐灵胎在《伤寒类方·葛根汤类三》中所述："前桂枝加葛根汤一条，其现症亦同。但彼云反汗出，故无麻黄。此云无汗，故加麻黄也。阳明症汗出而恶热，今无汗而恶风，则未全入阳明，故曰太阳病。按：葛根，《本草》治身大热，大热乃阳明之证也。以太阳将入阳明之经，故加此药。"**徐灵胎详细说明了葛根汤与桂枝加葛根汤临床应用的区别在于辨别有汗还是无汗，并阐述了葛根汤证乃太阳将入阳明，遂用葛根清阳明之热，桂枝汤解太阳表证。**

清·钱潢在《伤寒溯源集·卷之六》中提到："但以几几为颈项俱病，项虽属太阳，而颈已属阳明，是以知太阳寒邪，已经透入阳明疆界，故入葛根以解阳明初入之经邪也。"也是认为葛根汤证乃太阳将入阳明之证。同时钱潢也提到："李时珍曰：本草十剂云轻可去实，麻黄葛根之属。盖麻黄为肺经专药，肺主皮毛，故可以发太阳之汗。葛根乃阳明经药,兼入脾经,脾主肌肉,故能解肌。二药皆轻扬发散,而所入则迥然不同也。"葛根与麻黄同用,加桂枝汤解肌发汗,从太阳与阳明合治此病,既防止病症向阳明传变,又能去除太阳的本病,疏通太阳与阳明经输,则颈项得到气血濡养,僵硬疼痛自然得以缓解。**笔者临床体会到葛根汤的方证为:项背发紧,恶风恶寒,局部无汗。**

关于葛根汤治疗颈部僵硬早有医案记载,如《许叔微医案集按·葛根汤证(二十)》中叙述道:"市人杨姓者,病伤寒,无汗,恶风,项虽屈而强。医者以桂枝麻黄各半汤与之。予曰:非其治也,是谓项强几几,葛根证也。三投,漐漐然微汗解,翌日项不强,脉已和矣。"三剂即愈,可见葛根汤治疗之神效。

> **葛根汤的方证:项背发紧,恶风恶寒,局部无汗。**

# 惊叹于 2 味药效力之神奇

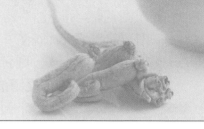

## ——经方治愈胸闷憋气 5 年案

**薏苡附子散证;经方原方治验**

马某,女,63 岁,**初诊日期:**2017 年 8 月 21 日。

**主诉:**反复阴雨天胸闷、憋气 5 年。

**现病史:**患者 5 年前出现胸闷、憋气,未予重视,7 个月前胸闷、憋气加重,并伴心慌,于某医院诊断为永久性房颤,6 个月前行射频消融术,术后症状改善不明显,仍有胸闷、憋气,以阴雨天为甚,并伴后背心疼痛,为求中医诊疗就诊于我处。

**刻下症:**胸闷、憋气,时有心慌,喜长出气,后背心疼痛,阴雨天加重,伴头晕乏力,双下肢发凉,大便日 1 次,解不干净,夜尿 3~4 次,无尿急。

**查体:**舌淡暗,苔黄腻,脉沉。

### 方证辨证

《金匮要略·胸痹心痛短气病脉证并治第九》中言:"胸痹缓急者,薏苡附子散主之。"笔者临床体会到薏苡附子散的方证为:**胸痛、胸闷,阴雨天或雾霾天加重,怕冷,舌苔腻。核心方证是:胸闷或胸痛,阴雨天加重**。本案中患者胸闷、憋气,时有心慌,喜长出气,后背心疼痛,阴雨天加重,伴头晕乏力,双下肢发凉,舌淡暗,苔黄腻,脉沉,符合薏苡附子散的方证,故方证辨证为薏苡附子散证。

**诊断:**胸痹　薏苡附子散证。

**治疗:**方用薏苡附子散。

薏苡仁 30g　　　黑附片 15g(先煎半小时)

7剂,水煎服,日1剂,分3次早、中、晚饭后半小时温服。

患者惊叹于这两味药效力之神奇,自述不仅味道不苦,且服药3剂即管用! 药后胸闷、憋气症状不著,阴雨天也未发作,后背心疼痛亦愈,心慌好转,头晕乏力均有不同程度改善。

《金匮要略·胸痹心痛短气病脉证并治第九》中言:"胸痹缓急者,薏苡附子散主之。薏苡附子散方:薏苡仁十五两,大附子十枚(炮),上二味,杵为散,服方寸匕,日三服。"薏苡附子散以薏苡仁、附子二药成方,《神农本草经》言薏苡仁"味甘,微寒,主筋急拘挛,不可屈伸,风湿痹,下气。(《神农本草经·卷二·上品》)"为祛风除湿,柔筋缓急之药,而附子"味辛,温,主治风寒咳逆,邪气,温中,金创,破癥坚积聚,血瘕,寒湿痿躄,拘挛,脚痛不能行步。(《神农本草经·卷四·下品》)"为破癥瘕,祛风湿,疗风寒之药。二药一寒一温,以附子为多,决定了全方温热之性,亦为治疗风寒湿之组合。**而胸痹患者,多为胸阳不振,寒湿痹阻,与本方功效全然相合,故二药虽无一为治疗胸痹之专药,但相合而用,却在用治风寒湿痹阻心阳之胸痹时,收效甚慰。由此也可确定,薏苡附子散所主之"胸痹缓急"乃"胸痹时缓时急"之意,换言之,即风寒湿较重时(如阴雨天)胸痹易发或加重,即"急",风寒湿不著时(如晴天)则胸痹不发或少发,即"缓"。**

薏苡附子散在冠心病心绞痛、心力衰竭的治疗上有较广泛的临床应用,如国医大师邓铁涛自拟暖心方治疗阳虚型心衰便是以薏苡附子散为底方。总之,**笔者临床体会到薏苡附子散的方证为:胸痛、胸闷,阴雨天或雾霾天加重,怕冷,舌苔腻。核心方证是:胸闷或胸痛,阴雨天加重。**本案中患者胸闷、憋气,时有心慌,喜长出气,后背心疼痛,阴雨天加重,伴头晕乏力,双下肢发凉,舌淡暗,苔黄腻,脉沉,符合薏苡附子散的方证,故用薏苡附子散单方温阳化湿通痹。

> 笔者临床体会到薏苡附子散的方证为:胸痛、胸闷,阴雨天或雾霾天加重,怕冷,舌苔腻。核心方证是:胸闷或胸痛,阴雨天加重。

# 茯泽石膏汤合葶苈大枣泻肺汤治愈双眼模糊、眵多7年,加重2个月案

茯泽石膏汤方证;葶苈大枣泻肺汤方证;目疾;《四圣心源》;
见证2剂知,3剂愈的疗效

马某,女,76岁。**初诊日期:**2016年8月22日。

**主诉:**双眼模糊、眵多7年,加重2个月。

**现病史:**患者7年前出现双眼模糊,分泌物增多,色黄质黏,抬手触之便觉眵量甚大,严重时目为其所蔽,右眼为主,天热、夜间看电脑时加重,每年夏天发作3~4个月,去年于某医院诊断为结膜炎。

2个月前患者出现诸症加重,患者甚苦于此,遂就诊于我处。

**刻下症:**双眼模糊、眵多,色黄质黏,右眼为主,天热、夜间看电脑时加重。双大腿根部有湿疹,晚上9-10点双下肢轻度足踝水肿,夜间无憋醒,无明显怕冷,无明显怕热,大便成形,1日2~3次,夜尿1次。

**查体:**舌暗红,苔中间黄厚腻,脉滑。

## 方证辨证

《四圣心源·七窍解》说:"茯泽石膏汤,治湿热熏蒸,目珠黄赤者。"笔者临床体会到茯泽石膏汤的方证是:**目珠黄赤,目暗眵多,色黄质黏,遇热加重,苔黄厚腻**。本案患者症见双眼模糊、眵多,色黄质黏,右眼为主,天热、夜间看电脑时加重,双大腿根部有湿疹,舌暗红,苔中间黄厚腻,为湿热熏蒸之象,符合茯泽石膏汤的方证,故方证辨证为茯泽石膏汤证。

《金匮要略·肺痿肺痈咳嗽上气病脉证治第七》说:"肺痈,喘不

得卧,葶苈大枣泻肺汤主之。"及"肺痈胸胀满,一身面目浮肿,鼻塞清涕出,不闻香臭酸辛,咳逆上气,喘鸣迫塞,葶苈大枣泻肺汤主之。"**笔者临床体会到葶苈大枣泻肺汤的方证是:喘憋,不得卧,吐黄脓痰,或见水肿者。**本案患者晚上9-10点双下肢轻度足踝水肿,舌暗红,苔中间黄厚腻,脉滑,水停水肿之象明确。符合葶苈大枣泻肺汤的方证,故方证辨证为葶苈大枣泻肺汤证。

**诊断:**目疾　茯泽石膏汤证　水肿　葶苈大枣泻肺汤证。
**治疗:**方用茯泽石膏汤合葶苈大枣泻肺汤。

| 茯　苓 12g | 泽　泻 12g | 栀　子 12g | 清半夏 12g |
| 石　膏 12g | 葶苈子 30g | 大　枣 20g | |

7剂,水煎服,日1剂,分2次早、晚饭后半小时温服。
**二诊:**患者诉服用2剂即觉眼睛清晰,服用3剂,眵多基本已愈,偶见,量很少。双下肢足踝水肿亦减轻。

清·黄元御《四圣心源·卷八·七窍解》说:"茯泽石膏汤:茯苓三钱,泽泻三钱,栀子三钱,甘草二钱,半夏三钱,石膏三钱,煎大半杯,热服。治湿热熏蒸,目珠黄赤者。""目者,神气之所游行而出入也。窍开而光露,是以无微而不烛,一有微阴不降,则云雾暧空,神气障蔽,阳陷而光损矣。"**道出目明在于窍开光泽而神气出入矣,目病在于云雾蔽窍,阳陷光损,故总结目病之理在"目病者,清阳之上衰也"。**又"凡下热之证,因手少阳三焦之陷,上热之证,因足少阳胆经之逆,故眼病之热赤,独责甲木而不责于三焦也",可知目热之证当清泻胆火。又"赤痛之久,浊阴蒙蔽,清阳不能透露,则云翳生而光华碍。云翳者,浊气之所郁结也,阳气未陷,续自升发,则翳退而明复,阳气一陷,翳障坚老,而精明丧矣"。

吕宇剑在《黄元御四圣心源点睛·七窍解》总结说:"云翳:浊气之郁结。"故俾其清阳生浊阴降为疗目疾之法,"清升浊降,全赖于土。水木随己土左升,则阴化而为清阳,火金随戊土右降,则阳化而为浊阴……脾升胃降,则在中气。中气者,脾胃旋转之枢轴,水火升降之关键,偏湿则脾病,偏燥则胃病,偏热则火病,偏寒则水病。济其燥湿寒热之偏,而归于平,则中气治矣"。故黄氏择茯苓祛脾湿,泽泻利水浊,半夏和胃土,甘草调中气,栀子、石膏清泻胆胃之火而成茯泽石膏汤,主治"湿热熏蒸,目珠黄赤者"。**笔者临床体会到茯泽石膏汤的方证为:目珠黄赤,目暗眵多,色黄质黏,遇热加重,苔黄厚腻。**本案患者症见双眼模糊、眵多,色黄质黏,右眼为主,天热、夜间看电脑时加重,双大腿根部有湿疹,舌暗红,苔中间黄厚腻,为湿热熏蒸之象,符合茯泽石膏汤的方证,故投之以清火祛浊、去翳明目。

《金匮要略·肺痿肺痈咳嗽上气病脉证治第七》说:"肺痈,喘不得卧,葶苈大枣泻肺汤主之。葶苈大枣泻肺汤方:葶苈熬令黄色,捣丸如弹子大,大枣十二枚。上先以水三升,煮枣取二升,去枣,内葶苈,煮取一升,顿服。"又"肺痈胸胀满,一身面目浮肿,鼻塞清涕出,不闻香臭酸辛,咳逆上气,喘鸣迫塞,葶苈大枣泻肺汤主之。"清·吴谦《订正仲景全书金匮要略注·肺痿肺痈咳嗽上气病脉证并治第七》引赵良之言:"此治肺痈吃紧之方也。肺中生痈,不泻何待?恐日久痈脓已成,泻之无益。日久肺气已索,泻之转伤,乘其血结而脓未成,当急以泻之之法夺之。况喘不得卧,不亦甚乎。"赵良认为肺痈而喘当急投此方泻之。曹颖甫《金匮发微·肺痿肺痈咳嗽上气病脉证治第七》说:"痈脓未成,但见胀满,故气机内闭而不顺,此证与支饮不得息者,同为肺满气闭,故宜葶苈大枣泻肺汤,直破肺脏之郁结。"曹氏认为此方功在开肺闭,破郁结。**笔者临床体会到葶苈大枣泻肺汤的方证是:喘憋,不得卧,吐黄脓痰,或见水肿者。**本案患者晚上9-10点双下肢轻度足踝水肿,苔中间黄厚腻。符合葶苈大枣泻肺汤的方证,故用之以泻肺消肿。

---

茯泽石膏汤的方证是:目珠黄赤,目暗眵多,色黄质黏,遇热加重,苔黄厚腻。

葶苈大枣泻肺汤的方证是:喘憋,不得卧,吐黄脓痰,或见水肿者。

---

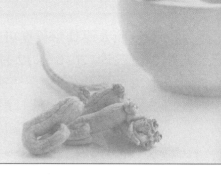

# 闻起来香,好吃的经方

## ——治愈小儿便秘 2 年案

**麻子仁丸证;煎服法;口唇掉皮;粪粒坚小**

王某,女,7 岁,初诊日期:2016 年 12 月 23 日。

**主诉:**反复便秘 2 年。

**现病史:**2 年前患者出现大便干结,3~4 日一行,无其他明显不适,患儿奶奶对此十分着急,遂携患儿前来我处就诊。

**刻下症:**大便 3~4 日 1 次,大便为羊粪球状,无明显怕冷怕热,有口唇掉皮,脸部有白斑,腹部略有鼓起,纳眠可,无夜尿。

**查体:**舌尖红,苔薄黄,脉沉细。

## 方证辨证

《伤寒论·辨阳明病脉证并治第八》说:"趺阳脉浮而涩,浮则胃气强,涩则小便数,浮涩相搏,大便则硬,其脾为约,麻子仁丸主之。"**笔者临床体会到麻子仁丸的方证是:大便干结,数日不便,粪粒坚小,口唇掉皮,饮食佳或正常,小便频数。**本病患儿症见大便 3~4 日 1 次,便干,形如羊粪球,口唇掉皮,腹部略有鼓起,纳可,舌尖红,苔薄黄,脉沉细,符合麻子仁丸的方证,故辨为麻子仁丸证。

**诊断:**便秘  麻子仁丸证。

**治疗:**方用麻子仁丸。

麻子仁 20g    白 芍 8g    枳 壳 8g    生大黄 16g

厚 朴 10g    杏 仁 10g

7 剂,打成粉,每次 1 勺药粉与适量蜂蜜共服,每天 3 次,服药次数按照大便难易程度可相应调整。

二诊(2016 年 12 月 30 日):患儿诉服用此药"神奇",12 月 24 日晚开始服药,药闻起来香,伴有淡淡的苦味,患儿可以接受,服药后,大便 1 日 1 次。29 日晨起大便 1 次,便量比平时多 1 倍,量约为一大碗,大便成形。小孩自觉腹部变软变平,自述舒服。

**治疗:**效不更方,改生大黄为 14g。

随访 1 周诸症均未复发。

《伤寒论·辨阳明病脉证并治》说:"趺阳脉浮而涩,浮则胃气强,涩则小便数,浮涩相搏,大便则硬,其脾为约,麻子仁丸主之。方三十一。麻子仁二升,芍药半斤,枳实半斤(炙),大黄一斤(去皮),厚朴一尺(炙,去皮),杏仁一升(去皮尖,熬,别作脂),上六味,蜜和丸如梧桐子大,饮服十丸,日三服,渐加,以知为度。"金·成无己《注解伤寒论·卷五·辨阳明病脉证并治第八》说:"趺阳者,脾胃之脉,诊浮为阳,知胃气强;涩为阴,知脾为约。约者,俭约之约,又约束之约。……今胃强脾弱,约束津液,不得四布,但输膀胱,致小便数,大便难,与脾约丸,通肠润燥。"趺阳为足背动脉搏动处,经络上归于足阳明胃经,故趺阳脉可观阳明之盛衰,太阴与阳明相表里,亦可知太阴虚实。浮则胃气充盛,涩则阴液不足,此为脾约。《内经》说脾气散精,如今津液分布不均,肠燥而小便数,故用麻子仁丸治之。

清·黄元御《伤寒悬解·卷六·阳明腑病》说:"血虚则脉涩,涩则风木疏泄而小便数也。浮涩相合,土燥水枯,大便则难,其脾气约结而粪粒坚小。此太阳阳明之证也,宜麻仁丸,麻仁、杏仁润燥而滑肠,芍药、大黄,清风而泻热,厚朴、枳实行滞而开结也。"黄氏认为涩脉为血虚之象,肝主藏血,肝血不足,肝主疏泄,疏泄过度,阴液不能自敛,上下失藏,故小便数。胃强脾弱,阴液不能敛于肠中,故大便困难,阴液不足,久而化热,实与热相结,故粪便小而且坚硬,不易排出。方中麻子仁与杏仁润燥滑肠;芍药可以养血柔肝,可敛疏泄,固小便;大黄清里热实邪;厚朴、枳实行气化滞散结。

曹颖甫《经方实验录》说:"徐左,能食,夜卧则汗出,不寐,脉大,大便难,此为脾约。脾约麻仁丸一两,作三服开水送下。""能食"则表示脾胃气足,"夜卧则汗出"表明阴液亏虚,加上大便难,脉大则可以证明此为脾约病,故用麻子仁丸润肠通便。

《伤寒论·辨阳明病脉证并治》说:"上六味,末之,蜜和丸如梧桐子大,饮服十丸,日三服,渐加,以知为度。"**笔者在临床中发现本方一定不能用水煎服,水煎服后则疗效锐减或无效。正确使用本方的服法应该是将药物磨成粉混合在一起,用蜂蜜与药粉炼制为梧桐子大小或1勺药粉与适量蜂蜜同服,药物的剂量可根据个人排便的难易程度调整("以知为度")。**

本案患儿便秘时间长,大便量少,为羊粪球状,可见肠中津液不足,脸部白斑,口角掉皮为胃强脾弱,舌尖红,苔薄黄,脉沉细符合麻子仁丸的方证。**笔者临床体会到麻子仁丸的方证是:大便干结,数日不便,粪粒坚小,口唇掉皮,饮食佳或正常,小便频数。**

此外,本案患儿在服药后除了治愈了自身的便秘,还释放了压力,改善了面容,患者奶奶说患者孩子的面色比原来好看多了。

> 麻子仁丸的主要方证是:大便干结,数日不便,粪粒坚小,口唇掉皮,饮食佳或正常,小便频数。

# 1剂汤药后即噩梦止

## ——经方治愈噩梦8个月,加重伴焦虑心烦1个月案

席某,男,14岁,**初诊日期**:2016年12月16日。

**主诉**:反复噩梦8个月,加重伴焦虑心烦1个月。

**现病史**:患者8个月前因学习压力过大出现噩梦、嗜睡,未予重视。

1个月前患者因成绩下滑而出现噩梦频作,较前加重,并伴焦虑、心烦、紧张,坐立不安,无法正常生活学习,休学在家。就诊于某西医院门诊,予舍曲林口服(具体不详),药后睡眠改善,但噩梦频作、焦虑、烦躁、坐立不安无明显变化,为求中医诊疗,就诊于我处。

**刻下症**:噩梦频作,眠浅易醒,间断性焦虑烦躁,伴发作后困倦乏力。容易紧张,紧张时手脚发凉,欲哭无泪,坐立不安。全身畏寒,手足尤甚,口干欲饮,食少纳差,二便调,夜尿1次,无尿频、尿急。

**查体**:形体中等,舌尖红,苔薄黄,脉弦滑。

## 方证辨证

《伤寒论·辨太阳病脉证并治中第六》说:"发汗,若下之,病仍不解,烦躁者,茯苓四逆汤主之。"**笔者临床体会到茯苓四逆汤的方证为:烦躁,心下悸,全身畏寒,手足尤甚,小便量少。主要方证为:烦躁,心下悸,畏寒,小便量少。**本案中患者噩梦频作,眠浅易醒,间断性焦虑烦躁,伴发作后困倦乏力,容易紧张,紧张时手脚发凉,欲哭无泪,坐立不安,全身畏寒,手足尤甚,口干欲饮,舌尖红,苔薄黄,脉弦滑,符合茯苓四逆汤的方证,故辨为茯苓四逆汤证。

**诊断:**郁证 茯苓四逆汤证。

**治疗:**方用茯苓四逆汤。

茯 苓 42g 党 参 14g 干 姜 21g 炙甘草 28g
黑顺片 15g(先煎半小时)

7 剂,水煎服,日 1 剂,分 2 次早、晚饭后半小时温服。

**二诊(2016 年 12 月 23 日):**患者诉服汤药 1 剂后即有效,噩梦即止,睡眠质量亦有所改善。服药后再未出现烦躁、坐立不安及紧张,心情舒畅,手足凉已愈。舍曲林逐渐减量,未有不适。

**治疗:**原方茯苓改为 56g,更服 7 剂。

随访半年未复发,患者自诉平素无噩梦、焦虑、心烦,已经能正常生活学习,并心情舒畅。

《伤寒论·辨太阳病脉证并治中第六》说:"发汗,若下之,病仍不解,烦躁者,茯苓四逆汤主之。茯苓四逆汤方:茯苓四两,人参一两,附子一枚(生用,去皮,破八片),甘草二两(炙),干姜一两半,上五味,以水五升,煮取三升,去滓,温服七合,日二服。"

关于茯苓四逆汤病机的论述,诸代医家尚未统一,如金·成无己在《注解伤寒论·辨太阳病脉证并治法第六》中所述:"发汗外虚阳气,下之内虚阴气,阴阳俱虚,邪独不解。"认为茯苓四逆汤所主乃误汗误下后,阴阳俱虚、邪气仍在之正虚邪实之证。为何会误汗误下呢? 清·汪苓友在《伤寒论辨证广注·辨太阳阳明病中寒脉证并治法》中云:"伤寒汗下,则烦躁止而病解矣。若中寒证,强发其汗,则表疏亡阳,复下之,则里虚伤阴。"汪氏认为此为中寒而非伤寒,故汗下之法欠妥。而清·陈修园则在《伤寒论浅注·辨太阳病脉证篇》中说:"太阳底面即是少阴,汗伤心液,下伤肾液,少阴之阴阳水火离隔所致也。"他指出病仍在太阳,汗过而伤心液,下过则伤肾液而致阴阳俱损,两不相接,而致烦躁。刘渡舟前辈则认为词条承前 61 条:"下之后,复发汗,昼日烦躁不得眠,夜而安静……"他在《伤寒挈要·辨太阳病变证·误治变证》中说:"彼言阳虚欲脱的重证,此言阳虚烦躁的轻证。"即此为阳虚轻证。曹颖甫则认为"烦躁不定,系少阴阴虚,阳气外浮。"并与 61 条相较而言"前证阴虚不甚",而"此证阴虚太甚,故用人参。"认为茯苓四逆汤证者阴虚更甚。茯苓四逆汤的烦躁应与大青龙汤的烦躁相鉴别,茯苓四逆汤的烦躁为虚证,大青龙汤的烦躁为实证,廖厚泽老先生在《伤寒金匮汇证诠解·太阳篇第一·误下》中说:"本证的烦躁,是因阴盛阳虚,与大青龙证的热郁烦躁不同",指出两者烦躁病机迥异。

　　前人分歧多在"烦躁"一词,暂不究孰是孰非,且观茯苓四逆汤组成,其茯苓一药用至四两,在仲景所有方中,已为重剂。《神农本草经·卷上》言茯苓"味甘平……治主胸胁逆气,忧恚、惊邪、恐悸,心下结痛,寒热,烦满,咳逆,口焦舌干,利小便,久服安魂魄,养神,不饥延年。"《伤寒论》中,茯苓之用多在二至三两,最多用至八两(苓桂枣甘汤、茯苓泽泻汤)和六两(防己茯苓汤)。纵观全书,不难发现,重剂茯苓多见于水饮之证,如半夏茯苓汤(茯苓四两),而平剂则多用于安神,如酸枣仁汤(茯苓二两)。由此可推,茯苓四逆汤中茯苓主要取其利水之效,然水从何来? 方中取四逆汤原方原量加茯苓、人参二药,前文29条"若重发汗,复加烧针者,四逆汤主之",四逆汤本为伤寒发汗太过,阳微欲绝之主方,本方则用在汗后下后,汗下俱伤阳气,阳虚更甚,则生寒饮,由此可见,此烦躁当为虚烦,而水则为寒水。全方以四逆汤为底方,温热之力不可小觑,重用茯苓利水兼以除烦,人参益气而生津液,共同温阳利水而除烦。

　　**笔者临床体会到茯苓四逆汤的方证为:烦躁,心下悸,全身畏寒,手足尤甚,小便量少。 主要方证为:烦躁,心下悸,畏寒,小便量少。**本案中患者噩梦频作,眠浅易醒,间断性焦虑烦躁,伴发作后困倦乏力,容易紧张,紧张时手脚发凉,欲哭无泪,坐立不安,全身畏寒,手足尤甚,口干欲饮,舌尖红,苔薄黄,脉弦滑,一派阳微虚烦之象,故投以茯苓四逆汤温阳除烦。

---

　　**笔者临床体会到茯苓四逆汤的方证为:烦躁,心下悸,全身畏寒,手足尤甚,小便量少。 主要方证为:烦躁,心下悸,畏寒,小便量少。**

---

# 重剂酸枣仁与见证 1 剂即愈的疗效

## ——经方治愈经常性彻夜不眠 4 年案

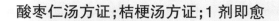

**酸枣仁汤方证;桔梗汤方证;1 剂即愈**

米某,女,69 岁,**初诊日期**:2016 年 10 月 29 日。

**主诉**:反复失眠,经常性彻夜不眠 4 年。

**现病史**:患者 4 年前出现失眠,或睡 3~4 小时,或彻夜难眠,两者规律性隔日交替出现一次。期间服用安定,或就诊于他处中医门诊,均未见效。患者甚苦于此,遂就诊于我处。

**刻下症**:失眠,多梦,每晚约 9 点上床,1~2 小时后入睡,早上 4-5 点醒,每晚醒 3~4 次,约 1 小时后能再次入睡,每晚仅能睡 3~4 小时,隔日出现一次彻夜不眠,心里烦,全身乏力,不能干活,易累。咳嗽有痰,质黄而稠。脾气急,口干,纳少,无恶心,无呕吐。仅头怕冷,全身无明显怕冷,亦无明显怕热,头颈部汗多,余处汗正常。大便 1 日 1 次,干稀兼见,小便急,夜尿 4 次。

**查体**:舌淡红,苔薄黄,脉弦滑。

## 方证辨证

《金匮要略·血痹虚劳病脉证并治第六》说:"虚劳虚烦不得眠,酸枣仁汤主之。"笔者临床体会到酸枣仁汤的方证是:**失眠,生气后诱发或加重,虚烦不安,虚劳,体虚,神经衰弱,乏力,易疲劳,舌有液线,脉弦细或细数**。本案患者症见失眠,多梦,每晚约 9 点上床,1~2 小时后入睡,早上 4-5 点醒,每晚醒 3~4 次,约 1 小时后能再次入睡,每晚仅能睡 3~4 小时,隔日出现一次彻夜不眠,心里烦,全身乏力,不能干活,易累。符合酸枣仁汤的方证,故方证辨证为酸枣仁汤证。

《金匮要略·肺痿肺痈咳嗽上气病脉证治第七》说:"咳而胸满,振寒脉数,咽干不渴,时出浊唾腥臭,久久吐脓如米粥者,为肺痈,桔梗汤主之。"**笔者临床体会到桔梗汤的方证是:咽痛,肺痈,胸满咳嗽,咳脓黏痰或咽干。**本案患者症见咳嗽有痰,质黄而稠。符合桔梗汤的方证,故方证辨证为桔梗汤证。

**诊断:**失眠　酸枣仁汤证　咳嗽　桔梗汤证。

**治疗:**方用酸枣仁汤合桔梗汤。

酸枣仁 50g（先煎半小时）　　川　芎 16g　　知　母 16g

茯　苓 16g　　桔　梗 15g　　生甘草 30g

14 剂,水煎服,白天不服用药,晚饭前半小时服用 1 次,晚饭后半小时服用 1 次。

**二诊:**患者诉服用 1 剂药即愈,已无彻夜不眠,睡眠明显好转,现晚上 9 点上床,1~2 小时后入睡,能连续睡至早上 4 点醒,每晚可睡5.5~6 小时,心里烦好转,已能干活。咳痰亦明显改善。前方效,续服之。

《金匮要略·血痹虚劳病脉证并治第六》说:"虚劳虚烦不得眠,酸枣仁汤主之。酸枣仁汤方:酸枣仁二升,甘草一两,知母二两,茯苓二两,芎䓖二两（《深师》有生姜二两）。上五味,以水八升,煮酸枣仁,得六升,内诸药,煮取三升,分温三服。"

清·张秉成《成方便读·卷二·和解之剂·酸枣仁汤》说:"治虚劳虚烦不得眠,此汤主之。夫肝藏魂,有相火内寄,烦自心生。心火动则相火随之,于是内火扰乱,则魂无所归。故凡有夜卧魂梦不安之证,无不皆以治肝为主。欲藏其魂,则必先去其邪。方中以知母之清相火,茯苓之渗湿邪,川芎独入肝家,行气走血,流而不滞,带引知、茯搜剔而无余。然后枣仁可敛其耗散之魂,甘草以缓其急悍之性也。虽曰虚劳,观其治法,较之一于呆补者不同也。"张氏言酸枣仁汤之失眠在肝魂不安,以知母、茯苓、川芎祛邪以安魂,酸枣仁扶正而敛魂。

曹颖甫《金匮发微·血痹虚劳病脉证并治第六》说:"胃不和者,

寐不安,故用甘草、知母以清胃热。藏血之脏不足,肝阴虚而浊气不能归心,心阳为之不敛,故用酸枣仁以为君……惟茯苓、川芎二味,殊难解说。盖虚劳之证,每兼失精亡血,失精者留湿,亡血者留瘀。湿不甚,故仅用茯苓。瘀不甚,故仅用川芎。"曹氏认为酸枣仁汤为虚劳之失眠而设,肝脏阴血亏虚为其本,故以酸枣仁为君,知母、甘草清热和胃,虚劳而湿瘀少留,故仅用茯苓、川芎。**笔者临床体会到酸枣仁汤的方证是:失眠,生气后诱发或加重,虚烦不安,虚劳,体虚,神经衰弱,乏力,易疲劳,舌有液线,脉弦细或细数。**综观本案患者的四诊信息,符合酸枣仁汤的方证,故用之以养血安神。

《金匮要略·肺痿肺痈咳嗽上气病脉证治第七》说:"咳而胸满,振寒脉数,咽干不渴,时出浊唾腥臭,久久吐脓如米粥者,为肺痈,桔梗汤主之。桔梗汤方,亦治血痹。桔梗一两,甘草二两,上二味,以水三升,煮取一升,分温再服,则吐脓血也。"《伤寒论·辨少阴病脉证并治第十一》说:"少阴病,二三日,咽痛者,可与甘草汤,不差,与桔梗汤。"清·黄元御《金匮悬解·卷十五·内伤杂病·肺痿肺痈(五章)·肺痈四》说:"咳而胸满,振寒者,肺气郁阻,阳为阴闭也。脉数者,肺气不降,金被火刑也。咽干不渴者,咽燥而肺湿也。时出浊唾腥臭者,肺金味辛而气腥,痰涩瘀浊,郁蒸而腐化也。久而痈脓上吐,形如米粥,此为肺痈。桔梗汤,桔梗行瘀而排脓。甘草泄热而保中也。"黄氏认为肺郁热阻,久成痈脓,桔梗排脓,甘草泄热。

金·成无己在《注解伤寒论·卷六·辨少阴病脉证并治法第十一》强调桔梗、甘草调寒热而治少阴咽痛。"桔梗辛温以散寒,甘草味甘平以除热,甘梗相合,以调寒热。"**笔者临床体会到桔梗汤的方证是:咽痛,肺痈,胸满咳嗽,咳脓黏痰或咽干。**本案患者症见咳嗽有痰,质黄而稠。符合桔梗汤的方证,故投之以排痰止咳。

---

酸枣仁汤的方证是:失眠,生气后诱发或加重,虚烦不安,虚劳,体虚,神经衰弱,乏力,易疲劳,舌有液线,脉弦细或细数。
桔梗汤的方证是:咽痛,肺痈,胸满咳嗽,咳脓黏痰或咽干。

# 白术附子汤合黄芪桂枝五物汤治愈右下肢外侧疼痛1个月,双手麻木半个月案

白术附子汤证;药后"其人如冒状",何为冒状?

黄芪桂枝五物汤证;血痹;重剂生姜90g

张某,女,53岁,初诊日期:2016年11月7日。

**主诉:**右下肢外侧疼痛1个月,双手手指麻木半个月,

**现病史:**患者1个月前出现右下肢外侧疼痛,未予重视。半个月前又出现双手手指麻木,为求中医诊疗,就诊于我处。

**刻下症:**双手手指麻木,右下肢外侧疼痛,以肌肉痛为主,小便调,大便干,日1次,无明显畏寒,无明显怕热,无口干口苦,纳眠可。

**查体:**体形中等,舌淡,苔薄黄,脉弦。

## 方证辨证

《金匮要略·痉湿暍病脉证并治第二》说:"伤寒八九日,风湿相搏,身体痛烦,不能自转侧,不呕不渴,脉浮虚而涩者,桂枝附子汤主之。若大便坚,小便自利者,去桂加白术汤主之。" **笔者临床体会到桂枝附子汤的方证为:身体疼痛(肌肉疼痛)、局部怕风(恶风)、怕冷、阴雨天加重,严重者不能转侧,不呕,不渴,便溏,脉浮虚而涩。主要方证为肌肉疼痛。如若兼见大便干则用白术附子汤(即去桂加白术汤)。**本案中患者右下肢外侧疼痛,以肌肉痛为主,小便调,大便干,舌淡,苔薄黄,脉弦,符合白术附子汤的方证,故辨为白术附子汤证。

《金匮要略·血痹虚劳病脉证并治第六》云:"血痹阴阳俱微,寸口关上微,尺中小紧,外证身体不仁,如风痹状,黄芪桂枝五物汤主之。" **笔者体会到黄芪桂枝五物汤临床使用的最重要的指征(方证)**

210

为:**局部肌肤麻木不仁**。本案中患者双手手指麻木,符合黄芪桂枝五物汤的方证,故辨为黄芪桂枝五物汤证。

**诊断:**痹证　白术附子汤证　黄芪桂枝五物汤证。

**治疗:**方用白术附子汤合黄芪桂枝五物汤。

| | | | |
|---|---|---|---|
| 黑顺片 15g | 炙甘草 48g | 生白术 16g | 生黄芪 45g |
| 桂　枝 16g | 白　芍 20g | 大　枣 20g | 生　姜 90g |
| 肉　桂 4g | | | |

7剂,水煎服,黑顺片先煎半小时,日1剂,分3次早、中、晚饭后半小时服用。

**二诊**(2016年11月14日):患者诉服药后,诸症好转,有一天麻木未发作,现仅剩手指末端麻木,右下肢外侧疼痛亦好转。

**治疗:**效不更方,原方改生白术为20g,继服7剂。

**三诊**(2016年11月21日):患者诉只剩左手小指末端轻度麻木,右下肢外侧疼痛已愈。

**治疗:**守方,进服14剂。

随诊1周,诸症痊愈。

《金匮要略·痉湿暍病脉证并治第二》说:"伤寒八九日,风湿相搏,身体痛烦,不能自转侧,不呕不渴,脉浮虚而涩者,桂枝附子汤主之。若大便坚,小便自利者,去桂加白术汤主之。白术附子汤方:白术二两,附子一枚半(炮,去皮),甘草一两(炙),生姜一两半(切),大枣六枚,上五味,以水三升,煮取水一升,去滓,分温三服。一服觉身痹,半日许再服,三服都尽,其人如冒状,勿怪,即是术附并走皮中逐水气,未得除故耳。"

关于桂枝附子汤,诸多医家的观点较为一致之处在于其病机:**表阳虚而风湿之邪来犯**。即清·尤在泾所言:"风湿外持,而卫阳不正"(《金匮要略心典·卷上·痉湿暍病脉证并治第二》)。清·朱光被之解犹晰:"伤寒八九日,邪当解矣,而不解者,以表阳自虚,而为风湿相搏故也。身疼烦不能转侧,正是风为湿搏之征。但湿邪犯胃必呕,湿阻大肠必渴,今不呕不渴,则邪不在肠胃,而在腠理肌肉之间。"(《金匮要略正义·卷上·痉湿暍病脉证第二》),即朱氏认为桂枝附子汤是表阳虚,风湿外袭,邪在腠理肌肉。对于桂枝去桂加白术汤(即白术附子汤),清·柯琴认为是脾虚:"若其人大便硬,小便自利者,表症未除,病仍在表,不是因于胃家实,而因于脾气虚矣。(《伤寒来苏集·卷二·痉湿暑证十六条》)"亦有学者认为是桂枝附子汤后的余邪处理,如清·钱天来在《伤寒溯源集·卷之五·湿病证治第九》中言:"大便硬,则湿不在里;小便利,则湿气已去……寒湿之余气未尽,身体尚疼,转侧未便,故仍用去桂枝之白术附子汤也。"而清·章楠则以桂枝附子汤者乃"表阳虚,而邪闭经络也",而白术附子汤者则为"寒湿伤肌肉而不在经络也",他在《伤寒论本旨·卷六·风寒湿热病脉证治法》如此解释:"肌肉属脾,由脾阳虚,不能温肌肉而输津液……则肠胃枯燥而大便硬……大补脾阳以温肌肉,肌肉温而湿化矣;去桂枝,则津液不随辛散而外走,即内归肠胃而大便自润也。"仲景将本条文置于"痉湿暍病"篇,在《伤寒论》中亦有本条文记载,且其后所接甘草附子汤与本条类似,不同点在于甘草附子汤为"骨节疼痛",本条为"身体疼烦",相较可见,**甘草附子汤或用于关节疼痛,而此二者则为肌肉疼痛**。明·倪朱谟《本草汇言》中言桂枝"去肢节间风痛药也"(《卷八》),白术主"劳力内伤,四肢困倦"(《卷一》)之脾虚证。由此推知,白术附子汤用于风湿兼见脾虚便秘之肌肉疼痛。**笔者临床体会到桂枝附子汤的方证为:身体疼痛(肌肉疼痛),局部怕风(恶风)、怕冷,阴雨天加重,严重者不能转侧,不呕,不渴,便溏,脉浮虚而涩。主要方证为肌肉疼痛。如若兼见大便干则用白术附子汤**。本案中患者右下肢外侧疼痛,肌肉痛,大便干,为风湿脾虚之证,故以白术附子汤温补脾气,祛风除湿。

关于药后"其人如冒状",何为冒状?曹颖甫在《金匮发微·卷之一·痉湿暍病脉证治第二》中载其亲试之验:"夫所谓冒者,如中酒之人,欲呕状,其人头晕眼花,惯惯无可奈何,良久朦朦睡去,固已渍然汗出而解矣。"究其原因,清·程林在《金匮要略直解·卷上·痉湿暍病脉证第二》中解释为:"**凡方后有如虫如醉如冒等状者,皆药势将行使然**。"

《金匮要略·血痹虚劳病脉证并治第六》云:"血痹阴阳俱微,寸口关上微,尺中小紧,外证身体不仁,如风痹状,黄芪桂枝五物汤主之。黄芪桂枝五物汤方：黄芪三两，芍药三两，桂枝三两，生姜六两，大枣十二枚，上五味，以水六升，煮取二升，温服七合，日三服。"元·巢元方《诸病源候论·卷之一·血痹候》言："血痹者，由体虚，邪入于阴经故也。"即体虚而感外邪为血痹成因。关于血痹的论述共有两条，众医家皆以本条乃血痹重者，因"夫小紧既见于尺，则邪之入也愈深而愈不得出"（周扬俊《金匮玉函经二注·卷之六·血痹虚劳病脉证并治第六》）。曹颖甫在《金匮发微·卷之二·血痹虚劳病脉证并治第六》中亦云："病至气血两虚，与上节本原柔脆，正虚病轻者，固自不同……气血不通，故身体不仁，如风痹状。"清·吴谦在《医宗金鉴·订正仲景全书金匮要略注·卷十九》中言："血痹外证，亦身体顽麻，不知痛痒，故曰如风状，但不似风痹历关节流走疼痛也。"指出血痹与风痹的不同之处在于前者无游走，亦无疼痛。关于治法，清·尤在泾《金匮要略心典·卷上·血痹虚劳病脉证并治第六》中指出应"引阳使出，阳出而邪去，邪去而脉紧乃和，血痹乃通。"对于本方，尤氏认为："和营之滞，助卫之行，亦针引阳气之意；以脉阴阳俱微，故不可针而可药。"虽言轻者亦针，重者宜药，笔者认为如能针药并用，或可收效更速。**笔者体会到黄芪桂枝五物汤临床使用的最重要的指征（方证）为：局部肌肤麻木不仁。**本案中患者双手手指麻木，无走窜之风相，故为血痹，投以黄芪桂枝五物汤，黄芪补气，桂枝通阳，芍药滋阴而养血，与余药相配以除血痹。

值得一提的是，笔者临床体会到，**应用黄芪桂枝五物汤时，生姜量必须大，**生姜为药食同源的药物，可放心大胆使用。如初学者不敢用此大量，可从小剂量开始，逐渐加量，直至获效。

> **桂枝附子汤的方证为：身体疼痛（肌肉疼痛），局部怕风（恶风）、怕冷，阴雨天加重，严重者不能转侧，不呕，不渴，便溏，脉浮虚而涩。主要方证为肌肉疼痛。**如若兼见大便干则用白术附子汤。
>
> **黄芪桂枝五物汤的方证是：局部肌肤麻木不仁。**

# 大黄甘草汤治愈放化疗后呕吐 2 个月，加重 1 个月案

大黄甘草汤;食已即吐;闻到异味即吐;"朝食暮吐者寒也，食已即吐者火也。"

魏某,男,70 岁,**初诊日期**:2017 年 9 月 21 日

**主诉**:闻到食物味道即吐 2 个月,加重 1 个月。

**现病史**:患者于 2017 年 7 月于北京某医院行放化疗治疗后,乘坐公共汽车时闻到异味后呕吐 2~3 次,此后不能闻食物味道,闻到即吐,虽感觉饥饿,但不想吃饭,仅能吃少量无异味的流食,如白米粥等。

1 个月前闻到异味欲呕吐加重,几乎食不下咽,就诊于我处。

**刻下证**:闻到食物味道即吐,厌油腻,不能吃有味道的食物,每日喝少量白粥。既畏寒又怕热,口干,无口苦,多汗,喜眠,大便 1 日 1 次,偏干。小便可。

**既往史**:2017 年 2 月于北京某医院确诊为肺癌,同年 7 月复查恢复良好无转移。

**查体**:体形瘦,声低气短,面色晦暗,精神萎靡,舌淡红,苔黄厚腻,脉细滑。

## 方证辨证

《金匮要略·呕吐哕下利病脉证治第十七》说:"食已即吐者,大黄甘草汤主之。《外台》方又治吐水。"**笔者临床体会到大黄甘草汤方证为:食即呕吐,大便不通或大便干,舌苔黄厚腻或黄厚浊。**本案患者经放化疗后闻到异味即呕吐,虽有饥饿感,但闻到食物味道即

吐,口干,大便偏干,舌淡红,苔黄厚腻,脉细滑,符合大黄甘草汤的方证,故方证辨证为大黄甘草汤证。

**诊断:**呕吐　大黄甘草汤证。
**治疗:**方用大黄甘草汤。

生大黄 24g　　　生甘草 6g

3 剂,日 1 剂,水煎服,分 3 次早、中、晚饭后半小时温服。

患者服用第 1 剂汤药吐出约 4/5,仅服用约 1/5 药汤,其后汤药尽数下咽。服药第 2 天(服用 1.5 剂汤药)呕吐症状即明显好转,已能食用素菜汤包,闻到食物味道也不呕吐,排出大量黑色稀便,大便呈喷射样,患者自述大便后非常舒服,能正常吃饭,心情很好,后因入肿瘤科治疗停汤药,患者恋恋不舍,不愿停药。

《金匮要略·呕吐哕下利病脉证治第十七》说:"食已即吐者,大黄甘草汤主之。《外台》方又治吐水。大黄甘草汤方:大黄四两,甘草一两。上二味,以水三升,煮取一升,分温再服。"此处食已即吐,与胃反不同,胃反为"胃气无余,朝食暮吐,暮食朝吐",而食已即吐为饮食后立即吐出,属呕吐范围。吴谦《医宗金鉴·订正仲景全书金匮要略注·卷二十二·呕吐哕下利病脉证治第十七》说:"朝食暮吐者寒也,食已即吐者火也,以寒性迟,火性急也,故以大黄甘草汤缓中泻火,火平自不吐也。"食已即吐并非胃中无火,不能腐熟,而是大便不畅,腑气不通,肠中食滞生热,上攻于胃,则胃中饥饿,食入即吐,甚则闻到食物味道即吐。以生大黄通腹,生甘草顾护胃气,呕吐立止,饮食如常。

仲景论治呕吐,绝非见呕止呕,而是针对病机,指其根本,随证而治。《金匮要略·呕吐哕下利病脉证治第十七》说:"夫呕家有痈脓,不可治呕,脓尽自愈""先渴却呕者,为水停心下,此属饮家""病人欲吐者,不可下之""胃反呕吐者,大半夏汤主之""食已即吐者,大黄甘草汤主之"。呕吐虽单列一篇,但其病机差别甚远,审视病机为治疗的关键。由痈脓引起的呕吐当治脓;由水饮引起的呕吐当治饮;病位在上焦的呕吐不用下法,以免病邪深陷,要因势利导,从上部祛邪;呕吐不止者,当降其胃气,并补虚益胃;腑气不通则通利大肠。《金匮要略浅注补正·呕吐哕下利病脉证治第十七》说:"若既吐矣,吐而不已,是有升无降,当逆折之。"此为大黄甘草汤治法。

萧琢如《遯园医案》载:"洋货店曾某,患伤寒,一月未愈,后变呕吐,食入,顷刻倾吐无余。诸医技穷而却走。延诊时,见其满面红光,舌色红而有刺,脉洪数,大便硬,与大黄甘草汤而瘥。"大黄甘草汤之呕吐,当有阳明热证,仲景虽未言,但"食已即吐"四字,已如亲临病床,但符合方证,治无遗患。

本案患者放化疗后,身体赢弱,声低喜寐,但细诊之,有口干、便干、苔黄厚、脉滑之阳明征象。自觉饥饿,闻到食物味道便欲呕吐,此为胃肠糟粕氤氲火气上扰,与食已即吐同理,故辨为大黄甘草汤证。

> 笔者临床体会到大黄甘草汤方证为:食即呕吐,大便不通或大便干,舌苔黄厚腻或黄厚浊。

# 枳实芍药散治愈反复小腹部疼痛半年余案

枳实芍药散;二味药,二剂知,六剂愈!

常某,女,65 岁。**初诊日期:**2017 年 5 月 19 日。

**主诉:**反复小腹部疼痛半年余。

**现病史:**患者半年前出现小腹部疼痛,每天均发作,疼痛范围固定,遂前来门诊就诊。

**刻下症:**小腹部肚脐下约 3 寸位置,固定疼痛,每天均发作,严重时不能站立,必须卧床休息,全身时有窜痛,游走不定,平素怕热,纳眠差,大便 2 日 1 行,大便偏干。

**查体:**舌淡红,有瘀点,苔薄白,脉沉细。

## 方证辨证

《金匮要略·妇人产后病脉证并治第二十一》说:"产后腹痛,烦满不得卧,枳实芍药散主之。"**笔者临床体会到枳实芍药散的方证是:妇人小腹部疼痛(以胀痛或窜痛为主),烦满,眠差。**本案中患者小腹部肚脐下约 3 寸位置,固定疼痛,每天均发作,严重时不能站立,必须卧床休息,全身时有窜痛,游走不定,纳眠差,舌淡红,有瘀点,脉沉细。符合枳实芍药散的方证,故方证辨证为枳实芍药散证。

**诊断:**腹痛　枳实芍药散证。

**治疗:**方用枳实芍药散。

枳　壳 20g　　芍　药 20g

7 剂,把药打成粗粉,棉布包煎,早、中、晚饭后半小时温服。

**二诊**（2017 年 6 月 16 日）：患者诉服用 2 剂药后小腹部疼痛好转约 1/3，好转后继服 6 剂药痊愈，纳眠佳，大便 1 日 1 次，成形，不干。并且患者诉药味是淡淡的，挺好喝，比茶好喝！

《金匮要略·妇人产后病脉证并治第二十一》说："产后腹痛，烦满不得卧，枳实芍药散主之。枳实烧令黑，勿太过，芍药等分，上二味，杵为散，服方寸匕，日三服。并主痈脓，以麦粥下之。"曹颖甫《金匮发微·妇人产后病脉证并治第二十一》说："产后腹痛有三，**一为虚寒之痛，**上节所谓疞痛者是也；**一为蓄血之痛，**后节枳实芍药散治之不愈者是也；**一为胃实，血不流行之证，**即此烦满不得卧者是也。血少而不能交会于心则烦，胃气顿滞则满，胃不和则胀满而不得卧。"曹氏认为妇人腹痛有虚寒、蓄血、胃实血不流行三种，其中当归生姜羊肉汤适用于虚寒腹痛，而枳实芍药散所主腹痛，属蓄血之痛与胃实血不流行，此病机中既有血少、血瘀，又有气滞。

清·高学山《高注金匮要略·妇人产后病脉证并治第二十一》说："枳实善破留气，烧黑则入阴分而破血中之滞，又得走血之芍药以领之，则直入阴血中而无可挪移，故主之。"方中仅枳实、芍药两味，高氏认为枳实炒黑入阴血，破瘀滞之气血，芍药走血分，滋阴敛阴，缓急止痛，又佐枳实长久作用于阴血。**综上所述，结合笔者临床体会，认为枳实芍药散的方证是：妇人小腹部疼痛（以胀痛或窜痛为主），烦满，眠差。**本案中患者小腹部肚脐下约 3 寸位置疼痛，位置固定不移，全身时有窜痛，游走不定，是气滞血瘀之兆，其平素怕热，非虚寒见症，舌淡红，有瘀点，脉沉细，属气血不足、气血瘀滞，辨其符合枳实芍药散的方证，故方证辨证为枳实芍药散证。

> 枳实芍药散的方证是：妇人小腹部疼痛（以胀痛或窜痛为主），烦满，眠差。

# 味道甘甜,入嘴感觉滑滑的汤药

## ——经方治愈严重失眠5年案

马某,女,59岁。**初诊日期**:2016年10月31日。

**主诉**:严重失眠5年。

**现病史**:患者5年前出现失眠,每天晚上10点上床休息,凌晨2-3点才能入睡,能连续睡2~3小时,之后就再也不能入睡,睡眠浅,平均1周至少失眠2~3次,每周至少服用1次1片佐匹克隆片,不服用则彻夜不眠,现为求治疗,遂来我科就诊。

**刻下症**:失眠,经常每晚只能睡眠2~3个小时,脾气急,全身乏力,以右侧为主,后背怕冷,喜温饮,不喜凉饮,汗少,大便1日1次,不干不稀,夜尿3次。

**查体**:舌暗红,舌尖有红星点,苔薄黄,脉沉细。

## 方证辨证

《金匮要略·血痹虚劳病脉证并治第六》说:"虚劳虚烦不得眠,酸枣仁汤主之。"**笔者临床体会到酸枣仁汤的方证是:失眠,生气后诱发或加重,虚烦不安,虚劳,体虚,神经衰弱,乏力,易疲劳,舌有液线,脉弦细或细数。**本案中患者失眠,全身乏力,脾气急。符合酸枣仁汤的方证,故方证辨证为酸枣仁汤证。

**诊断**:不寐 酸枣仁汤证。

**治疗**:方用酸枣仁汤。

酸枣仁55g　　川　芎18g　　知　母18g　　茯　苓18g

炙甘草 9g

7 剂,水煎服,日 1 剂,酸枣仁先煎半小时,早上不服药,分 2 次,晚饭前半小时服用 1 次,晚饭后半小时或 1 小时服用 1 次。

**二诊**(2016 年 11 月 7 日):患者诉服用 2 剂后,睡眠明显改善,现在晚上上床休息后,约 1 小时后就能入睡。

**治疗**:守原方,酸枣仁改为 70g。

**三诊**(2016 年 11 月 14 日):患者诉本次服用 1 剂药后,失眠即痊愈,每晚上床休息后约半小时就能入睡,每晚能睡 6~7 小时,即使夜间睡醒,也能很快再次入睡,近 2 周未服用佐匹克隆片,又诉汤药不苦不辣,甘甜,汤药入嘴感觉滑滑的,很容易接受。

再随诊 1 周,未见反复。

《金匮要略·血痹虚劳病脉证并治第六》说:"虚劳虚烦不得眠,酸枣仁汤主之。酸枣仁二升,甘草一两,知母二两,茯苓二两,川芎二两(《深师》有生姜二两)上五味,以水八升,煮酸枣仁,得六升,内诸药,煮取三升,分温三服。"清·罗美《古今名医方论·卷一》说:"枣仁酸平,应少阳木化,而治肝极者,宜收宜补,用枣仁至二升,以生心血、养肝血,所谓以酸收之,以酸补之是也。顾肝郁欲散,散以川芎之辛散,使辅枣仁通肝调营,所谓以辛补之。肝急欲缓,缓以甘草之甘缓,防川芎之疏肝泄气,所谓以土葆之。然终恐劳极,则火发于肾,上行至肺,则卫不合而仍不得眠,故以知母崇水,茯苓通阴,将水壮、金清而魂自宁。斯神凝、魂藏而魄且静矣。此治虚劳肝极之神方也。"罗氏认为酸枣仁汤为治疗虚劳肝极的有效方剂,方中枣仁酸收,生心血,又养肝血,川芎散肝郁,辛补肝血,甘草缓急,知母、茯苓壮水清肺安魂。

清·吴谦等在《医宗金鉴·订正仲景全书金匮要略注·卷十九·血痹虚劳病脉并治第六》说:"李彬曰:虚烦不得眠者,血虚生内热,而阴气不敛也。《内经》云:气行于阳,阳气满,不得入于阴,阴气虚,故目不得瞑。酸枣仁汤养血虚而敛阴气也。"吴氏等认为阴血亏虚,不能秘藏阳气,导致阳气在外行,故不得眠,可用酸枣仁汤养血敛阴气治疗。**笔者临床体会到酸枣仁汤的主要方证是:失眠,生气后诱**

**发或加重，虚烦不安，虚劳，体虚，神经衰弱，乏力，易疲劳，舌有液线，脉弦细或细数**。本案中患者失眠，全身乏力，脾气急。符合酸枣仁汤的方证，故用之养心安神，清热除烦。

值得注意的是，因方后记载方中酸枣仁先煎，然后再放入其他药，故遵从古人煎服法，疗效会更佳。

> **酸枣仁汤的方证是：失眠，生气后诱发或加重，虚烦不安，虚劳，体虚，神经衰弱，乏力，易疲劳，舌有液线，脉弦细或细数。**

附：酸枣仁汤汤药不苦不辣，甘甜，汤药入嘴感觉滑滑的，很容易接受。图如下：

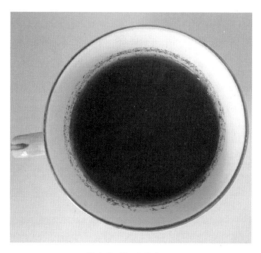

煎煮好的酸枣仁汤

# 半剂而愈！

## ——经方治愈水样泻案

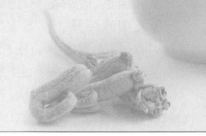

刘某，女，66岁，**初诊日期**：2017年9月4日。

**主诉**：水样泄泻2天。

**现病史**：患者5天前因同学聚餐，食用不新鲜的海鲜，随即出现大便急、便质稀，2次/日。为求缓解症状，患者2天前服用黄连素2片，不久即腹泻发作，水样便，4~5次/日。为求中医治疗，就诊于我处。

**刻下症**：大便水样，4~5次/日，大便急，腹痛不显，伴全身乏力、口渴、小便量少。纳差，眠可。

**查体**：舌淡，有瘀点，苔黄厚腻。

## 方证辨证

《伤寒论·辨发汗吐下后病脉证并治第二十二》说："本以下之，故心下痞，与泻心汤。痞不解，其人渴而口燥烦，小便不利者，五苓散主之。"**笔者临床体会到五苓散的方证是：口渴，小便不利，大便稀或水样，脐下悸，癫、眩，舌质淡，苔白**。本案患者腹泻有稀水样便，口渴，小便量少，舌质淡，符合五苓散方证，故方证辨证为五苓散证。

**诊断**：泄泻　五苓散证。

**治疗**：方用五苓散。

炒白术18g　　泽　泻30g　　猪　苓18g　　茯　苓18g
桂　枝12g

3 剂,日 1 剂,水煎服,分 3 次早、中、晚饭后半小时温服。

**二诊**(2017 年 9 月 18 日):患者诉该汤药太管用了,当天回家服半剂,第二天即无大便,第三天大便 1 次,成形,小便量变为正常,遂停药。

服药后 2 周间腹泻无复发,大便 2 日 1 次,成形。其家人将剩下的药藏起来,以为神药,以备腹泻用。

仲景书中有诸多条文提到五苓散:

《伤寒论·辨太阳病脉证并治中第六》说:太阳病,发汗后,大汗出,胃中干,烦躁不得眠,欲得饮水者,少少与饮之,令胃气和则愈。**若脉浮,小便不利,微热消渴者**,五苓散主之。

发汗已,**脉浮数烦渴者**,五苓散主之。

伤寒,**汗出而渴者**,五苓散主之;不渴者茯苓甘草汤主之。

中风发热。六七日不解而烦。有表里证。**渴欲饮水,水入则吐者**。名曰水逆。五苓散主之。

《伤寒论·辨太阳病脉证并治下第七》说:病在阳,应以汗解之,反以冷水潠之若灌之,其热被劫不得去,**弥更益烦,肉上栗起,意欲饮水,反不渴者**,服文蛤散;若不差者,与五苓散。

《伤寒论·辨阳明病脉证并治第八》说:太阳病,寸缓关浮尺弱,其人发热汗出,复恶寒,不呕,但心下痞者,此以医下之也。如其不下者,病人不恶寒而渴者,此转属阳明也。小便数者,大便必硬,不更衣十日,无所苦也。**渴欲饮水**,少少与之,但以法救之。渴者,宜五苓散。

《伤寒论·辨霍乱病脉证并治第十三》说:霍乱,头痛发热,身疼痛,**热多欲饮水者**,五苓散主之;寒多不用水者,理中丸主之。

《伤寒论·辨发汗吐下后病脉证并治第二十二》说:本以下之,故心下痞,与泻心汤。痞不解,**其人渴而口燥烦,小便不利者**。五苓散主之。

《金匮要略·痰饮咳嗽病脉证并治第十二》说:假令瘦人,**脐下有悸,吐涎沫而癫眩**,此水也,五苓散主之。

**剂量与煎服法:**

《伤寒论·辨太阳病脉证并治中第六》说：猪苓十八铢（去皮），泽泻一两六铢，白术十八铢，茯苓十八铢，桂枝半两（去皮）。上五味，捣为散，以白饮和服方寸匕，日三服，多饮暖水，汗出愈。如法将息。

《金匮要略·痰饮咳嗽病脉证并治第十二》说：泽泻一两一分，猪苓三分（去皮），茯苓三分，白术三分，桂二分（去皮）。上五味，为末，白饮服方寸匕，日三服，多饮暖水，汗出愈。

因汉代无"分"制，《金匮要略》的剂量可能是后人所加。

**以上条文多见二症：渴、小便不利，此为五苓散主证。兼证可有泄泻、烦、悸、癫、眩。**

本案患者水样泄泻，明·张介宾《景岳全书·心集·二十四卷》指出："凡泄泻之病，多由水谷不分，故以利水为上策……泄泻之病，多见小水不利，水谷分则泻自止，故曰：治泻，不利小水，非其治也。"张氏认为，泄泻的病机是水谷不分，不能分清泌浊，水气偏渗，浸渍肠道，则大便泄泻，若见小便不利，治之则以利小便之法。利小便实大便之法，首见于《素问·汤液醪醴论》："开鬼门，洁净府"，洁净府即利小便之法。

元·朱震亨《金匮钩玄·卷第一·泄泻》说："凡泄泻水多者，仍用五苓散治之。"五苓散为蓄水证而设，有利水渗湿，通阳化气的作用。方中泽泻利水渗湿，猪苓、茯苓淡渗利湿，白术健脾化湿，桂枝通阳行水，使水液下渗膀胱，而使肠中水液减少，从而达到实大便的功效。本案患者泄泻伴有口渴，小便量少，符合五苓散的方证，故用五苓散以利小便实大便。

泄泻伴小便不利，亦可有其他原因，有湿盛、热盛、寒泻、命门火衰、脾虚泄泻而小便不利者，利小便之方亦有参苓白术散、导赤散、八正散、真武汤、肾气丸、苓桂术甘汤等方，临床当仔细辨别使用。笔者曾治一男患者，水样泻不能自控，用赤石脂禹余粮汤症状大减（大便已能自制），然病不已，思该汤条文"理中者，理中焦，此利在下焦，赤石脂禹余粮汤主之。复不止者，当利其小便"。授利小便之法，然而该患者并无口渴、小便不利之症，故不用五苓散。投苓桂术甘汤，下利反甚，百思不得其解，详见赤石脂禹余粮汤案。

王慎轩《曹颖甫先生医案》记载一简短医案："大南门郭左，洞泄当分利。川桂枝一钱，猪茯苓各三钱，生白术三钱，炒泽泻二钱。"病洞泄,用五苓散分利小便,是其治。

> 五苓散的方证是:口渴,小便不利,大便稀或水样,脐下悸,癫、眩,舌质淡,苔白。

# 经方神效,再度验证

## ——治愈胃中发堵4年,加重20天,全身乏力、畏寒3年案

### 枳术汤/枳术丸方证;桂枝甘草汤方证

苏某,女,41岁,**初诊日期**:2016年10月15日。

**主诉**:反复胃中发堵4年,加重20天,全身乏力、畏寒3年。

**现病史**:患者于4年前出现胃中发堵,每次饭后即觉胃脘部胀痛、发堵,持续20分钟。3年前患者又出现全身乏力、畏寒,唯愿居家休息,不欲操劳家务,亦不欲活动。近20天患者出现胃中发堵加重,患者甚苦于此,遂就诊于我处。

**刻下症**:全身乏力、畏寒,气短,喜长出气,特别容易累,双眼发困。经常性胃中发堵,每于饭后胃脘部胀痛,纳食一般,晨起口苦,心中烦。大便1日1次,成形,夜尿1~2次,小便急,有解不尽感。

**查体**:面色偏黄,舌淡,苔根部黄腻,脉弦滑。

## 方证辨证

《金匮要略·水气病脉证并治第十四》说:"心下坚大如盘,边如旋盘,水饮所作,枳术汤主之。"**笔者临床体会到枳术汤的方证是:胃中有食物停滞感,食后诱发或加重,心下坚大如盘,纳差,小便不利,见水饮实象者。**本案中患者时有胃中发堵,纳食一般,晨起口苦,心中烦,面色偏黄,舌淡,苔根部黄腻,脉弦滑。符合枳术汤的方证,故方证辨证为枳术汤证。

《伤寒论·辨太阳病脉证并治中第六》说:"发汗过多,其人又手自冒心,心下悸,欲得按者,桂枝甘草汤主之。"**笔者临床体会到桂枝甘草汤的方证是:心悸,欲得按,兼见畏冷者。**本案中患者全身乏力、

畏寒，气短，喜长出气，特别容易累，双眼发困。符合桂枝甘草汤的方证，故方证辨证为桂枝甘草汤证。

**诊断：**胃胀　枳术汤证　虚劳　桂枝甘草汤证。

**治疗：**方用枳术汤合桂枝甘草汤。

枳　壳 16g　　炒白术 20g　　桂　枝 18g　　肉　桂 12g

生甘草 15g

14 剂，水煎服，分 2 次早、晚饭后半小时温服。

**二诊：**患者诉服药 7 剂后，胃中发堵即愈；服药 10 剂，全身乏力即痊愈，全身畏寒明显好转，饭后胃脘胀痛亦愈，口苦好转。

 **按语**

《金匮要略·水气病脉证并治第十四》说："心下坚大如盘，边如旋盘，水饮所作，枳术汤主之。枳术汤方：枳实七枚，白术二两，上二味，以水五升，煮取三升，分温三服，腹中软，即当散也。"

明·赵以德《金匮玉函经二注·卷十四·水气病脉证治第十四》说："心下，胃土脘也。胃气弱则所饮之水入而不消，痞结而坚，必强其胃，乃可消痞。白术健脾强胃，枳实善消心下痞，逐停水，散滞血。"王氏认为枳术汤消补兼施，白术强胃而枳实消痞。清·黄元御《金匮悬解·卷十·内伤杂病·水气（三十二章）·水气三十二》说："心下坚，大如盘，边如旋杯，此缘水饮所作，以水旺土湿，胃气上逆，壅阻胆经下行之路，因而痞结心下，坚硬不消。枳术汤，枳实泻水而消痞，白术燥土而补中也。"可见枳术汤缘由水饮而成心下坚痞之症。

后世在枳术汤基础上创枳术丸，剂量、剂型、药物有所改变，而其方义亦随之而变。清·张璐《医通祖方·十三·枳术汤》说："治脾不健运，饮食不化。枳术汤用枳实一两、白术二两，荷叶裹米烧饭为丸，米汤下七八十丸。海藏曰：东垣枳术丸本仲景枳术汤，至晚年道进，用荷叶烧饭为丸，取留滓于胃也。太无曰：《金匮》治水肿心下如盘，故用汤以荡涤之。东垣治脾不健运，故用丸以缓消之。二方各有深意，不可移易。"较之枳术汤，枳术丸中白术比例加大，入荷叶烧饭，改汤为丸，使得药力稽留于脾胃，故奏健脾强胃，消食化饮之功。所以，临床上，疾病初期，实证为主的心下坚痞，当用枳术汤，若疾病迁延日久,虚象明显,当用枳术丸,以缓图之。

明·王绍隆《医灯续焰·卷二·沉脉主病第十七·附方》说:"洁古枳术丸,治痞积,消食强胃。(海藏云:本仲景枳术汤也,今易老改为丸,治老幼虚弱,饮食不化或藏府软弱者。)枳实(去瓤,麸炒,一两),白术(二两)上为末,荷叶裹,烧饭为丸,如桐子大。每服五十丸,白术汤下。服白术者,本意不取其食速化,但久服令人胃气强实,不复伤也。"王氏记载还强调白术汤送服,补力又增,可见枳术丸更适用于虚证无疑。

**总言之,笔者临床体会到枳术汤的方证是:胃中有食物停滞感,食后诱发或加重,心下坚大如盘,纳差,小便不利,见水饮实象者。枳术丸的方证是:胃弱痞积,饮食难消,赢弱乏力,老幼虚弱者。**综观本案患者的四诊信息,符合枳术汤的方证,故投之以消痞强胃。

《伤寒论·辨太阳病脉证并治中第六》说:"发汗过多,其人叉手自冒心,心下悸,欲得按者,桂枝甘草汤主之。桂枝四两(去皮),甘草二两(炙),上二味,以水三升,煮取一升,去滓,顿服。"

明·方有执《伤寒论条辨·卷之二·辨太阳病脉证并治中篇第二》说:"汗多则血伤,血伤则心虚,心虚则动惕而悸,故叉手自冒覆而欲得人按也,桂枝走阴,敛液宅心,能固疏慢之表,甘草缓脾,和中益气,能调不足之阳,然则二物之为方,收阴补阳之为用也。"方氏认为桂枝甘草汤为阴阳并调之方。

清·黄元御《伤寒悬解·卷四·太阳坏病入少阴去路(十七章)·桂枝甘草证六(太阳九十七)》说:"汗亡心液,火泻神虚,故叉手自冒其心(冒者,覆也)。汗多阳亡,温气泻脱,风木不宁,而土败胃逆,浊气填塞,风木上行,升路郁阻,故心下动悸,欲得手按,以宁神宇。桂枝甘草汤,桂枝疏木而安动摇,甘草补土以培根本也。"黄氏则认为桂枝甘草汤是疏木培土之剂。**综上所述,结合笔者临床体会,认为桂枝甘草汤的方证是:心悸,欲得按,兼见畏冷者。**综观本案患者的四诊信息,符合桂枝甘草汤的方证,故投之以温补阳气,疏木补土。

**临床上特别值得注意的是:**①原方桂枝四两,甘草二两,即桂枝、甘草比例为2∶1,大剂量桂枝可强心阳、通血脉。②考虑到四两桂枝约56g,可酌情加入肉桂替代部分桂枝,因为肉桂、桂枝均源自樟科植物肉桂,《神农本草经》亦未明确区分,功效有相似之处。

> 枳术汤的方证是:胃中有食物停滞感,食后诱发或加重,心下坚大如盘,纳差,小便不利,见水饮实象者。
>
> 枳术丸的方证是:胃弱痞积,饮食难消,羸弱乏力,老幼虚弱者。
>
> 桂枝甘草汤方证是:心悸,欲得按,兼见畏冷者。

# 经方误治与细辨方证

## ——治愈心慌30年案

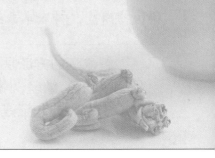

> 误治案例;"仲景之方,犹百钧之弩也,如其中的,一举贯革,如不中的,弓劲矢疾,去的弥远";心慌2剂即愈;主诉不等于主证;独处藏奸

张某,男,58岁,**初诊日期**:2016年11月7日。

**主诉**:反复心慌30年,加重1个月。

**现病史**:患者诉30年前出现心慌症状,偶尔发作,程度不重,于当地医院就诊,诊断为期前收缩。

1个月前心慌加重,呈阵发性,每周发作2~3次,每次持续1~2分钟,为求诊治,就诊于我处。

**刻下症**:心慌亢进,呈阵发性,发作时伴全身乏力,双下肢膝盖以下尤甚。头部发酸,头部怕风怕冷。全身怕冷,不能进生冷饮食,脾气急躁。眠可、纳可。大便1日1~2次,不成形。夜尿1次。

**查体**:舌淡,有液线,苔中根部黄腻,脉弦细滑。

**诊断**:心悸 炙甘草汤证 头痛 吴茱萸汤证。

**治疗**:方用炙甘草汤合吴茱萸汤

| 生甘草20g | 生 姜15g | 桂 枝15g | 党 参10g |
| 生地黄80g | 阿胶珠10g | 麦 冬30g | 麻子仁6g |
| 大 枣30g | 吴茱萸10g | | |

10剂,日1剂,水煎服,加白酒20~30ml同煎,分3次早、中、晚饭后半小时温服。

**二诊**:患者诉服药前3剂自觉心慌症状好转,第4剂起效果不明显。近1周心慌亢进,每天发作,偶有大便稀溏。笔者观上方无效,或有加重之嫌,是为方不对证,故细问症状。患者细思之后,**诉半年前出现心有悬空感,**仅偶尔发作,1个月前心有悬空感加重,平均2~3天发作1次。后背有一块发凉,全身怕冷。

**查体:**舌淡,有裂纹,苔黄厚腻,脉弦细滑。

## 方证辨证

《金匮要略·胸痹心痛短气病脉证治第九》说:"心中痞,诸逆,心悬痛,桂枝生姜枳实汤主之。"**笔者临床体会到桂枝生姜枳实汤的方证可总结为:心脏如有绳子系着,或心有悬空感。**本案患者心悸,全身怕冷,乏力,伴心有悬空感,符合桂枝生姜枳实汤的方证,故方证辨证辨为桂枝生姜枳实汤证。

**诊断:**心悸 桂枝生姜枳实汤证。

**治疗:**方用桂枝生姜枳实汤。

桂 枝 18g 生 姜 18g 枳 壳 18g

14剂,水煎服,日1剂,分3次早、中、晚饭后半小时温服。

**三诊:**上方服1剂心悬空症状已愈。**服用2剂后心慌已基本痊愈,**近半月仅发作1次。患者诉原来下肢乏力,不能快走,步速稍快则心前区不适。现在走路觉轻松,快走也不会发作心慌。全身怕冷明显好转,原来服用冷食如苹果,则腹胀便溏,现在已无此种情况。

14剂汤药仅花费26元,患者说:"很有效,终于遇到个好大夫,你是我的救星。"上方诸药各增量3g,嘱患者更服14剂,以固疗效。

 **按 语**

本案患者初诊以心悸伴乏力畏寒为主诉,并有头部酸痛,怕风怕冷之症,舌淡,有液线,苔中根部黄腻,脉弦细滑。《伤寒论·辨太阳病脉证并治下第七》说:"伤寒脉结代,心动悸,炙甘草汤主之。"本案患者心悸伴全身畏寒乏力,符合炙甘草汤方证。《伤寒论·辨厥阴病脉证并治第十二》说:"干呕,吐涎沫,头痛者,吴茱萸汤主之。"本案患者头部酸痛,头部怕风怕冷,脉弦细滑,其证虽无干呕吐涎,但全身一派虚寒,兼脉弦、舌有液线,符合吴茱萸汤证肝胃虚寒,浊阴上逆的病机。患者之证与炙甘草汤、吴茱萸汤均符合,故两方叠用,初 3 剂心悸确见好转,但第 4 剂效用即无,心悸发作更频。**徐灵胎有言:"仲景之方,犹百钧之弩也,如其中的,一举贯革,如不中的,弓劲矢疾,去的弥远"。此处便是"去的弥远"了,可知所用之方没能完全与证契合,当细辨方证,于是再三详询患者,始知尚有"心有悬空感"一症,遂用桂枝生姜枳实汤治之,一举中的。**

《金匮要略·胸痹心痛短气病脉证治第九》说:"心中痞,诸逆,心悬痛,桂枝生姜枳实汤主之。桂姜枳实汤方:桂枝,生姜各三两,枳实五枚。上三味,以水六升,煮取三升,分温三服。"关于"心悬痛"的具体含义,各医家说法纷纭:①清·尤在泾《金匮要略心典·胸痹心痛短气病脉证治第九》说:"诸逆,该痰饮、客气而言;心悬痛,谓如悬物动摇而痛,逆气使然也。"尤在泾认为"心悬痛"即"如悬物动摇而痛"。清·陈修园、日·丹波元简亦作此解。②刘渡舟《金匮要略诠解·胸痹心痛短气病脉证治第九》说:"如空中悬物,动摇而痛,又心痛于上而不下,故叫悬痛",认为"心悬痛"即"悬而不下",与本案患者所诉"心有悬空感"相一致。③陆渊雷《金匮要略今释·胸痹心痛短气病脉证治第九》中考证《说文解字》《诸病源候论》《千金方》诸书,认为"悬"字与"牵""絃"字音近义通,可作牵引、约束之解,言到:"心悬痛,谓心窝部牵引痛也。此正是胃神经痛之证候,或以悬为空虚悬挂之义非也。"陆渊雷解释"心悬痛"为"心窝部牵引痛"。

或心脏悬挂动摇,或心有悬空感,或心窝部牵引痛,在临床均能见到,其病机皆为水湿寒痰诸邪向上冲逆,阴占阳位,气机郁滞所致,以桂枝平冲降逆、生姜温阳化饮、枳实散结下气,则诸证自除。**笔者临床体会到桂枝生姜枳实汤的方证为:心脏如有绳子系着,或心有悬空感。**本案患者怕冷便溏,下肢乏力,舌淡苔黄腻,脉弦细滑是因寒饮固着,阻滞气机,并向上冲逆,即有心悸、心悬空之证,符合桂枝生姜枳实汤方证。患者心悬空症状与心悸同时加重,关系紧密,但因心悸亢进,缠绵日久,以致将此症状忽略不提。临床胸痹诸证常与心悸伴发,当详细询问,须知**主诉不等于主证**,唯有不厌详询,不遗漏症状,才能从整体把握,达到方与证的高度契合。

桂枝生姜枳实汤的方证为：心脏如有绳子系着，或心有悬空感。

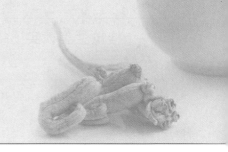

# 不可同鼎而烹！

## ——经方治愈化疗不耐受案

 **炙甘草汤证；甘麦大枣汤证；煎服法不同，不可同鼎而烹！**

张某，女，53 岁，**初诊日期**：2017 年 5 月 26 日。

**主诉**：反复心慌 20 余天。

**现病史**：患者发现乳腺癌后，于 2017 年 3 月 -5 月 25 日进行多次化疗，20 余天前，化疗过程中即出现心慌，每日发作，不能自已，精神紧张，以至于化疗不能进行，为求中医诊疗，于我处就诊。

**刻下症**：心慌，每日频作，伴自觉心跳，心跳欲出，不能归位，心率 100~130 次 / 分，全身乏力，容易紧张。

**查体**：体形稍胖，精神紧张，忧郁面容，舌有液线，苔黄腻，边有齿痕，脉细弱。

## 方证辨证

《伤寒论·辨太阳病脉证并治下第七》中说："伤寒脉结代，心动悸，炙甘草汤主之。"《金匮要略·血痹虚劳病脉证并治第六》中亦言："《千金翼》炙甘草汤一云复脉汤，治虚劳不足，汗出而闷，脉结悸，行动如常，不出百日，危急者十一日死。" **笔者临床体会到炙甘草汤的方证是：心悸亢进，精神萎靡，体质虚弱（偏瘦），口干，皮肤枯燥，大便干燥。核心方证是：精神萎靡，体质虚弱，心悸。** 本案中患者心慌，每日频作，伴自觉心跳，心跳欲出，不能归位，心率 100~130 次 / 分，全身乏力，容易紧张，舌有液线，苔黄腻，边有齿痕，脉细弱。符合炙甘草汤的方证，故方证辨证为炙甘草汤证。

**诊断**:心悸　炙甘草汤证。

**治疗**:方用炙甘草汤。

| | | | |
|---|---|---|---|
| 火麻仁 5g | 炙甘草 20g | 党　参 10g | 桂　枝 15g |
| 生　姜 15 | 麦　冬 80g | 生　地 80g | 大　枣 30g |

14 剂,加白酒 20~30ml,日 1 剂,分 2 次早、晚饭后半小时温服。

**二诊**(2017 年 6 月 5 日):患者叙述病情过程中,即不能自已地哭泣起来,诉心慌明显好转,但因恐惧化疗,容易紧张,委屈想哭,常不可控制地哭泣,须时刻有人陪伴,不能独处。

《金匮要略·妇人杂病脉证并治第二十二》中言:"妇人脏躁,喜悲伤欲哭,象如神灵所作,数欠伸,甘麦大枣汤主之。"**笔者临床体会到甘麦大枣汤的方证为:脏躁(更年期),喜悲伤欲哭或容易紧张。**患者精神紧张,悲伤不能自已,常不可自控地哭泣,与条文所言如出一辙,遂改投甘麦大枣汤。

**治疗**:方用甘麦大枣汤。

| | | |
|---|---|---|
| 炙甘草 30g | 浮小麦 90g | 大　枣 30g |

7 剂,水煎服,日 1 剂,早、晚饭后半小时温服。

**三诊**(2017 年 6 月 12 日):患者诉悲伤欲哭好转,仍有心慌欲出,发作频次与原来一样,舌淡,一边有齿痕,苔薄黄。予甘麦大枣汤合炙甘草汤。

| | | | |
|---|---|---|---|
| 火麻仁 5g | 甘　草 30g | 党　参 10g | 桂　枝 15g |
| 麦　冬 20g | 生地黄 80g | 大　枣 30g | 阿胶珠 10g |
| 浮小麦 120g | | | |

5 剂,加白酒 20~30ml,水煎服,日 1 剂,早、晚饭后半小时温服。

**四诊**(2017 年 6 月 16 日):患者述心慌有所好转,情绪亦有好转,但疗效有限。

遂改变给药方式:予炙甘草汤煎服(加白酒 20ml 与水同煎服),甘麦大枣汤煮沸(水煎服)后代茶饮。

后以此方案治疗 3 个月,并据患者症状适当调整药物及剂量,9 月 25 日复诊诸症告愈!患者情绪基本稳定,心悸症状再无发作,并顺利完成了最后一次化疗,至今未有心悸,独处 1 小时以上亦无害怕不安。

《伤寒论·辨太阳病脉证并治下第七》说:"伤寒脉结代,心动悸,炙甘草汤主之。炙甘草汤方,甘草四两(炙),生姜三两(切),人参二两,生地黄一斤,桂枝三两(去皮),阿胶二两,麦门冬半升(去心),麻仁半升,大枣三十枚(擘),上九味,以清酒七升,水八升,先煮八味,取三升,去滓,内胶,烊消尽,温服一升,日三服。一名复脉汤。"《金匮要略·血痹虚劳病脉证并治第六》中亦言:"《千金翼》炙甘草汤一云复脉汤,治虚劳不足,汗出而闷,脉结悸,行动如常,不出百日,危急者十一日死。"甘草,《神农本草经·上品》云:"主五脏六腑寒热邪气,坚筋骨,长肌肉,倍力,金疮,尰,解毒。久服轻身,延年。"地黄,《神农本草经·上品》言:"主治折跌,绝筋,伤中,逐血痹,填骨髓,长肌肉。作汤除寒热积聚,除痹,生者尤良。久服轻身,不老。"作为炙甘草汤最主要的两味药,两药皆以补益为主,甘草补气,地黄主补阴填髓,正和炙甘草汤之主要病机——气阴两虚。人参,《神农本草经·上品》说:"味甘微寒。主补五脏,安精神,定魂魄,止惊悸,除邪气,明目,开心益智。久服,轻身延年。"桂枝,《神农本草经·上品》说:"主治上气咳逆,结气,喉痹,吐吸,利关节,补中益气。久服通神,轻身,不老。"阿胶,《神农本草经·上品》说:"主治心腹内崩,劳极洒洒如疟状,腰腹痛,四肢酸疼,女子下血,安胎,久服轻身,益气。"麦冬,《神农本草经·上品》说:"主治心腹结气,伤中,伤饱,胃络脉绝,羸瘦,短气。久服轻身,不老,不饥。"这几味皆为补益之品,皆有久服轻身之效,补益力度之大如是。诸多补药,足可见炙甘草汤为补虚之剂,而其本身即为气阴两虚之心悸而设。本案患者虽未到脉结代的地步,但其化疗后心悸心慌症状已可见端倪,如若不加以控制,便可由心悸心慌之症状发展至脉结代之实质性改变,本案投以炙甘草汤养阴益气,乃是治本之法。**笔者临床体会到炙甘草汤的方证是:心悸亢进,精神萎靡,体质虚弱(偏瘦),口干,皮肤枯燥,大便干燥。核心方证是:精神萎靡,体质虚弱,心悸。**

曹颖甫在《经方实验录第一集·中卷·第五五案》中记载:"律师姚建……按其脉结代,约十余至一停,或二三十至一停不等,又以事繁,心常跳跃不宁,此仲师所谓心动悸,脉结代,炙甘草汤主之之证是也。因书经方与之,服十余剂而瘥。"笔者临床亦多用于脉结代,心动悸者。此外,如本案患者,有此发展之势者,以炙甘草汤控制,亦多见良效。

《金匮要略·妇人杂病脉证并治第二十二》中言:"妇人脏躁,喜悲伤欲哭,象如神灵所作,数欠伸,甘麦大枣汤主之。甘麦大枣汤方:甘草三两,小麦一升,大枣十枚,上三味,以水六升,煮取三升,温服三服。亦补脾气。"甘草,《神农本草经·上品》云:"主五脏六腑寒热邪气,坚筋骨,长肌肉,倍力,金疮,䐃,解毒。久服轻身,延年。"小麦,梁·陶弘景《名医别录·中品》说:"主除热,止燥渴、咽干,利小便,养肝气,止漏血唾血。"大枣,《神农本草经·上品》言:"主心腹邪气,安中,养脾,助十二经,平胃气,通九窍,补少气少津,身中不足。"甘麦大枣汤以三味甘润补益之品成方,对于脏躁、紧张等情绪障碍,无论男女,皆有良效。**笔者临床体会到甘麦大枣汤的方证为:脏躁(更年期),喜悲伤欲哭或容易紧张。**

明·龚廷贤在《万病回春·卷之六·妇人诸病》中载一案:"一妊妇,无故自悲,用大枣十枚,甘草、小麦各三两,分三剂,水煎服而愈。"本案患者因化疗饱受身体和精神的折磨,乃至情绪不可自控,以甘麦大枣汤治疗,补养心神。

另外,治疗过程中,笔者曾以炙甘草汤单方、甘麦大枣汤单方治疗,虽有效果,但总有照顾不周全之弊,而以两方合用,恐药力不周,各自煎药方法又不同,**遂以甘麦大枣汤煮沸代茶饮,少量频服,而炙甘草汤以汤药形式(水与白酒同煎煮)煎服,既可保持二药各自效力,避免药效之差。此服法尤其适于药效相对独立之剂。**

---

炙甘草汤的方证是:心慌心悸,乏力,脉结代,舌淡或舌红,少苔。核心方证是:脉结代,心慌心悸。

甘麦大枣汤的方证为:脏躁(更年期),喜悲伤欲哭或容易紧张。

---

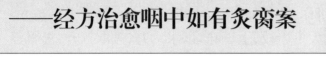

# 此证男子亦有,不独妇人也

## ——经方治愈咽中如有炙脔案

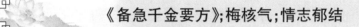

**《备急千金要方》;梅核气;情志郁结**

王某,男,60岁。**初诊日期:**2017年9月22日。

**主诉:**咽部似有物堵3个月。

**现病史:**患者3个月前出现咽部似有物堵,咽之不下,吐之不出。每天均有,甚为之苦,遂就诊于我处。

**刻下症:**咽喉部似有物堵,咽之不下,吐之不出,大便1日1次,成形,夜尿1次。

**查体:**舌暗红,苔薄白,脉弦滑。

## 方证辨证

《金匮要略·妇人杂病脉证并治第二十二》说:"妇人咽中如有炙脔,半夏厚朴汤主之。半夏厚朴汤方《千金》作胸满,心下坚,咽中帖帖,如有炙肉,吐之不出,吞之不下。"**笔者临床体会到半夏厚朴汤的方证是:咽中如有炙脔,吐之不出,咽之不下。**本案患者咽喉部似有物堵,咽之不下,吐之不出,脉弦滑。符合半夏厚朴汤的方证,故方证辨证为半夏厚朴汤证。

**诊断:**梅核气 半夏厚朴汤证。

**治疗:**方用半夏厚朴汤。

清半夏15g　　茯　苓20g　　生　姜25g　　苏　叶10g
厚　朴18g

7剂,水煎服,日1剂,分3次早、中、晚饭后半小时温服。

**二诊**（2017 年 9 月 29 日）：患者诉服药 5 剂后咽部似有物堵，咽之不下，吐之不出的症状即痊愈。

《金匮要略·妇人杂病脉证并治第二十二》说："妇人咽中如有炙脔，半夏厚朴汤主之。半夏厚朴汤方《千金》作胸满，心下坚，咽中帖帖，如有炙肉，吐之不出，吞之不下。半夏一升，厚朴三两，茯苓四两，生姜五两，干苏叶二两，上五味，以水七升，煮取四升，分温四服，日三夜一服。"胸中气机不畅，痰涎内生，痰随气升，滞于咽喉，从而出现"咽中如有炙脔"的症状，即今之梅核气。

清·吴谦在《医宗金鉴·卷二十三·妇人杂病脉证并治第二十二》中说："咽中如有炙脔，谓咽中有痰涎，如同炙肉，咯之不出，咽之不下者，即今之梅核气病也。此病得于七情郁气，凝涎而生。故用半夏、厚朴、生姜，辛以散结，苦以降逆，茯苓佐半夏，以利饮行涎，紫苏芳香，以宣通郁气，俾气舒涎去，病自愈矣。此证男子亦有，不独妇人也。"吴氏认为病由七情所伤，情志郁结，致气机不利，津液不得布散而凝聚为痰涎，贮藏于肺，肺司宣降。痰气相结，凝阻于咽喉，吐之不出，咽之不下。半夏厚朴汤为小半夏加茯苓汤加厚朴、苏叶而成，两者同为痰饮治方，然半夏厚朴汤复有理气之功，适用于痰随气升诸症。其中半夏、厚朴为君药，散结降逆、宽胸理气，以调畅气机。茯苓淡渗利湿，佐半夏化饮利涎，以复脾胃运化之职。生姜辛温，助半夏、茯苓温化痰饮，又佐制半夏之毒。苏叶味轻清芳香，舒散郁结。五药共用，舒畅气机，清化痰涎，使病去体复康。然其方偏于辛燥，故笔者认为其适用于痰湿为患之证，临床当与痰火为患之证相鉴别。此外，因其病机根本为情志郁结，**是以笔者认为半夏厚朴汤不但适用于梅核气，亦适用于郁证见咽喉不利者**。

清·尤在泾《静香楼医案·诸郁门》记载了其用半夏厚朴汤治疗梅核气一案。

记载如下："郁气凝聚喉间，吞不下，吐不出，梅核气之渐也。半夏、厚朴、茯苓、苏梗、旋覆花、橘红、枇杷叶、姜汁。诒按：此于《金匮》成方中，加旋覆、杷叶最有巧思。"

气逆郁结于喉，痰随气升，阻于喉咙，为梅核气，此案患者气逆、气郁、痰结更重。其症见:喉中气郁结,吞不下,吐不出,符合半夏厚朴汤的方证,故予半夏厚朴汤,又因其以气逆为甚,故加旋覆花、枇杷叶助原方降气化痰之功。是以临床辨证论治中,紧抓方证,以不变应万变,方可游刃有余。

> 　　笔者临床体会到半夏厚朴汤的方证是:咽中如有炙脔,吐之不出,咽之不下,舌淡,苔白腻,脉弦滑。半夏厚朴汤的方证是:咽中如有炙脔,吐之不出,咽之不下。

# 仲景书中字字珠玑，无一字可轻忽

## ——经方治愈胃脘部憋闷、嗳气3年案

气上冲胸；独头动摇；服药后即痊愈；熟读《伤寒》《金匮》，当时未必明了，临证自有会心

张某，女，68岁，**初诊日期**：2017年9月28日。

**主诉**：反复胃脘部憋闷、嗳气3年，加重1天。

**现病史**：患者3年前出现胃脘部憋闷，胸前有气上冲，无胀感，每得嗳气则舒。

1天前因血压升高出现胃脘部憋闷加重，入住某心内科病房，邀余中医诊治。

**既往史**：冠状动脉粥样硬化性心脏病病史11年，冠状动脉旁路移植术后7年；高血压病病史6年，血压最高可达230/70mmHg，现服盐酸贝那普利片、苯磺酸氨氯地平片控制血压；胆囊切除术后6个月。

**刻下症**：剑突下胃脘部憋闷，喜用手按揉，**胸前有气上冲**，按揉后嗳气，气出则舒。周身乏力，气短，喜长出气，运动后胸闷憋气，无胸痛。全身怕热，颈部怕风，无汗，无颈部僵硬。颈部银屑病皮损处瘙痒，受风或血压升高时瘙痒加重。夜间口干，喜冷饮，急躁易怒，眠纳可，大便偏干，2日1行，夜尿3~4次。

**查体**：血压154/66mmHg，**头部不自主震颤**，**言语费力**，下颌部及颈前、后背皮肤色红，上覆白色鳞屑，无溃破。舌淡红，中有裂纹，伸舌颤抖，苔薄黄，脉弦硬稍滑。

## 方证辨证

《金匮要略·痉湿暍病脉证治第二》说："太阳病，无汗而小便反

少，气上冲胸，口噤不得语，欲作刚痉，葛根汤主之。"**本案患者症见胸前有气上冲、头部不自主震颤、言语费力、颈部怕风、无汗，符合葛根汤之方证。**

　　**诊断：**痉病　葛根汤证。

　　**治疗：**方用葛根汤。

生麻黄 12g　　桂　枝 15g　　白　芍 10g　　生甘草 10g

干　姜 5g　　大　枣 15g　　葛　根 60g（先煎）

3 剂，水煎服，医院煎药室代煎，日 1 剂，分 2 次早、晚饭后半小时温服。

　　注：因药房无生姜，故用干姜代替。

　　**患者以往胃脘部憋闷、胸前有气上冲、嗳气每日发作，从未间断，自服用此汤药后，未再发作。**患者诉因冠状动脉旁路移植术后需服用阿司匹林、硫酸氢氯吡格雷片，每次服用则立觉恶心、胃部不适，自服用此汤药后，仍每天服用二药，而恶心、不适已无。头部不自主震颤、伸舌颤抖亦减轻，大便仍 2 日 1 次，不干，夜尿 4 次。

　　守原方更服 5 剂，胃脘部憋闷、胸前有气上冲、嗳气未复发，颈部怕风、瘙痒亦减轻，颈上白色鳞屑亦见少。

　　《金匮要略·痉湿暍病脉证治第二》说："太阳病，发热无汗，反恶寒者，名曰刚痉""病者身热足寒，颈项强直，恶寒，时头热，面赤目赤，独头动摇，卒口噤，背反张者，痉病也""太阳病，无汗而小便反少，气上冲胸，口噤不得语，欲作刚痉，葛根汤主之。葛根汤方：葛根四两，麻黄三两（去节），桂枝二两（去皮），芍药二两，甘草二两（炙），生姜三两，大枣十二枚。上七味，㕮咀，以水七升，先煮麻黄、葛根，减二升，去沫，内诸药，煮取三升，去滓，温服一升，覆取微似汗，不须啜粥，余如桂枝汤法将息及禁忌。"《伤寒论·辨太阳病脉证并治中第六》说："太阳病，项背强几几，无汗恶风，葛根汤主之""太阳与阳明合病，必自下利，葛根汤主之。"

　　本案患者因血压升高数次住院治疗，虽血压控制正常，但仍每天发作剑突下胃脘部憋闷，胸前有气上冲，头部不自主震颤症状。前医多从"肝热""肝风"论治，笔者临床查其体态，问其症状，**因其与《金匮要略》的"独头动摇""气上冲胸""口噤不得语"之言如出一辙，加之无汗且恶风寒，常在颈上围一丝巾，睡卧不取，言不敢吹风，故大胆用葛根汤原方，患者胃部憋闷、胸前有气上冲、嗳气症状立愈，其余症状皆减。**

痉病病机，后世立说纷纭，或言外感，或言内伤，或言内热，或言津伤，笔者认为清·吴谦之"太阳阳明合病"说甚笃。《医宗金鉴·订正仲景全书·金匮要略注·卷十八·痉湿暍病脉证并治第二》说："病人身热恶寒，太阳证也；颈项强急，面赤目赤，阳明证也。头热，阳郁于上也；足寒，阴凝于下也。太阳之脉循背上头，阳明之筋上挟于口，风寒客于二经，则有头摇口噤，反张拘强之证矣。"

本案患者脉应手即得不须重按、颈部畏风、无汗，此为太阳病；全身怕热、口干便结，独头动摇，前颈后背皮色淡红，吹风即痒，此为阳明热结，邪热上冒头颈、皮肤；脉弦硬，为津伤风动，是痉病先兆，虽尚无颈项强直、角弓反张之象，但太阳阳明合病，欲作刚痉，为葛根汤方证。

本案患者虽血压升高严重，头不自主动摇，但毫无头晕、头痛症状，唯诉胃部不适、胸前有气上冲、嗳气频作，而"气上冲胸"正是葛根汤主要方证之一，可知**《伤寒论》《金匮要略》字字珠玑，无一字可轻忽。**关于"气上冲胸"的病机，众说纷纭。清·尤在泾认为是"风寒湿甚，与气相持，不得外达，亦并不下行也……势必逆而上冲"（《金匮要略心典·卷上·痉湿暍病脉证治第二》）；清·吴谦认为是"寒气盛而上逆"（《医宗金鉴·订正仲景全书·金匮要略注·卷十八·痉湿暍病脉证并治第二》）；清·章楠认为是"营卫三焦之气皆闭，外闭则内气不得旋转，而直上冲胸"（《伤寒论本旨·卷六·痉病证治》）。病机错杂，难以穷尽，稍有偏差，以讹传讹，遗患无穷；唯仲景方证相对，字字珠玑，有是证则用是方，精确明了，屡用屡验，可传千古。熟读《伤寒》《金匮》，当时未必明了，临证自有会心。

# 夜间喊叫有如鬼邪

## ——经方治愈反复睡眠中大声喊叫4年案

王某，女，73岁，初诊日期：2017年9月26日。职业：教师

**主诉：**反复睡眠中大声喊叫4年。

**现病史：**4年前患者在教研室中因目睹熟悉的同事突然猝死而遭受惊吓，自此发作睡眠中大声喊叫，夜间噩梦连连，且醒后记梦。伴入睡困难，每天晚上11点左右上床休息，至少30分钟后才能入睡，经常凌晨2-3点才能入睡，且夜间起夜后再次入睡困难，一天只能间断睡眠4~5小时。患者甚苦于此，收入我科治疗。

**刻下症：**睡眠中大声喊叫，可惊醒病友，醒后不知自己曾喊叫。夜间梦多且醒后记梦，入睡困难，轻度遗尿，夜尿2次，起夜后难以再次入睡。畏风畏寒，纳可，大便1次/日，质干。

**查体：**体形中等偏胖，面白，舌淡暗，苔薄黄，脉弦细。

## 方证辨证

《金匮要略·血痹虚劳病脉证并治第六》说："夫失精家少腹弦急，阴头寒，目眩，发落，脉极虚芤迟，为清谷，亡血，失精。脉得诸芤动微紧，男子失精，女子梦交，桂枝加龙骨牡蛎汤主之。"**笔者临床体会到桂枝加龙骨牡蛎汤的方证是：噩梦频作，脱发，易疲劳，少腹拘急，梦遗失精，头晕目眩，脉虚。**本案患者噩梦连连，睡眠中喊叫，畏风畏寒，轻度遗尿，舌淡暗，脉弦细，符合桂枝加龙骨牡蛎汤的方证，故方证辨证为桂枝加龙骨牡蛎汤证。

**诊断:**癫狂　桂枝加龙骨牡蛎汤方证。

**治疗:**方用桂枝加龙骨牡蛎汤。

桂　枝 18g　　白　芍 18g　　甘　草 12g　　大　枣 12g

生　姜 18g　　生龙骨 18g　　生牡蛎 18g

7 剂,日 1 剂,水煎服,分 2 次中、晚饭后半小时温服。

**二诊**(2017 年 10 月 3 日):住院过程中患者症状逐渐减轻,睡眠中动作、喊叫逐渐减少,入睡困难渐愈。至今日,同房间病友诉已无夜间喊叫,患者已不记得昨晚做梦内容,入睡困难、起夜后难以再睡及遗尿均已愈,畏风畏寒亦愈。

随访 2 周,患者病情未见复发。

《金匮要略·血痹虚劳病脉证并治第六》说:"夫失精家少腹弦急,阴头寒,目眩,发落,脉极虚芤迟,为清谷,亡血,失精。脉得诸芤动微紧,男子失精,女子梦交,桂枝加龙骨牡蛎汤主之。桂枝加龙骨牡蛎汤方:桂枝、芍药、生姜各三两,甘草二两,大枣十二枚,龙骨、牡蛎各三两。上七味,以水七升,煮取三升,分温三服。"此条论述虚劳肾精不固(失精家)的证治,关于脉象,后文有描述:"脉弦而大,弦则为减,大则为芤,减则为寒,芤则为虚,虚寒相搏,此名为革。妇人则半产漏下,男子则亡血失精。"此条论述虚劳诸脉,上条中"脉得诸芤动微紧"即是此意,同条可见于《伤寒论·辨脉法第一》。

清·吴谦《医宗金鉴·订正仲景全书金匮要略注·血痹虚劳病》说:"程林曰:肾主闭藏,肝主疏泄,失精则过于疏泄,故少腹弦急也。阴头为宗筋之所聚,真阳日亏,故阴头寒也。目眩则精衰,发落则血竭,是以脉虚芤迟也。"程氏认为,虚劳失精的病机在于肝失疏泄,肾精不固。固涩不及则出现遗精、尿失禁、崩漏、半产等症状,心神不敛则多梦。失精亡血过多则阴阳皆虚,肝肾阳虚则见少腹弦急,阴头寒;肝肾精血不足,不能荣养头面,故见目眩脱发。治之用桂枝加龙骨牡蛎汤。桂枝汤是调和营卫的基本方,用之使卫阳外固,营阴内守,达到阴平阳秘,使人体气机开阖有度。加入龙骨、牡蛎,以增收敛固涩之力。

本案患者因工作情志不舒,后受到惊吓,气机逆乱则至肝失疏泄，病及心肾。心神不敛则难以入睡，噩梦连连，可记所梦，且大喊大叫；肾气不固则见尿失禁。治之当用收敛固涩之法，考虑龙骨牡蛎之用。梁·陶弘景《本草经集注·上品》说龙骨："咸甘平。主心腹鬼疰，精物老魅，咳逆，泄痢脓血，女子漏下。"清·张锡纯《医学衷中参西录·药物篇》说牡蛎："其性善收敛有保合之力，则胆得其助而惊恐自除，其质类金石有镇安之力，则肝得其平而恚怒自息矣。"患者夜间动作喊叫有如鬼邪，龙骨牡蛎相配，正可镇其心神，敛其尿漏，除其旧年之惊。同时患者畏风畏寒，为营卫不和之证，桂枝汤正合，故用桂枝加龙骨牡蛎汤。

另外，为使药力作用于患者发病之时，故嘱其中、晚饭后服药。

桂枝加龙骨牡蛎汤的方证是：噩梦频作，脱发，易疲劳，少腹拘急，梦遗失精，头晕目眩，脉虚。

# "少阳病,欲解时,从寅至辰上"

## ——经方治愈赖床贪睡 2 个月案

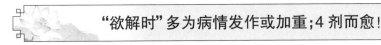

"欲解时"多为病情发作或加重;4 剂而愈!

席某,男,15 岁,初诊日期:2017 年 8 月 18 日。

**主诉**:反复赖床贪睡 2 个月。

**现病史**:2 个月前患者出现上午 8-9 点乏力、赖床贪睡,精神萎靡,经常睡至上午 10 点才起床(赖床),偶尔睡到上午 12 点。夜间 11 点入睡,爱想事情,容易紧张,睡觉时容易流口水。

**刻下症**:上午 8-9 点乏力、赖床贪睡,精神萎靡。无晨起口苦,口不渴。汗多,容易大汗淋漓,头、后背汗多,身上怕热。大便 1 日 1 次,成形。

**查体**:舌暗红,苔薄黄。脉沉滑。

## 方证辨证

《伤寒论·辨少阳病脉证并治第九》说:"少阳病,欲解时,从寅至辰上。"**笔者临床体会到小柴胡汤的方证是:口苦、咽干、目眩、往来寒热、胸胁满痛、嘿嘿不欲饮食、心烦喜呕,疾病于寅至辰时(3-9 点)发病或病情加重,脉弦**。本案患者 8-9 点乏力,赖床贪睡、精神萎靡,符合小柴胡汤的方证,故方证辨证为小柴胡汤证。

《伤寒论·辨太阳病脉证并治中第六》说:"发汗后,水药不得入口为逆,若更发汗,必吐下不止。发汗吐下后,虚烦不得眠,若剧者,必反复颠倒,心中懊恼,栀子豉汤主之。"**笔者临床体会到栀子豉汤的方证为:胃中空虚嘈杂,胃脘部搅扰不宁,胸中燥热或烦热,闷塞不舒,但头汗出,舌红少苔**。本案患者汗多,容易大汗淋漓,头、后背汗多,身上怕热。符合栀子豉汤的方证,故方证辨证为栀子豉汤证。

**诊断:**赖床贪睡 小柴胡汤证 栀子豉汤证。

**治疗:**方用小柴胡汤合栀子豉汤。

| 柴 胡 24g | 黄 芩 9g | 清半夏 9g | 生 姜 9g |
| 党 参 9g | 大 枣 9g | 生甘草 9g | 栀 子 15g |

淡豆豉 18g

14 剂,日 1 剂,水煎服,分 3 次早、中、晚饭后半小时温服。

**二诊**(2017 年 9 月 1 日):患者诉服药 4 天即无乏力、赖床贪睡情况,感觉精神倍增,14 剂服尽,汗多、大汗淋漓、怕热亦痊愈。

继服小柴胡汤 14 剂巩固疗效。

《伤寒论·辨太阳病脉证并治中第六》说:"太阳病,十日以去,脉浮细而嗜卧者,外已解也。设胸满胁痛者,与小柴胡汤。脉但浮者,与麻黄汤。""伤寒五六日,中风,往来寒热,胸胁苦满,嘿嘿不欲饮食,心烦喜呕,或胸中烦而不呕,或渴,或腹中痛,或胁下痞硬,或心下悸、小便不利,或不渴、身有微热,或咳者,小柴胡汤主之。柴胡半斤,黄芩、人参、甘草(炙)、生姜各三两(切),大枣十二枚(擘),半夏半升(洗)。上七味,以水一斗二升,煮取六升,去滓,再煎取三升。温服一升,日三服。"《伤寒论·辨少阳病脉证并治第九》说:"少阳病,欲解时,从寅至辰上。"

古代医家多从寅、卯、辰为木气旺时解释少阳病欲解时,清·吴谦《医宗金鉴·订正仲景全书伤寒论注·卷五》说:"寅、卯、辰,木旺之时也。经云:阳中之少阳,通于春气,故少阳之病,每乘气旺之时而解,经气之复,理固然也。"即吴氏认为少阳病可于寅至辰时得木气而解。

本案患者几乎没有明显的小柴胡汤证(口苦、咽干、目眩、往来寒热、胸胁满痛、默默不欲饮食等),之所以使用小柴胡汤,是因为该患者发病于少阳病欲解时。《伤寒论》六经病"欲解时"分载于各篇中,叙述的是六经病欲解时的时间节点。**笔者认为"伤寒病,欲解时。"此处"解"字不是"缓解",而应是"解决"之意,为欲解决问题的时候,这时正邪必有一争。如少阳经,其症状(如口苦)加重多为上午 3-9 点,"欲解时"患者的临床表现多为病情发作或加重,而不是病**

**情减轻**。笔者多次临床观察到，如少阳病，多在晨起口苦（少阳病，欲解时口苦），阳明病在下午3点加重，厥阴病常在后半夜发病或加重。其实，"伤寒病，欲解时"中"欲解时"患者症状到底是加重还是减轻，仲圣在《伤寒论》中早有暗示，《伤寒论·辨阳明病脉证并治第八》说："日晡所发热者，属阳明也。"日晡，指申时，即下午3—5点。而日晡之时正是阳明病，欲解时，从申至戌上。可见阳明病常在其欲解时，疾病表现出症状或症状加重——出现发热。

根据六经病"欲解时"，临床上可据此判断该病应当归于六经病中的哪一经，并使用该经之方。本案患者于上午8—9点出现乏力、赖床贪睡，符合少阳病欲解时，故考虑使用少阳经方药。

《内经》对于人体睡眠与觉醒的认识以营卫阴阳的运行为中心，《灵枢·口问第二十八》说："卫气昼日行于阳，夜半则行于阴。阴者主夜，夜者卧，……阳气尽，阴气盛，则目瞑；阴气尽而阳气盛，则寤矣。"《灵枢·大惑论第八十》对于嗜睡有不同的解释："**黄帝曰：病目而不得视者，何气使然？** 岐伯曰：卫气留于阴，不得行于阳。留于阴则阴气盛，阴气盛则阴跷满，不得入于阳则阳气虚，故目闭也。""**黄帝曰：人之多卧者，何气使然？** 岐伯曰：……夫卫气者，昼日常行于阳，夜行于阴。故阳气尽则卧，阴气尽则寤。故肠胃大则卫气行留久，皮肤湿，分肉不解，则行迟，留于阴也久，其气不清，则欲瞑，故多卧矣。""**黄帝曰：其非常经也，其卒然多卧者，何气使然？** 岐伯曰：邪气留于上膲，上膲闭而不通，已食若饮汤，卫气留久于阴而不行，故卒然多卧焉。"病机分别为：阳虚阴盛、湿邪内阻、邪留上焦。本案患者阳气不虚，湿邪不甚，稍有郁热，故结合"欲解时"使用少阳经病主方小柴胡汤以疏达少阳经气，使木气得伸，合栀子豉汤以宣发郁热，诸症得愈。

> 笔者临床体会到小柴胡汤的方证是：口苦、咽干、目眩、往来寒热、胸胁满痛、嘿嘿不欲饮食、心烦喜呕，疾病于寅至辰时（3-9点）发病或病情加重，脉弦。
> 笔者临床体会到栀子豉汤的方证为：胃中空虚嘈杂，胃脘部搅扰不宁，胸中燥热或烦热，闷塞不舒，但头汗出，舌红少苔。

# 《千金方》也是经方一族
## ——治愈反复双膝疼痛5年案

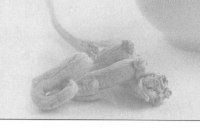

《备急千金要方》;痹证;细辛入汤剂可以过钱!
误治医案(服真武汤2个月余罔效)

王某,女,66岁。**初诊日期**:2017年11月20日。

**主诉**:反复双膝盖疼痛5年。

**现病史**:患者5年前出现两膝盖疼痛,上下台阶尤明显,逐渐加重,至最近每天均疼痛,晚上双下肢轻度水肿,伴畏寒、口干。笔者曾使用真武汤治疗2月余,疼痛未能明显缓解。细问病情,患者诉双膝盖似有天气预报功能,每逢阴雨天疼痛加重。

**刻下症**:双膝盖疼痛,经常性屈伸不利,阴雨天加重,伴双下肢轻度水肿,全身畏寒,口干。纳眠可,大便1次/日,小便调。

**查体**:舌淡,苔薄黄,脉弦细。

## 方证辨证

《备急千金要方·卷第八诸风·偏风第四》说:"治腰背痛,独活寄生汤 夫腰背痛者,皆犹肾气虚弱,卧冷湿地,当风所得也,不时速治,喜流入脚膝,为偏枯冷痹,缓弱疼痛,或腰痛挛,脚重痹,宜急服此方。"**笔者临床体会到独活寄生汤的方证是:腰、背、膝、下肢疼痛,关节屈伸不利,局部怕风怕冷,阴雨天疼痛发作或加重,舌淡,苔白,脉沉。**本案患者双膝疼痛,屈伸不利,全身畏寒,舌淡,符合独活寄生汤的方证,故辨证为独活寄生汤证。

**诊断**:痹证 独活寄生汤证。

**治疗：**方用独活寄生汤。

| | | | |
|---|---|---|---|
| 独　活 35g | 细　辛 10g | 牛　膝 10g | 桑寄生 10g |
| 秦　艽 10g | 茯　苓 10g | 白　芍 10g | 党　参 10g |
| 熟　地 10g | 防　风 10g | 杜　仲 10g | 川　芎 10g |
| 当　归 10g | 桂　枝 10g | 生甘草 10g | |

7剂，日1剂，水煎服，分3次早、中、晚饭后半小时温服。

**二诊**（2017年11月27日）：患者诉服汤药2剂后双膝盖疼痛减轻，服药3剂后上下台阶膝盖即无疼痛，下肢水肿减轻，全身畏寒亦明显好转。

随访2周，患者阴雨天亦无双膝盖疼痛。

《备急千金要方·卷第八·偏风第四》说："治腰背痛，独活寄生汤　夫腰背痛者，皆犹肾气虚弱，卧冷湿地，当风所得也，不时速治，喜流入脚膝，为偏枯冷痹，缓弱疼痛，或腰痛挛，脚重痹，宜急服此方。独活三两，寄生（《古今录验》用续断），杜仲，牛膝，细辛，秦艽，茯苓，桂心，防风，川芎，人参，甘草，当归，芍药，干地黄各二两。上十五味㕮咀，以水一斗煮取三升，分三服。温身勿冷也。喜虚下利者，除干地黄。服汤，取蒴藋叶火燎，厚安席上，及热眠上，冷复燎之。冬月取根，春取茎，熬，卧之，佳。其余薄熨，不及蒴藋蒸也。诸处风湿，亦用此法。新产竟便患腹痛，不得转动，及腰脚挛痛，不得屈伸，痹弱者，宜服此汤，除风消血也。（《肘后》有附子一枚大者，无寄生、人参、甘草、当归）"。

此条说到腰背痛之病因，是由于肾气虚弱，或受风寒湿冷而得。疼痛可向下延至脚膝，可以发为单侧下肢的冷痛，隐隐作痛，可伴有腰肌痉挛疼痛，下肢沉重感。《素问·痹论第十三》说："风寒湿三气杂至，合而为痹也。"又如《灵枢·百病始生第六十六篇》说："风雨寒热，不得虚，邪不能独伤人……两虚相得，乃客其形。"疾病的发生不单单是冒受了风寒湿邪，其必有正虚在先，虚邪才可入而伤之。本案患者已过中年，肝肾不足，全身畏寒，阳气亏虚。肝主筋，膝为筋之府，其正气不足而又感受风寒湿邪，发为膝痛，屈伸时痛，又每于阴雨天加重，故可知该病与此有关。《千金》原文所说关于外邪之条文，是说其病因,笔者认为,风寒湿邪既为病因,亦可为诱发加重之因素,结合临床,据该鉴别点使用独活寄生汤多效。

笔者用真武汤治疗该患者2个月余,是据其全身畏寒、双下肢轻度水肿,且"四肢沉重疼痛"之症,疑其为阳虚水停,故用真武汤,但治疗2个多月,仅全身畏寒稍有改善,双膝仍痛。仔细询问,得知其阴雨天加重,故改用独活寄生汤。笔者反思,若阳虚水泛,患者当有小便不利或小便清长,舌当见水滑,该患者小便正常(小便调),舌象不甚润,不当仅凭水肿言水停。

> 笔者临床体会到独活寄生汤的方证是:腰、背、膝、下肢疼痛,关节屈伸不利,局部怕风怕冷,阴雨天疼痛发作或加重,舌淡,苔白,脉沉。

# 经方原方治验

## ——瓜蒌桂枝汤治愈全身酸痛僵硬半年，加重2周案

瓜蒌桂枝汤证，痉病；6剂后半年的肌肉酸痛僵硬告愈

胡某，男，51岁，**初诊日期**：2017年10月26日。

**主诉**：全身酸痛僵硬半年，加重2周。

**现病史**：患者半年前出现全身酸痛僵硬，到某医院诊断为颈椎病，未予重视，未予治疗。

患者2周前出现全身酸痛僵硬症状加重，自行敷贴外用药膏，效果不明显，1周前到我院检查：肌酸激酶（CK）：9857U，谷丙转氨酶（ALT）：142.5U/L，谷草转氨酶（AST）：318.4U/L，遂就诊于我处。

**刻下症**：全身肌肉酸痛僵硬，舒展不开，怕风畏寒，少汗，颈部有汗，口干口苦，晨起为著，乏力食少，眠可，大便3~4次/天，偏稀，夜尿1次。

**查体**：舌淡，有液线，苔薄黄，根部腻，脉弦细。

**既往史**：高尿酸血症8天，血脂异常10年。

**辅助检查**：颈椎MR：$C_3/C_4$、$C_4/C_5$、$C_5/C_6$、$C_6/C_7$椎间盘突出，$C_4/C_5$椎间盘退变，颈椎骨质增生。

## 方证辨证

《金匮要略·痉湿暍病脉证并治第二》言："太阳病，其证备，身体强，几几然，脉反沉迟，此为痉，栝楼桂枝汤主之。"**笔者临床体会到瓜蒌桂枝汤的方证为：全身肌肉酸痛僵硬，局部有汗，怕风畏寒，口干口渴，脉沉迟。**本案全身肌肉酸痛僵硬，舒展不开，怕风畏寒，少汗，颈部有汗，口干口苦，晨起为著，乏力食少，符合瓜蒌桂枝汤的方证，故

辨为瓜蒌桂枝汤证。

　　**诊断**：痉病　瓜蒌桂枝汤证。
　　**治疗**：方用瓜蒌桂枝汤。

天花粉 12g　　桂　枝 18g　　白　芍 18g　　生甘草 12g
生　姜 18g　　大　枣 18g

5 剂，水煎服，日 1 剂，分 2 次早、晚饭后半小时温服。
　　**二诊**（10 月 31 日）：患者诉服汤药已 3 剂，全身酸痛明显缓解，颈部少量汗出，怕风畏寒好转，口干口苦好转。
　　**治疗**：效不更方，继服 3 剂。
　　3 剂后患者半年的肌肉酸痛僵硬告愈！患者自诉全身肌肉酸痛已痊愈，口干口苦已愈，怕风畏寒基本痊愈，体力也较前恢复，精神状态明显好转。复查：CK299U/L，ALT57U/L，AST 31U/L。

　　《金匮要略·痉湿暍病脉证并治第二》言：“太阳病，其证备，身体强，几几然，脉反沉迟，此为痉，栝楼桂枝汤主之。栝楼桂枝汤方：栝楼根二两，桂枝三两，芍药三两，甘草二两，生姜三两，大枣十二枚，上六味，以水九升，煮取三升，分温三服，取微汗，汗不出，食顷，啜热粥发之。”**笔者临床体会到瓜蒌桂枝汤的方证为：全身肌肉酸痛僵硬，局部有汗，怕风畏寒，口干口渴，脉沉迟。**观瓜蒌桂枝汤的组成，乃桂枝汤加瓜蒌根（即天花粉）二两，其所主病症：“太阳病，其证备，身体强，几几然”，就是太阳病证加身体僵硬！此处，不得不使人联想到葛根汤系列：“太阳病，项背强几几，无汗恶风”的葛根汤证以及“太阳病，项背强几几，反汗出恶风”的桂枝加葛根汤，我们姑且称之为“项背强几几”的葛根证，对比瓜蒌桂枝汤，区别大概就在僵硬的范围了。为了更加明确，笔者将其以表格形式呈现。

| | 葛根汤 | 桂枝加葛根汤 | 瓜蒌桂枝汤 |
|---|---|---|---|
| 组成 | 桂枝二两<br>芍药二两<br>生姜三两 | 桂枝三两<br>芍药三两<br>生姜三两 | 桂枝三两<br>芍药三两<br>生姜三两 |

|  | 葛根汤 | 桂枝加葛根汤 | 瓜蒌桂枝汤 |
|---|---|---|---|
| 组成 | 甘草二两<br>大枣十二枚<br>葛根四两<br>麻黄三两 | 甘草二两<br>大枣十二枚<br>葛根四两 | 甘草二两<br>大枣十二枚<br>瓜蒌根（即天花粉）<br>二两 |
| 主治 | 太阳病,项背强几几,<br>无汗恶风者 | 太阳病,项背强几几,<br>反汗出恶风者 | 太阳病,其证备,身<br>体强,几几然,脉反<br>沉迟 |
| 范围 | 项背 | 项背 | 身体 |
| 脉象 | 浮（太阳病脉象） | 浮（太阳病脉象） | 沉迟 |
| 兼证 | 无汗恶风 | 汗出恶风 | 发热汗出恶风 |

　　**备注:**笔者认为瓜蒌桂枝汤所主痉病应为"发热汗出而不恶寒"的"柔痉",因其中含药、量均不变的桂枝汤原方,而桂枝汤所主乃"发热汗出恶风脉缓"的中风证,这与有汗出的柔痉更为吻合。

　　可以看出,瓜蒌桂枝汤与桂枝加葛根汤仅一味药之差! 葛根,《神农本草经》言:"味甘平。主消渴,身大热,呕吐,诸痹,起阴气,解诸毒。"瓜蒌根,《神农本草经》言:"味苦寒。主消渴,身热,烦满,大热,补虚安中,续绝伤。"可见,两者功效亦颇为相似,皆主消渴,为清热生津之药。**联想到其主治病症"几几",以及病位上一个"项背",一个"身体",可以体会到两味药差异在于清热生津力度以及作用范围:葛根力度逊于瓜蒌根,并且作用部位限于颈项。**笔者私忖,瓜蒌桂枝汤证是不是就在桂枝加葛根证进一步发展? 外感初期,漏汗津伤而致颈项筋脉拘紧,因而项强,桂枝加葛根汤主之;若疾病进一步发展,津伤遍及全身,全身筋脉拘紧,因而身体强,瓜蒌桂枝汤主之。清·尤怡(尤在泾)在《金匮要略心典·卷上·痉湿暍病脉证并治》中言:"此证身体强几几然,脉反沉迟者,为风淫于外,而津伤于内,故用桂枝则同,而一加葛根以助其散,一加栝楼根兼滋其内,则不同也。"尤氏亦分析二方异同,至于葛根与瓜蒌根,则认为一为解表,一为生津。参《本经》中二药功效,此说笔者不敢苟同。**笔者临床体会到瓜蒌桂枝汤的方证为:全身肌肉酸痛僵硬,局部有汗,怕风畏寒,口干口**

255

**渴,脉沉迟**。本案全身肌肉酸痛僵硬,舒展不开,怕风畏寒,少汗,颈部有汗,口干口苦,晨起为著,乏力食少,乃津伤筋脉拘紧之证,故投以瓜蒌桂枝汤以生津止痉。

赖良蒲在《蒲园医案·妇儿科·儿科杂病门》中载一半岁男婴:"初夏,身热、汗出、目斜、角弓反张、手足搐搦、指尖发冷、指纹浮紫、舌苔薄黄……拟用调和阴阳、滋养营液法,以栝楼桂枝汤主之……三剂各证减轻。"此案即为痉,故用瓜蒌桂枝汤治之。

> 瓜蒌桂枝汤的方证为:全身肌肉酸痛僵硬,局部有汗,怕风畏寒,口干口渴,脉沉迟。

# 下篇 读书与经方随笔

# 经方中的人参不是党参，更不是太子参

## ——与国医大师金世元的谈话

经方；人参；党参；太子参；金世元

今天有机会和国医大师金世元交谈，受益颇多。现仅"经方中的人参不是党参，更不是太子参。"这一问题探讨如下。《伤寒论》中用人参的方剂很多，如太阳病篇桂枝新加汤（人参三两），少阳病篇的小柴胡汤（人参三两），阳明病篇的白虎加人参汤（人参三两），太阴病篇的理中丸（三两），少阴病篇的附子汤（人参二两），厥阴病篇的乌梅丸（人参六两）。金老认为经方中的人参不是党参，更不是太子参。

### 1. 关于人参

《神农本草经》说："人参，味甘，微寒。……生上党山谷。"南北朝梁代陶弘景《本草经集注》中说："人参……生上党山谷及辽东。"上党即今山西省长治市和黎城县的一部分，上党地区人参由于过度采挖及资源的破坏已告绝迹，如《潞安府志》说："人参出壶关（归山西上党所辖）紫团山，旧有参园，今已垦而田矣"。辽东即今东北三省地区长白山一带。

### 2. 党参是桔梗科，是清代以后才开始用于临床，经方中的人参不是党参

党参是桔梗科植物，是清代以后才开始用于临床，如清·吴仪洛《本草从新》中在人参条目下附有：防风党参，原文说："防风党参，甘，平，补中益气，和脾胃，除烦渴。中气微虚，用以调补，甚为平妥。""肆中所卖党参种类甚多，皆不堪用，惟防党性味和平足贵，根

有狮子盘头者真。"这可能是党参应用于临床最早的记载。而**人参属于五加科植物**，不同于党参，经方中的人参不能用党参替代。

### 3. 太子参是石竹科植物，离人参更远

由于**太子参为石竹科植物**，经方中的人参万万不能用太子参代替，二者相差远矣！太子参应用于临床的时间也很晚，也是首见于清·吴仪洛《本草从新》(1757 年)。

# 经方的药味很多是甜的！

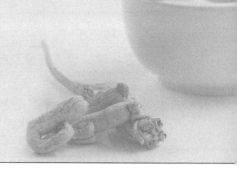

我这里所说的经方是《伤寒论》《金匮要略》的方剂。近10年来,我严格要求自己临床上只用经方,并以不加减为贵,若确实需要加减,也只是按照古法加减,同时严格按照仲景的煎服法,取得了较好的疗效,并多次获得单位患者满意奖。通过在临床中用经方,我发现了一个很有趣的事,就是经方很多是甜的,患者诉很好喝!这一点也印证了《伤寒杂病论》主要来自于《汤液经法》,而《汤液经法》的作者为伊尹,伊尹是中华厨祖,其创立(或收集)的经方的药味肯定不会太差,应该多是甘甜的。具体案例见下表。

| 经方名称 | 原方剂量及煎服法 | 笔者常用剂量及煎服法 | 患者诉的药味 |
| --- | --- | --- | --- |
| 瓜蒌薤白白酒汤 | 瓜蒌实一枚(捣),薤白半升,白酒七升。上三味,同煮,取二升,分温再服 | 瓜蒌35g,薤白45g。每次加白酒20~30ml与水同时煎服,日1剂,分3次早、中、晚饭后温服 | 汤药味**微甜**,略微有类脚臭味(臭蒜味) |
| 黄土汤 | 甘草、干地黄、白术、附子(炮)、阿胶、黄芩各三两,灶中黄土半斤。以水八升,煮取三升,分温二服 | 灶心土90g,生甘草15g,生地黄15g,炒白术15g,阿胶珠15g,黄芩15g,黑顺片15g(先煎)。水煎服,分2次早、晚饭后温服 | 药汤味**略甜**,稍稍有土味 |

续表

| 经方名称 | 原方剂量及煎服法 | 笔者常用剂量及煎服法 | 患者诉的药味 |
|---|---|---|---|
| 甘麦大枣汤 | 甘草三两,小麦一升,大枣十枚。上三味,以水六升,煮取三升,温分三服 | 生甘草41g,大枣15g,浮小麦90g。 | **甜味**,似米粥样 |
| 桂枝甘草汤 | 桂枝四两(去皮),甘草二两(炙)。右二味,以水三升,煮取一升,去滓,顿服 | 桂枝20g,肉桂10g,炙甘草15g。水煎服,分2次早、晚温服。 | 汤药味**微甜**微苦 |
| 炙甘草汤 | 甘草四两(炙),生姜三两(切),桂枝三两,人参二两,生地黄一斤,阿胶二两,麦门冬半升,麻子仁半升,大枣三十枚(擘)。上九味,以清酒七升,水八升,先煮八味,取三升,去滓,内胶,烊消尽,温服一升,日三服 | 炙甘草30g,阿胶珠15g,火麻仁6g,生地黄45g,桂枝15g,大枣15g,党参15g,生姜15g,麦冬18g。加白酒20~50ml与水同煎,分2次早、晚温服 | 汤药味道**香甜而不腻**,味道好于糖水,十分好喝 |
| 红蓝花酒方 | 红蓝花一两。上一味,以酒一大升,煎减半,顿服一半。未止再服 | 红花28g。加高度二锅头白酒20ml与水同煎药物,分2次早、晚温服 | 汤药的味道是**淡淡的,偏甜,似红枣味**,汤药隔夜则变成酸苦味,不能服用 |
| 酸枣仁汤 | 酸枣仁二升,甘草一两,知母二两,茯苓二两,川芎二两,《深师》有生姜二两。上五味,以水八升,煮酸枣仁,得六升,内诸药,煮取三升,分温三服 | 酸枣仁70g,川芎18g,知母18g,茯苓18g,炙甘草9g。水煎服,日1剂,酸枣仁先煎半小时,早上不服药,分2次,晚饭前半小时服用1次,晚饭后半小时或1小时服用1次 | 汤药不苦不辣,**甘甜**,汤药入嘴感觉滑滑的,很容易接受 |

续表

| 经方名称 | 原方剂量及煎服法 | 笔者常用剂量及煎服法 | 患者诉的药味 |
|---|---|---|---|
| 麻黄连轺赤小豆汤 | 麻黄二两(去节),连轺二两(连翘根),杏仁四十个(去皮尖),赤小豆一升,大枣十二枚(擘),生梓白皮(切)一升,生姜二两(切),甘草二两(炙)。上八味,以潦水一斗,先煮麻黄再沸,去上沫,内诸药,煮取三升,去滓。分温三分,半日服尽 | 生麻黄 12g,连翘 12g,杏仁 15g,赤小豆 30g,大枣 15g,桑白皮 15g,生姜 12g,生甘草 12g | **汤药特别甜**,没有苦味 |

# 从《伤寒论》条文分析理中丸的方证与主证

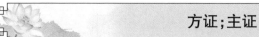

方证；主证

经方的方证及主证主要隐藏在《伤寒论》的原文条文中，下面就理中丸的方证及主证讨论如下。

## 1. 理中丸的方证

**（1）从太阴病主方角度分析**：理中丸为太阴病的主方。而《伤寒论》太阴病的提纲条文是："太阴之为病，腹满而吐，食不下，自利益甚，时腹自痛。若下之，必胸下结硬。"又说："自利不渴者，属太阴，以其脏有寒故也，当温之，宜服四逆辈。"可知，理中丸的方证是腹满，呕吐，腹泻，腹痛，不口渴，腹中寒。

**（2）从霍乱的角度分析**：《伤寒论·辨霍乱病脉证并治第十三》说："呕吐而利，此名霍乱。""霍乱，头痛发热，身疼痛，热多欲饮水者，五苓散主之；寒多不用水者，理中丸主之。"从这个条文不难得知，理中丸的方证是：呕吐，腹泻，头痛发热，身疼痛，腹中寒，不欲饮水。

综合上述（1）（2）可知：**理中丸的方证是：腹满，呕吐，腹泻，腹痛，不口渴，腹中寒，不欲饮水。理中丸的主要方证：呕吐，腹泻，不欲饮水。**

# 从《金匮要略》看"十八反，十九畏"的合理性

十八反；十九畏；不合理

近日笔者反复研读《金匮要略》，发现《金匮要略》中有些方剂是明显违背"十八反""十九畏"的，现探讨如下。

### 1. "十八反，十九畏"的内涵

"十八反"的内涵："本草明言十八反，半蒌贝蔹及攻乌；藻戟遂芫俱战草，诸参辛芍叛藜芦。"即乌头反半夏、瓜蒌、贝母、白蔹、白及；甘草反海藻、大戟、甘遂、芫花；藜芦反人参、沙参、丹参、玄参、细辛、芍药。

"十九畏"的内涵："硫黄原是火中精，朴硝一见便相争，水银莫与砒霜见，狼毒最怕密陀僧，巴豆性烈最为上，偏与牵牛不顺情，丁香莫与郁金见，牙硝难合京三棱，川乌草乌不顺犀，人参最怕五灵脂，官桂善能调冷气，若逢石脂使相欺，大凡修合看顺逆，炮服炙煿莫相依。"指出了共19个相畏的药物：硫黄畏朴硝，水银畏砒霜，狼毒畏密陀僧，巴豆畏牵牛，丁香畏郁金，牙硝畏三棱，川乌、草乌畏犀角，人参畏五灵脂，肉桂畏赤石脂。

### 2.《金匮要略》中的反药运用

（1）**赤丸**：《金匮要略·腹满寒疝宿食病脉证并治第十》说："寒气厥逆，赤丸主之。"赤丸由茯苓、半夏、乌头、细辛4味组成，其中就有相反的药物：乌头、半夏。

（2）**甘遂半夏汤**：《金匮要略·痰饮咳嗽病脉证并治第五》说：

265

"病者脉伏,其人欲自利,利反快,虽利,心下续坚满,此为留饮欲去故也,甘遂半夏汤主之。"甘遂半夏汤由甘遂、半夏、芍药、甘草4味组成。其中就有相反的药物:甘遂、甘草。

**(3) 附子粳米汤:**《金匮要略·腹满寒疝宿食病脉证并治第十》说:"腹中寒气,雷鸣切痛,胸胁逆满,呕吐,附子粳米汤主之。"附子粳米汤由附子、半夏、甘草、大枣、粳米5味组成,其中就有相反的药物:附子(乌头的子根)、半夏。

**(4) 风引汤:**《金匮要略·中风历节病脉证并治第五》说:"风引汤　除热癫痫。"风引汤由大黄、干姜、龙骨、桂枝、甘草、牡蛎、寒水石、滑石、赤石脂、白石脂、紫石英、石膏12味组成,其中就有相畏的药物:桂枝(官桂)、赤石脂。

### 3. 结语

从上述《金匮要略》的方药组成可以看出,"十八反,十九畏"基本上是不合理的。起码从《金匮要略》的角度来看,乌头(或附子)反半夏、甘遂反甘草、桂枝(官桂)畏赤石脂均是不成立的。

# 从《伤寒论》《金匮要略》原文探讨抵当汤的主治病证、方证及主证

研读原文;病证;方证;主证

通过反复研读《伤寒论》《金匮要略》原文,我们可以总结出抵当汤的主治病证、方证及主证,现叙述如下。

## 1. 主治病证

（1）**老年痴呆症**:《伤寒论·辨阳明病脉证并治第八》说:"阳明证,<u>其人喜忘者,必有蓄血</u>。所以然者,本有久瘀血,故令喜忘。屎虽硬,大便反易,其色必黑者,宜抵当汤下之。"据此条文不难得出,抵当汤的主治病证有"其人喜忘者。"笔者认为"其人喜忘者"即相当于现代的血瘀证型老年痴呆症。笔者临床体会到抵当汤单方原方治疗老年痴呆症就有一定的效果。

（2）**2 型糖尿病**:《伤寒论·辨阳明病脉证并治第八》说:"病人无表里证,发热七八日,虽脉浮数者,可下之。假令已下,脉数不解,<u>合热则消谷喜饥,</u>至六七日不大便者,有瘀血,宜抵当汤。"笔者从临床中发现 2 型糖尿病的一个主要症状就是消谷喜饥,笔者在临床上将抵当汤用于治疗某些 2 型糖尿病患者,确实有佳效。

（3）**黄疸病**:《伤寒论·辨太阳病脉证并治中第六》说:"太阳病<u>身黄,</u>脉沉结,少腹硬,小便不利者,为无血也。小便自利,其人如狂者,血证谛也。抵当汤主之。"笔者临床体会到抵当汤治疗黄疸病与茵陈蒿汤或硝石矾石散合用,效果更佳。

（4）**精神分裂症(其人发狂)**:《伤寒论·辨太阳病脉证并治中第六》说:"太阳病六七日,表证仍在,脉微而沉,反不结胸,<u>其人发狂</u>

**者**，以热在下焦，少腹当硬满，小便自利者，下血乃愈。所以然者，以太阳随经，瘀热在里故也。抵当汤主之。"从本条文中不难得出抵当汤可以用来治疗某些类型的精神分裂症。

**（5）闭经：**《金匮要略·妇人杂病脉证并治第二十二》说"妇人经水不利下，抵当汤主之。亦治男子膀胱满急，有瘀血者。"笔者在临床中常常用抵当汤治疗女子月经数月不行，的确有良效。

### 2. 方证及主证

结合《伤寒论》《金匮要略》原文及笔者的临床体会，抵当汤的方证可以总结为：舌暗，或舌有瘀点瘀斑，喜忘，或消谷易饥，或身黄，或精神发狂者，或女子月经数月不行，大便数日而行或大便干。主证是：舌暗，或舌有瘀点瘀斑，大便数日而行。

# 李时珍的"古之一两，今之一钱"

错怪了李时珍；"古之一两，今之一钱，可也。"

按照大学通用教材说的古代的一两等于现在约 3 克，这个都认为出自明代李时珍的"古之一两，今之一钱"，我们都认为是李时珍误导了我们，即我们认为古代一两不可能都是一两等于今之一钱（约 3 克）。如汉代实际上是一两等于现在约 13.8 克。

笔者重新认真读李时珍的《本草纲目》，发现我们完全错怪了李时珍。李时珍的原文是"**古之一两，今之一钱，可也**。"其关键就在"**可也**"这两个字。李时珍是说在临床上可以按照古代一两，现在用一钱（约 3g）这样用。并不是说古之一两，肯定就是现在的一钱（明代）3g。

实际上，我在临床上也是这样用经方的，首先严格按照经方的剂量比例用药，我一般首先按照经方一两为 3g（首选剂量及一般剂量），如果不效，则按照一两 5~8g，若仍不效，再用一两 13~15g。

# 经方中石膏炮制问题

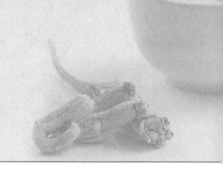

> 经方一定要用生石膏！《伤寒论》;《医学衷中参西录》;
> 是变金丹为鸩毒也！《黎庇留医案》

《伤寒杂病论》中所载方剂的煎药方法、服药方法以及服药后调养护理方法都关系到药效的最大发挥以及治疗的成败。仲景对于药物煎服法的记载细致入微,如条文中提及的水质就有普通水、泉水、麻沸汤等9种,煮药水量小至1升,大至2斗也都记载得细针密缕。后世医学广开门路,制药工艺踵事增华,这虽然为中医治疗提供了更多方法,但其带来的弊端也层见叠出。笔者酌古沿今,撰此小文以议经方中石膏的炮制问题。

石膏于《伤寒论》中入方7次,于《金匮要略》中入方13次,除重复方剂外共计18方。观原书可知,18首方剂中,石膏均是同煎,不先煎。如《伤寒论·阴阳易差后劳复病脉证并治第十四》中竹叶石膏汤的煎服法为:"上七味,以水一斗,煮取六升,去滓,内粳米,煮米熟,汤成去米,温服一升,日三服。"18首方剂中,石膏的炮制仅有是否"碎"及"绵裹"的差异,并未提出需要煅的时候。《伤寒杂病论》中是有记载需要明煅的药物,如《伤寒论·辨太阳病脉证治中第六》中柴胡加龙骨牡蛎汤后的记载有:"牡蛎一两半,熬"。那么张仲景不采用煅石膏是否因为炮制工艺太难呢? 很显然不是。据《中华人民共和国药典》记载,石膏有三种炮制方法:一为净制,即除去杂石;二为切制,即粉碎成粗粉;三为煅制,即用明煅法制酥松。明煅的工艺不复杂,所谓明煅就是将净制或破碎的药物置于无烟火炉上或适当的耐火容器内,不隔绝空气,高温煅烧的方法。这种煅法在张仲景时期是

270

容易做到的。所以笔者认为,张仲景用石膏是不煅的。

从张仲景运用石膏的剂量来看,张仲景并不认为石膏是大寒败胃之品,故能用至一斤。《神农本草经·中品》也说:"石膏,味辛,微寒。"至于现今很多人喜欢用煅石膏的现象,这要从源流来谈。关于石膏大寒的认识,最早见于梁·陶弘景所著的《本草经集注·玉石部》,他说:"味甘,大寒",但他并未言及石膏的炮制法。自明以前,有关石膏的记载都是不煅的,煅石膏的记载最早见于明·陈嘉谟所著的《本草蒙筌·卷之八·石部》,他说:"猛火煅软方灵,绝细研成,汤液任使。"关于石膏需煅的原因,明·李时珍在《本草纲目·石部》中说:"近人因其性寒,或用火煅,则不伤胃,味淡难出。"即明代医家认为石膏大寒伤胃,故需煅。所以从明清之后,多数医家觉得用煅石膏十分"保险",故相因承袭使用煅石膏。煅石膏固有收湿敛疮、止血生肌的功用,但是煅后的石膏几乎没有清热泻火的能力,用于治疗各种热证也难显其效。张仲景使用石膏大略取其辛以散邪,寒以清热之用,所以,临证使用经方,一定要用生石膏。

张锡纯《医学衷中参西录》记录石膏临证医案多达255个,他在《医学衷中参西录·药物篇·第一卷》先提出了自己对生石膏的认识,他说:"**石膏之质,中含硫氧,是以凉而能散,有透表解肌之力。外感有实热者,放胆用之直胜金丹。**"之后他又批评了使用煅石膏来治外感有实热的医家,他说:"医者多误认为大寒而煅用之,则宣散之性变为收敛(点豆腐必煅用,取其能收敛也),以至外感有实热者,竟将其痰火敛住,凝结不散,用之一两即足伤人,是变金丹为鸩毒也。"张锡纯也认为对于内有实热者,不可轻易用煅石膏。

《黎庇留医案·处方寒热,前后不同》中,黎氏在治一人牙痛时,有以下记载:"予曰:白虎之用炙草,汝实未梦见用意之所在,则不可强以不知以为知也。渠又劝用熟石膏。予曰:**白虎之石膏,必用生,若煅之则为无用之死灰矣。**"黎氏也认为,石膏煅(即煅)后用于治疗热证如同无用之死灰,不可用。

综上所述,临证若用经方当用生石膏,对于外感实热证患者尤其要注意这一点!

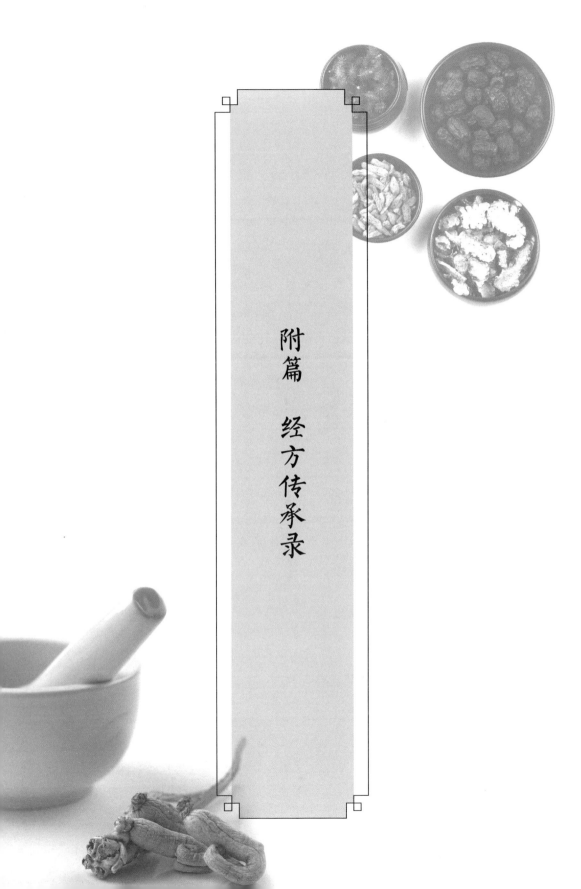

附篇　经方传承录

# 炙甘草汤治疗心悸的临床经验

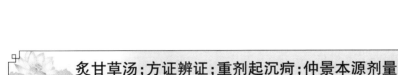

炙甘草汤;方证辨证;重剂起沉疴;仲景本源剂量

心悸是以患者自觉心中急剧跳动,惊慌不安,不能自主为主要表现的一种病证。包括西医学中各种原因引起的心律失常,如心动过速、心动过缓、期前收缩、心房颤动或扑动,以及心功能不全、神经官能症等病证[1]。心悸在《黄帝内经》中无明确病名,但有类似描述"心中澹澹大动""心怵惕"。汉代医圣张仲景《伤寒论》首次提出"心悸",并有"心动悸""心下悸"之称,以炙甘草汤、真武汤、桂枝甘草汤等治疗。何庆勇教授酷爱伤寒,笃尊经方,疗效显著,常重剂起沉疴,颇有临床心得,深得患者好评。笔者有幸跟随何教授学习,观察何老师运用炙甘草汤治疗心悸,得心应手,效如桴鼓。现仅就其运用炙甘草汤经验介绍如下,以飨同道。

## 1. 炙甘草汤方证

炙甘草汤出自张仲景《伤寒论》"伤寒脉结代,心动悸,炙甘草汤主之"及《金匮要略·血痹虚劳病脉证并治第六》附方"《千金翼》炙甘草汤。治虚劳不足,汗出而闷,脉结悸,行动如常,不出百日,危急者十一日死"。由9味药物组成:甘草四两(炙),生姜三两(切),人参二两,生地黄一斤,桂枝三两(去皮),阿胶二两,麦门冬半升(去心),麻仁半升,大枣三十枚(擘),上九味,以清酒七升,水八升,先煮八味,取三升,去滓,内胶,烊消尽,温服一升,日三服;一名复脉汤。炙甘草汤用于治疗气血阴阳两虚之心动悸,脉结代。明·吴昆《医方考》说"心动悸者,动而不自安也,亦由真气内虚所致"明确指出真气内虚能导致心悸。清·尤在泾《金匮要略心典》说"脉结是荣气不行，悸则血亏而心无所养，营滞血亏，而更出汗，岂不立槁乎？故虽行动如常，断云不出百日，知其阴亡而阳绝也"指出营滞血亏而致脉结心悸。岳美中[2]认为脉结代是由于血气衰微，血液不能充盈脉管，更有病邪阻滞，心脏无力激动血脉，则其搏动不能依次而前所致；并认为心动悸是由于营血亏虚，心无所养，脏神不宁所致。曹颖甫《伤寒发微》认为该方用于久病血虚、心阳不振之病。当代经方家黄煌[3]认为本方所治疗的疾病首选病毒性心肌炎，心动悸和脉结代当同时出现。

炙甘草汤方中炙甘草甘平，归心肺脾胃经，补气生血，通经脉，利血气，缓心悸之急；生地黄甘苦寒，归心肝肾经，滋阴补血，充脉养心；大枣甘温，归心脾胃经，补益心脾，生气血，安心神；三药重用，益气养血以复脉之本。人参甘微苦微温，归心肺脾经，补益心脾，合甘草、大枣增益养心复脉之力；阿胶甘平、归肺肝肾经，麦冬甘微苦微寒、归心肺胃经，火麻仁甘平、归脾胃大肠经，三药甘润养血，助生地黄滋养阴血，充养血脉之力尤彰；桂枝辛甘温、归心肺膀胱经，生姜辛温、归肺脾胃经，此二药辛温走散，温通血脉，助甘草通经脉、利血气，使气血流畅脉气相接。以清酒煎煮，酒性辛热，一方面可行药势，另一方面以制大量生地黄甘寒凝滞之性。诸药共用，阴血足而血脉充，心阳复而经脉通，故脉搏相续、心悸乃定。

## 2. 炙甘草汤治疗心悸经验

（1）注重方证辨证：何师临床运用炙甘草汤最核心要点之一是注重方证辨证。何师认为方证辨证是仲景最主要的思想体系之一，如《伤寒论·辨少阴病脉证并治》317条"病皆与方相应者，乃服之"、《伤寒论·辨太阳病脉证并治中第六》"凡柴胡汤病证而下之，若柴胡证不罢者，复与柴胡汤……"正体现了方证一体、证以方名、方随证转、有是证则用是方的基本原则。清·徐灵胎《伤寒论类方》认为《伤寒论》是"随证以方"，强调"不类经而类方，见证施治"的观点。现代经方大家胡希恕[4]亦认为方证是八纲六经辨证的继续、亦即辨证的尖端。何师临床上极其主张有炙甘草汤方证才能以炙甘草汤原方治疗。《伤寒杂病论》所论和心悸相关的证候为"伤寒脉结代，心动悸""治虚劳不足,汗出而闷,脉结悸"。脉结代,结即脉有短暂间歇而复来,代为脉动中止、良久复来,复来之脉和前脉似有差别。平脉是无间歇的,故结代之脉均为不及。日本著名汉方学家矢数道明《临床应用汉方处方解说》认为结脉由代偿性期外收缩引起,代脉由房室传导阻滞所致。心动悸,即自觉虚里部位跳动不安、惶恐不能自止。"虚劳不足,汗出而闷"指体质虚弱、气血亏虚之人,心悸发作时汗出、胸闷、气短之征。胡老在《胡希恕金匮要略讲座》中认为,此处指肺结核患者出现心慌之征。何师通过多年临床实践,体会到炙甘草汤的方证为:体瘦,易疲劳,心悸亢进,心烦,皮肤干燥,口干,大便秘结,舌淡红,或有裂纹,苔薄白或少苔,脉细弱等;最核心方证是体瘦,心悸亢进,舌淡红少苔,脉细弱。凡是遇上述方证者,用炙甘草汤,恒有佳效。尤其老年人或妇人,前者因年老阴气自半,长期慢性病消耗,气血阴阳亏虚而心悸,后者因有经、孕、产、乳等生理特点,易致阴血不足而心悸,这两类人临床使用炙甘草汤多有效验。

(2)用经方原剂量:何师临床运用炙甘草汤另一个核心要点是方中炙甘草和生地黄的用量。何师认为炙甘草用于治疗心悸需用仲景本源剂量、其用量必须大于30g,生地黄用量必须大于18g,一般用18~90g,量少则疗效锐减或无效。炙甘草汤组成:炙甘草四两,生姜三两,人参二两,生地黄一斤,桂枝三两,阿胶二两,麦门冬半升,麻仁半升,大枣三十枚。《神农本草经》将炙甘草列为上品,可"长肌肉,倍力";《名医别录》谓甘草"通经脉、利血气",据此,日本著名汉方学家丹波元简认为甘草为方中君药;更有学者[5]认为炙甘草之所以是方中君药,因其具有缓急止悸之功,为急则治标之举。何师通过多年临床实践,亦认为炙甘草补气生血、通经脉、利血气、缓心悸之急,确为方中主药。2002年《卫生部关于进一步规范保健食品原料管理的通知》将甘草列入"既是食品又是药品的物品名单"之中。故本方大剂量运用炙甘草是安全的。生地黄在《神农本草经》也是上品,可"逐血痹,填骨髓,长肌肉",近代名家姜佐景《经方实验录》认为炙甘草汤七分阴药,三分阳药,生地至少当用六钱,方有效力,若疑生地滋腻不敢重用,不足与谈经方。据学者考证经方一两折合13.75~15.6g,最符合仲景用量的原貌[6]。何师临床上运用经方常取15g为一两,按仲景本源剂量,炙甘草当用60g,生地当用240g,考虑现代用药常煎取 2 袋分早晚服用,现代煎煮方法常不以清酒专制生地之甘寒,故炙甘草用量须大于 30g,生地黄须大于 18g。这样临床上何师运用炙甘草汤常用量为:炙甘草 30~60g,生地黄 18~90g,大枣 20~60g,生姜 20~45g,党参或太子参(用人参更好)15~30g,桂枝 15~30g,阿胶 12~30g,麦门冬 15~30g,麻仁 10~60g。另外若遇患者饮酒,可在水煎好的汤液中加入 80~100ml 高度白酒(如 56°),再次煮沸放温后服用,临床疗效将会更显著。

**(3) 擅长经方叠用**:张仲景《伤寒论》有"随证治之""依法治之"之说,开创了辨证论治的先河。现代中医学大家岳美中教授[2]强调在辨证论治规律临床运用中,不仅要辨证候,还需根据机体内外环境、证候的单纯与兼夹,做相应的辨证用方遣药。何师临床辨证加减时,尤其擅长叠用经方。若兼见痰热犯肺之征,表现为咳嗽、咳黏痰、咽痛,则叠用桔梗汤,药用桔梗、甘草等;若兼见寒犯厥阴之征,表现为干呕、吐涎沫、头痛、手足厥冷,则叠用吴茱萸汤,药用吴茱萸、党参、甘草、大枣等;若兼见血虚心神不宁之征,表现为失眠、心烦、情绪不稳等,则叠用酸枣仁汤,药用酸枣仁、茯苓、知母、川芎、甘草等;若兼见气郁血滞湿阻之征,表现为腹痛、头晕目眩、小便不利或泄泻等,则叠用当归芍药散,药用当归、芍药、川芎、茯苓、白术、泽泻等。

### 3. 典型案例

李某,男,91 岁,初诊时间:2013 年 12 月 27 日。主诉:心慌、胸闷反复发作 8 年余,加重 2 天。现病史:患者于 8 年前出现心慌、胸闷,诊为"冠心病、完全性左束支传导阻滞、阵发性房颤",2 天前患者胸闷、心慌加重,伴头晕、眼前灰蒙。刻下症见:心慌、胸闷反复发作,每日白天发作约 2 次,10 分钟后可自行缓解,夜间发作 3~4 次,服用硝酸甘油 1~2 片后可缓解,气短,胸前似有物压;全身怕冷,以头部为重、头顶尤甚,不敢脱帽;偶吐涎沫,偶有咽痒、咳嗽、咳白黏痰;纳食无味,多梦易醒,尿频,淋漓不尽,夜尿 4 次,大便调。查体:形体消瘦,舌淡红、布满裂纹、苔薄黄前有剥脱,脉弦细结代。既往高血压病史 10 年、慢性咽炎 5 年、慢性肾衰竭(CKD3 期)1 年。中医诊断:心悸。证属气血阴阳两虚、寒犯厥阴、痰热犯肺。治宜补益气血阴阳、暖肝降逆、开咽利肺。遂投以炙甘草汤合吴茱萸汤合桔梗汤,处方:

炙甘草 60g,生地黄 18g,大枣 20g,太子参 30g,阿胶珠 12g,麦冬 18g,火麻仁15g,桂枝 18g,生姜 30g,吴茱萸 15g,桔梗 15g,水煎服,日 1 剂,分早晚 2 次服用。4 剂后,患者心慌好转,每日发作 0~1 次,夜间发作 2~3 次,气短、胸前似有物压减轻 60%,头部怕冷减轻,可脱帽;咽痒、咳嗽减 30%;效不更方,继服前方 6 剂,白天夜间均无心慌发作,咽痒、咳嗽好转 70%;守方继服 4 剂,无心慌发作,咽痒咳嗽似无,全身怕冷减轻,头部无明显怕冷,余诸症若失。随访 1 个月,患者无心慌、胸闷发作,头部亦无明显怕冷。

本案患者以心慌、胸闷、体瘦为主要表现,兼有舌淡红,布满裂纹,苔前剥脱等,正合炙甘草汤"伤寒脉结代、心动悸",故投以炙甘草汤补益气血阴阳;《伤寒论·辨厥阴病脉证并治第十二》说"干呕,吐涎沫,头痛者,吴茱萸汤主之",本案患者伴有全身怕冷,头部明显、头顶尤甚、偶吐涎沫,此乃吴茱萸汤方证,故用之以暖肝降逆;《伤寒论·辨少阴病脉证并治第十一》"少阴病,二三日,咽痛者,可与甘草汤,不差,与桔梗汤",《金匮要略·肺痿肺痈咳嗽上气病脉证治第七》"咳而胸满,振寒脉数,咽干不渴,时出浊唾腥臭,久久吐脓如米粥者,为肺痈,桔梗汤主之。"本患者咽痒、咳嗽、咳白黏痰,此乃桔梗汤方证,故用之以开咽利肺;故治疗本患者以炙甘草汤合用吴茱萸汤、桔梗汤以暖肝降逆、开咽利肺止咳。三方合用,方证对应,疗效甚佳。

## 参考文献

[ 1 ]闫军堂,刘晓倩,梁永宣,等.刘渡舟教授治疗心悸九法探析[ J ].中华中医药学刊,2012,30(5):1066.

[ 2 ]岳美中原著,陈可冀等编.岳美中医学文集[ M ].北京:中国中医药出版社,2000,2000:15,318.

[ 3 ]黄煌.经方 100 首[ M ].江苏:江苏江苏科技出版社,2006:164-165.

[ 4 ]冯世伦.胡希恕[ M ].北京:中国中医药出版社,2013:163.

[ 5 ]高静,董良杰.炙甘草汤君药辨析[ J ].中华中医药学刊,2013,31(10):2324-2326.

［6］仝小林. 方药量效学［M］. 北京：科学出版社，2013：322，309.

（原文载于：周光春，赵桂芳，龚记叶，等. 何庆勇运用炙甘草汤治疗心悸经验［J］. 中国中医药信息杂志，2015，22（5）：107-109　注：周光春系笔者规范化培训中师带徒的学生）

（学生周光春，赵桂芳，龚记叶整理）

# 小柴胡汤的临床运用经验

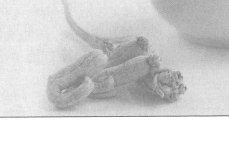

小柴胡汤;方证辨证;七大方证,但见一症便是;
小柴胡汤药物剂量——药物配伍比例;
小柴胡汤的煎服法——去滓再煎;小柴胡汤的合方

小柴胡汤是《伤寒论》的经典方剂之一,虽历经千百年,仍如明珠在椟,薪火相传。何庆勇勤求博采而唯尊仲景,谨守方证辨证且善用经方,屡屡临床收效颇佳,对于小柴胡汤的运用更是旗帜鲜明,炉火纯青。临床上何师将小柴胡汤运用于符合"口苦,咽干,目眩,往来寒热,胸胁苦满,嘿嘿不欲饮食,心烦喜呕"方证之一的高血压病、冠心病、肝硬化、胃食管反流症、胃炎、更年期综合征等多种疾病,莫不应手辄效。现将其运用小柴胡汤的临床经验总结如下。

## 1. 小柴胡汤的方证心悟——七大方证,但见一症便是

何师在临床中运用小柴胡汤注重方证辨证。"方证"的辨证最早由唐代孙思邈提出,其《千金翼方》收录《伤寒论》时将"方"附于"证"之后,大改王叔和撰次《伤寒论》"证"下边没有"方"的格局。其后明清"错简重订派"医家和日本"古方派"医家都十分重视方证辨证。刘渡舟教授在《方证相对论》中提到:仲景之方来源于伊尹的《汤液经法》。而仲景总结了六经辨证的规律,又厘定了主证、兼证、变证和夹杂证4个层次,并根据临床实践将伊尹之方与"证"对应起来。所以在临床应用时,应先抓主证,尤重方证辨证[1]。经方大师胡希恕认为:经方的辨方证,是辨证的尖端。但其并非简单地"方证对号入座",而是体现八纲辨证的六经辨证[2]。其实因为临床症状复杂

多变,而"一症"可对应多方,所以若只是简单地"对号入座"则可能辨错方证,若根据六经病的提纲辨明太阳病、阳明病、少阳病、太阴病、少阴病、厥阴病,在此基础上辨方证则更加准确。

**(1) 小柴胡汤方证:**《伤寒论·辨太阳病脉证并治》"伤寒中风,有柴胡证,但见一证便是,不必悉具。"[3]所以只要见到小柴胡汤的主要方证之一即可用之。日本医家汤本求真在《日医应用汉方释义》中指出小柴胡汤的主要方证是胸胁苦满[4]。而已故的伤寒大家刘渡舟教授认为小柴胡汤的主要方证是口苦[5]。当代经方名家胡希恕则认为往来寒热,胸胁苦满,嘿嘿不欲饮食,心烦喜呕,为小柴胡汤的 4 个主要方证[6]。而何师则注重反复推敲揣摩《伤寒论》原文和考证文字。《伤寒论》中有关小柴胡汤的条文有第 37、96、97、98、99、100、101、103、144、148、149、229、230、231、263、266、279、294 条以及《金匮要略》中 15 篇第 21 条、17 篇第 15 条、21 篇第 2 条、22 篇第 1 条。综合以上条文,并结合多年临床实践,何师认为小柴胡汤的主要方证是口苦,咽干,目眩,往来寒热,胸胁苦满,嘿嘿不欲饮食,心烦喜呕。而临床运用小柴胡汤的关键在于明确小柴胡汤这七大方证的具体内涵和外延。比如"往来寒热"这一方证,在何师看来,除了在外感疾病中所见"恶寒与发热交替出现"之外,内科常见的"既怕热又怕冷"的症状也属于"往来寒热"的范畴,因为"血弱气尽,腠理开"而怕冷与"邪气因入,与正气相搏"而怕热可同时出现,不一定交替出现。临床上凡是遇到主诉为"既怕热又怕冷"的患者,运用小柴胡汤,多有佳效。再比如"胸胁苦满"中的"苦"是"以……为苦"的意思,即为胸胁以满为苦,可引申为若张开双手臂敲打两胸胁部即觉舒畅。"心烦喜呕"中"喜"表达频次多,也可表达喜欢,即为心烦而多呕,但呕后觉得舒服。

**(2) 小柴胡汤方证鉴别:**虽然只要出现小柴胡汤的一个主要方证即可应用小柴胡汤,但也不是一定要用小柴胡汤,这需要与其他经方鉴别应用,鉴别的要点为主要方证的细微差别和兼症。小柴胡汤方证的"口苦"为早上 3-9 点出现或加重,因为口苦为热蒸胆气上溢所致,而寅至辰时即少阳病主时肝胆之气上升明显,故此时口苦明显,以及饮食时出现的口苦,即"嘿嘿不欲饮食"。小柴胡汤的"目眩"不同于苓桂术甘汤和真武汤的"起则头眩"或者泽泻汤的"任何体位都晕",而为闭眼则晕。"往来寒热"为自觉热一阵,可出汗,汗后又冷,其不同于补中益气汤之"见风见寒,或居阴寒处,无日阳处,便恶之也"[7]的稍冷点怕冷,稍热点怕热,得凉、减衣、沐浴而热减,即寒热与环境温度和衣服的多少有关。"胸胁苦满"不同于"心下"不适的"按之痛"的结胸证或"按之不痛"的痞证,有时患者描述不清,可借鉴汤本求真的触诊的办法鉴别,即让患者平躺蜷腿,用手指自双侧肋缘向胸腔深按,若在有抵触感时强压之会痛则为"胸胁苦满"[4]。另外,由98条可知:即使有主要方证出现,若患者脉迟浮弱,则为三阴病,而非脉弦之少阳病,不可用小柴胡汤。对于"嘿嘿不欲饮食,心烦喜呕"的方证,如果是因为饮水而会诱发恶心呕吐,则不可单用小柴胡汤,而应用小柴胡汤合五苓散。若见七大方证以外还有腹痛的症状,根据100条,应该先用小建中汤,不见效再用小柴胡汤,体现先补后和的治法。对于其他经的疾病应与小柴胡汤鉴别应用的条文体现在第229条和230条,若见阳明病主要方证"发潮热",如果大便干可用承气之剂,但若大便溏,再加上小柴胡方证"胸胁满"的应该用小柴胡汤;若见"不大便"的,若舌苔为黄或黑则为阳明病,若舌苔为白色,再加上小柴胡汤方证"胁下硬满",则应用小柴胡汤。

## 2. 小柴胡汤药物剂量——药物配伍比例

古人曾有"中医不传之秘在用量"之说,清代名医王清任明确指出:"药味要紧,分量更要紧"。近代名医岳美中先生亦云:"中医治病的巧处在分量上"。当代傅延龄教授认为:方药的剂量是影响疗效的一个极为重要的因素[8]。何师临床则力求仲景原方原量,但更重视药物配伍的比例。小柴胡汤原方剂量为柴胡半斤,黄芩三两,人参三两,半夏半升,炙甘草三两,生姜三两,大枣十二枚。根据汉代剂量的考证,1斤等于16两,1两相当于现在的13.92~16.14g[9],所以柴胡半斤为8两,约为120g,黄芩约为45g,人参约为45g,半夏半升相当于42g,炙甘草45g,生姜45g,大枣12枚约为30g[10,11]。毫无疑问,这些剂量远超过《中华人民共和国药典》的剂量上限,所以何师在临床中更注重原方剂量的比例关系,虽然减量应用,只要比例遵从仲景,往往也可收效。对于小柴胡汤,何师尤其注重柴胡和人参的比例关系,他认为柴胡至少是人参的 2 倍,若人参量大于柴胡,柴胡则成为补中益气汤中升举阳气的作用,失去疏肝泄热的作用。所以何师的临床常用剂量为:柴胡 18~24g,黄芩 9~12g,人参(可用党参或太子参代替)9~12g,半夏 9~12g,炙甘草 9~12g,生姜 9~12g,大枣 6~8g。

### 3. 小柴胡汤的煎服法——去滓再煎

煎服法是指汤药的煎煮和服用的方法。《伤寒论》"煎"与"煮"的概念是不同的,水药同熬叫"煮",去渣后单熬药汁才叫"煎"[12]。仲景往往用加水量和煎去量或煎取量来描述煎煮汤药的程度。服法在《伤寒论》中全为"温服",除了桃核承气汤注明为"先食"之外均为餐后服,仲景对于服药的量和次数都十分讲究。刘渡舟、仝小林等众多医家都认为经方的煎服法直接影响经方的疗效[13,14]。何师认为小柴胡汤临床取效的另一个关键是必须重视煎服法——去滓再煎,即必须先"煮"(水药同熬)后"煎"(去滓后单熬药汁),并非现在常用的两次分煮,然后将两次水药同熬的药汁兑在一起的煎煮方法,而是根据《伤寒论·辨太阳病脉证并治》第 96 条中"以水一斗二升,煮取六升,去滓,再煎取三升"小柴胡汤的煎煮方法,应该先水药同熬至水一半,去滓后再单熬药汁至水一半。对于医院煎药室已经代煎好的药汁(每袋约为 200ml),何师多年的临床经验是可以嘱咐患者回家再加 0.5~1 倍的水,重新煮沸后放温服用。例如何师曾治一患者,主诉"口苦""胸胁苦满"1 年余,诊之"脉弦",遂用小柴胡汤原方,数 10 剂未见全效,改变煎煮法,去滓再煎后,1 剂而愈。

### 4. 小柴胡汤的合方

清代唐容川《中西汇通医经精义》:"两证并见,则两方合用,数证相杂,则化合数方而为一方也。"[15]矢数道明于《临床应用汉方处方解说》提到:"合方,两方以上合为一方使用之意。"[16]合方定义就是以方剂基本方为基础,将两个方或两个方以上的方剂相合,再构成一个新的方剂,以增加相对应的适用疗效,并扩大方剂的治疗范围,系复合方剂化裁的特殊形式。当代聂惠民教授认为合方的优势在于扬长避短、功效累加、产生新效[17]。何师认为经方活用的关键在于经方的合用(叠用)。而何师运用合方的基本原则是方证辨证,有是证用是方,但有些主要方证较多以及合病或并病或兼病比较复杂的时候,如果只用一个经方不能解决所有主要方证或者照顾兼证的时候,需要选择适合的两个或数个经方合在一起应用。

何师运用小柴胡汤合方的临床经验是:若症见口苦、咽干、口渴、目眩、身热、腹泻、小便不利等,则用南宋《仁斋直指方论》的柴苓汤,即小柴胡汤与五苓散的合方,何师的临床常用剂量为:柴胡 18~24g,黄芩 9~12g,党参或太子参 9~12g,半夏 9~12g,炙甘草 9~12g,生姜 9~12g,大枣 6~8g,猪苓 12~15g,茯苓 12~15g,泽泻 18~20g,白术 12~15g,桂枝 8~10g。若症见胸胁苦满、嘿嘿不欲饮食、心下胃脘部痞结疼痛且有压痛者,则用清代《通俗伤寒论》的柴陷汤,即小柴胡汤与小陷胸汤的合方,何师的临床常用剂量为:柴胡 18~24g,姜半夏 18~24g,黄连 3~4g,桔梗 18~24g,黄芩 9~12g,瓜蒌仁 25~30g,枳实 18~24g,生姜汁 9~12g。若症见口苦、胸胁苦满、心烦、坐卧不安者,则用明代《扶寿精方》的柴胡栀子豉汤,即小柴胡汤与栀子豉汤的合方,何师的临床常用剂量为:柴胡 18~24g,黄芩 9~12g,党参或太子参 9~12g,半夏 9~12g,炙甘草 9~12g,生姜 9~12g,大枣 6~8g,炒栀子 7~10g,淡豆豉 15~18g。若症见咽干、胸胁苦满、舌质紫暗、舌边尖瘀点瘀斑明显者,则用小柴胡汤与桂枝茯苓丸的合方,这是何师临床上治疗许多疾病的一个经验方,何师取名为柴胡桂枝茯苓汤,何师的临床常用剂量为:柴胡 18~24g,黄芩 9~12g,党参或太子参 9~12g,半夏 9~12g,炙甘草 9~12g,生姜 9~12g,大枣 6~8g,桂枝 12~18g,茯苓 12~18g,桃仁 12~18g,赤芍 12~18g,丹皮 12~18g。

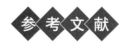

参 考 文 献

[1] 刘渡舟. 方证相对论[J]. 北京中医药大学学报,1996,19(1):3-5.

[2] 冯世纶. 辨方证是辨证的尖端——"方证对应"的科学内涵[N]. 中国中医药报,2011-01-11(4).

[3] 汉·张仲景. 伤寒论[M]. 北京:人民卫生出版社,2005:47.

[4] 汤本求真. 日医应用汉方释义[M]. 北京:学苑出版社,2008:46.

[5] 张保伟. 刘渡舟教授对小柴胡汤的理解与应用探微[J]. 北京中医药大学学报,2002,25(4):48.

［6］陈长伟.胡希恕论"小柴胡汤"［J］.中国医药指南,2012,10(7):241-242.

［7］金·李东垣.内外伤辨惑论［M］.北京:人民卫生出版社,2007:6.

［8］傅延龄,杨琳,宋佳,等.论方药的服量［J］.北京:中医杂志,2011,52(1):8-11.

［9］吴承洛.中国度量衡史［M］.上海:商务印书馆,1984:73.

［10］柯雪帆,赵章忠,张玉萍,等.《伤寒论》和《金匮要略》中的药物剂量问题［J］.上海:上海中医药杂志,1983,12:36-38.

［11］柯雪帆.现代中医药应用与研究大系·伤寒与金匮［M］.上海:上海中医药大学出版社,1995.

［12］张善举,藏军现,杨红生,等.浅谈《伤寒论》汤剂的煎服法［J］.河南:国医论坛,1993,42:6-8.

［13］陈宝明,刘渡舟.《伤寒论》方药煎服法及其意义［J］.河南:国医论坛:1988,2:6-7.

［14］余秋萍,仝小林,焦拥政,等.论经方煎煮法中的量效关系［J］.北京:中医杂志:2012,53(3):187-189.

［15］唐容川.中西汇通医经精义［M］.山西:山西科学技术出版社,2013:90.

［16］矢数道明.临床应用汉方处方解说［M］.北京:学苑出版社,2008:223.

［17］聂惠民.论《伤寒杂病论》"合方"法则的优势［J］.北京:北京中医药大学学报,1998,21(2):10-12.

（原文载于:陈光,何庆勇.何庆勇副教授运用小柴胡汤的临床经验.世界中医药,2015;10(1):70-72)

（陈光整理）

# 运用大柴胡汤经验

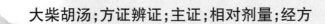

大柴胡汤；方证辨证；主证；相对剂量；经方

大柴胡汤出自《伤寒杂病论》，由柴胡、黄芩、芍药、半夏、生姜、枳实、大黄、大枣8味药物组成。主要用于治疗少阳阳明合病，和解少阳，通泻阳明。现在多用于治疗胆系急性感染、胆石症、胆道蛔虫病、急性胰腺炎、冠心病心绞痛、2型糖尿病、胃及十二指肠溃疡等属少阳阳明合病者。何师勤勉好学，嗜读经典，主张方证辨证，尊崇经方相对剂量及煎煮法，善于经方叠用治疗疑难杂症[1-2]，经常收到较好疗效。现仅就其运用大柴胡汤的临床经验总结如下。

## 1. 大柴胡汤的方证

《伤寒论·辨太阳病脉证并治中第六》中记载："太阳病过经十余日，反二三下之，后四五日，柴胡证仍在者，先与小柴胡汤。呕不止，心下急，郁郁微烦者，为未解也，与大柴胡汤，下之则愈。"及《伤寒论·辨可下病脉证并治第二十一》记载："阳明病，发热，汗多者，急下之，宜大柴胡汤"，都是对大柴胡汤运用的论述。即患者症见往来寒热，呕逆，胸胁满，心下痞硬，按之疼痛，发热，下利，均可运用大柴胡汤治疗。

关于大柴胡汤，古圣贤多有论述。如金·成无己《伤寒明理论·卷四》记载："大柴胡汤，虚者补之，实者泻之，此言所共知……不加大黄，恐难攻下，必应以大黄为（使）也，"成无己认为大柴胡汤用于治疗少阳阳明合并症，缓下阳明实证，药物多用苦寒折热，并考虑大黄攻下热实，主张大柴胡汤中应有大黄。何师认为若热结明显，则加大黄,若热结不明显,则可以不加大黄。清·尤在泾《金匮要略心典·卷中》说:"按之心下满痛者,此为实也,当下之,宜大柴胡汤……故不宜大承气而宜大柴胡。承气独主里实,柴胡兼通阳痹也。"尤在泾认为运用大柴胡汤治疗心下满痛,相当于胃脘部,比大小承气汤的位置偏高,而承气汤治腹部满痛。明·王肯堂《杂病证治准绳·寒热门》说:"疟疾身热目痛,热多寒少,脉长,睡卧不安,先以大柴胡汤下之,微利为度。"王肯堂认为疟疾病症见时寒时热,发热,微恶寒,心烦不安者,也可运用大柴胡汤下之来治疗。

关于大柴胡汤的方证,日本汉方学家矢数道明认为大柴胡汤的方证是:体质肥胖或筋骨健壮,且多充实紧张者,压迫季胁部常凹陷,自觉胸胁部紧张,痞塞、疼痛,有便秘倾向,内有气塞,外有胀满之势[3]。经方大家黄煌认为大柴胡汤的方证:往来寒热,胸胁苦满,便秘,口苦,脉弦,情绪不畅,苔厚或苔黄,体质人群以中老年居多,往往体格壮实,面色暗红,上腹部充实饱满,或腹肌紧张,按压上腹部则有抵抗感或疼痛不适感[4]。何师在充分梳理文献及多年临床实践的基础上,认为大柴胡汤的方证是:面色偏红,往来寒热,心烦喜呕,口苦,胃脘部胀满,按之疼痛,大便干结或挟热下利,苔黄,脉弦而有力。

### 2. 运用大柴胡汤的临床经验

（1）辨方证,求主证——大柴胡汤的主证是口苦、大便干:辨方证论治体系着重强调的是"方证"。方证的"证"是指使用该方的适应证（或指征）。辨方证论治体系为临床面对错综复杂的疾病提供了比较好的辨证思路,即有是方证用是方。在具体临床实践中,见到某方的主证,即可考虑用此方,然后再仔细分析用之。何师认为《伤寒杂病论》的撰写过程是由方证直接到方,临床只要熟记经典,辨方证,求主证,诊断疾病和用药就可达到高度一致,可以执简驭繁,也有利于中医的传承。如果坚持从方证辨证入手,则犹如清·柯琴《伤寒来苏集》所说:"仲景之道,至平至易,仲景之门,人人可入"。何师在临床中运用大柴胡汤十分注重方证辨证。凡是面色偏红,往来寒热,心烦喜呕,胃脘部胀满,按之疼痛,大便干结或挟热下利,苔黄,脉弦而有力等的方证者,特别是符合"口苦、大便干,或按之心下满痛"主证者,无论西医诊断何种疾病,均可用之。

（2）重视腹诊——大柴胡汤的腹诊是"按之心下满痛"：腹诊属于中医切诊的范畴，医者通过腹诊进行触摸按压，可以客观反映病变的部位和疾病性质，并可以指导用方。腹诊很早就被用于诊断疾病，在《五十二病方》中就出现"腹痛""心腹疾"等病名。在《黄帝内经》《难经》中多有论述，如《灵枢经·水肿五十七》说："肠覃何如……按之则坚，推之则移，月事以时下，此其候也"，《难经·第十六难》说："其内证当齐有动气，按之牢若痛"，运用腹诊对疾病进行以外揣内的诊断。而《伤寒杂病论》更是继承及发扬了腹诊，在《伤寒论杂病论》中的腹诊十分丰富，分为诊胸胁、心下、腹、腹水、积聚、少腹、脐等。可见腹诊在中医诊断疾病中具有重要意义。何师在临床中，十分注重腹诊，运用腹诊来辨证用经方。大柴胡汤腹诊属于诊心下，在《金匮要略·腹满寒疝宿食病脉证治第十》中述："按之心下满痛者，此为实也，当下之，宜大柴胡汤。"故大柴胡汤的腹诊是腹部膨隆，胃脘部按之紧张疼痛，凡是见此腹诊，无论那一科疾病，均可考虑运用大柴胡汤治疗。

（3）遵循经方相对剂量：经方药少而精，十分注重剂量。经方的剂量一般有两层含义：一是指经方的绝对剂量，如大柴胡汤中柴胡为八两，经方 1 两的量值相对于现代 13.8g[5]，则换算成现代剂量为110.4g，因剂量较大，临床鲜有应用。一般情况下，只用药食同源的药物才用绝对剂量，如欲用炒麦芽回乳，小剂量多无效，须用大量至160~180g 才有显著疗效。二是指经方中各药物的相对剂量（比例关系），经方素有组方缜密，用意奇，用药巧的特点，如果改变剂量，就改变了经方原来的功效，如桂枝汤和桂枝加芍药汤，都由桂枝、芍药、炙甘草、大枣、生姜 5 味药物组成，因前者芍药用三两，后者用六两，功效就改变了，前者主治太阳肺经风寒表虚及营卫失调，后者主治太阴脾经气血不和。何师临床运用经方，注重经方的剂量，但更重视经方的相对剂量。关于大柴胡汤的运用，原方为柴胡半斤，黄芩三两，芍药三两，半夏半升，生姜五两，枳实四枚，大枣十二枚，大黄二两。这些剂量远超过《中华人民共和国药典》的剂量上限，临床若想按原方剂量应用，多有不便，故何师在临床中更注重原方剂量的比例关系，何师认为虽然减量应用，只要比例遵从仲景，方剂中的君臣佐使配伍关系不被破坏，发挥整体团队作用，往往也能取得较佳疗效。

何师认为大柴胡汤临床取得最佳疗效的关键在于柴胡的剂量应最大,柴胡一般应为其他药物的 2 倍。方中柴胡用大剂量的原因:一是遵循仲景原义;二是《神农本草经》记载"柴胡,味苦,平,主心腹,去肠胃中结气。饮食积聚,寒热邪气,推陈致新。"说明柴胡主治心腹及肠胃凝结之气,有推陈致新之功。而清·徐灵胎《神农本草经百种录》中认为柴胡为肠胃之药,气味轻清,能疏导胃脘的滞气。柴胡既可疏导少阳气机,又因其推陈致新,可帮助大黄疏导肠胃滞气与滞物,治胸胁硬满,大便干的实证。其次,生姜剂量亦应较大,大柴胡汤的生姜比小柴胡汤剂量增加了二两,其原因在于生姜味辛能散,可佐制大黄及枳实的苦泻之性,能止呕,去水饮,消散凝结邪气,故生姜加量。何师在临床运用大柴胡汤时,柴胡一般用量为 16~24g,生姜 9~15g。临床实践表明,若不按仲景原大柴胡汤的比例配伍,则疗效锐减。

(4)经方叠用:经方叠用是方剂应用的特殊形式,是在中医辨证论治思想指导下将两首或两首以上经方相合为用[6]。在临床实践中,患者病情单一的比较少见,往往是多种疾病夹杂在一起,故在分清症状主次的情况下,常常把几个方剂叠在一起使用。而何师门诊患者多经反复治疗罔效,病证多端,错综复杂,这时治疗常常需要多个经方叠用,才能收到满意的疗效。叠用经方也可增加方剂的运用范围,提高临床疗效,产生新的功效。现就大柴胡汤经方叠用经验,列举如下:若患者症见全身(特别是巩膜)黄如橘子色,小便不利,赤涩而短,头颈部汗出,苔黄腻,脉弦数,则合用茵陈蒿汤;若症见发热,不恶寒,尿赤口苦,口渴,舌黄腻,脉洪大,则可合用白虎汤;若症见咽中如有物堵,咳嗽,黄黏痰,咽之不下,吐之不出,舌红,苔黄腻,脉弦滑,则可合用半夏厚朴汤;若患者体格壮实,症见发热,汗出,气喘,咳嗽,痰黏,舌质红,苔黄,脉滑数,则合用麻杏石甘汤。

### 3. 典型病例

患者舒某,女,49 岁,2013 年 7 月 25 日初诊。主诉:头晕头痛 4 天,加重 1 天。患者于 4 天前晚间出现头晕、头痛,伴左手指麻木,就诊于北京某医院急诊,测血压(BP)190/110mmHg,查头颅 CT:无异常,给予卡托普利口服,并输液治疗后,血压降至正常,但头晕、头痛症状未见明显改善。1天前出现头晕、头痛加重,伴有胸闷1次,持续20分钟,遂求治于中医。刻下症见:头晕、头痛,头如顶重物,头部发紧发沉,如带铁圈,左手指、左踝以下阵发性麻木,3~4次/日。眠可,纳佳,晨起口苦,怕热,喜冷饮,易汗出,汗多,急躁易怒,大便偏干,日1次,小便调。查体:BP150/94mmHg,重度肥胖,脸大而方,颈项短粗,腹部重度膨隆,面红,舌淡,苔薄白,边有齿痕,脉弦滑。中医诊断:头晕,肝胃郁热。西医诊断:高血压病3级(很高危组)血脂异常。采用大柴胡汤加味治疗,方药组成:柴胡18g,清半夏9g,黄芩15g,枳实9g,白芍12g,生大黄3g,生姜9g,大枣10g,天麻30g,钩藤20g,菊花18g。水煎服,分2次早晚服用,5剂。二诊:患者诉头晕、头痛明显减轻,"头如顶重物"症状消失,左手指、左踝以下阵发性麻木在服中药第3天即愈,仍晨起头晕,头如帽裹,晨起口苦,纳眠可,大便日1次,成形,小便调,舌淡暗,舌尖红,有少许红星点,苔薄白,脉弦滑。治疗:原方加川芎18g,全蝎9g。水煎服,日1剂,分2次早晚服用,3剂后患者BP:124/80mmHg,诸症治愈,并且患者体重近8天来减轻4kg,原来穿上衣外套,由于腹部重度膨胀(肥胖),最底下的扣子不能扣上,现已经能扣上。

何师认为大柴胡汤的方证是:面色偏红,往来寒热,心烦喜呕,口苦,胃脘部胀满,按之疼痛,大便干结或挟热下利,苔黄,脉弦而有力。本案患者为中年女性,重度肥胖,脸大而方,颈项短粗,腹部重度膨隆,面红,头痛头晕,头部发紧发沉,晨起口苦,怕热,喜冷饮,易汗出,汗多,急躁易怒,大便偏干。符合大柴胡汤的方证,故用之以清肝胆郁热。肝胆郁热清,头晕、头痛自愈,体重自然亦减,患者颇为满意。

本文较详细介绍了何师运用大柴胡汤的经验,何师注重方证辨证与抓主证,其认为大柴胡汤的主证是口干、大便干,方证是口干、大便干,面色偏红,往来寒热,心烦喜呕,胃脘部胀满,按之疼痛,大便干结或挟热下利,苔黄,脉弦而有力,在临床若见以上方证或主证者,均可考虑运用大柴胡汤治疗。何师认为在临床取得疗效的关键是注重经方的相对剂量,故大柴胡汤中柴胡一般应为其他药物的2倍,生姜剂量亦应较大。临床患者病情复杂,故大柴胡汤常常与其他经方叠用治疗疾病。

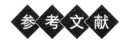

［1］尹湘君．何庆勇运用黄连阿胶汤治疗顽固性失眠经验［J］.中国中医药信息杂志,2015,22(3):104-105.

［2］赵桂芳,何庆勇．何庆勇运用甘麦大枣汤的经验［J］.世界中西医结合杂志,2015,10(1):7-8,12.

［3］矢数道明．临床应用汉方处方解说［M］.北京:学苑出版社,2011:305.

［4］毛科明．黄煌教授运用大柴胡汤经验［J］.光明中医,2014,29(12):2641,2648.

［5］傅延龄,宋佳,张林．论张仲景对方药的计量只能用东汉官制［J］.北京中医药大学学报,2013,6(36):365-369.

［6］何庆勇．经方叠用［M］.北京:人民军医出版社,2014:2.

**(原文载于:刘旭东,赵桂芳,何庆勇．何庆勇运用大柴胡汤经验［J］.世界中西结合杂志,2016,11(3):316-318　注:刘旭东、赵桂芳系笔者的第二届、第一届硕士研究生)**

**(学生刘旭东　赵桂芳整理)**

# 运用薏苡附子散治疗胸痹心痛思想初探

薏苡附子散;胸痹心痛;"缓急"的理解;方证辨证;剂量;经方叠用

薏苡附子散出自《金匮要略·胸痹心痛短气病脉证治第九》,常用来治疗寒湿痹阻型的胸痹心痛。胸痹是以胸部闷痛,甚则胸痛彻背,喘息不得平卧为主证的一种疾病,胸痹心痛是在胸痹基础上进一步发展成的一种严重病证[1],主要涉及西医的心脏神经官能症、冠心病心绞痛、急性心肌梗死等。何庆勇教授酷爱中医,矢志岐黄,尤善经方。在经方治疗多种疾病方面颇有建树,特别对于疑难杂症,屡起沉疴,颇有临床心得。笔者有幸跟随何师学习,发现其运用薏苡附子散治疗胸痹心痛,常有价廉效宏之功而得到患者赞赏。现将其学术思想总结如下,以飨同道。

## 1. 薏苡附子散

医圣张仲景在《金匮要略·胸痹心痛短气病脉证治第九》中讲:"胸痹缓急者,薏苡附子散主之。"何师认为临床上要使用薏苡附子散,重点就是把握"缓急"二字。关于"缓急"的解释有以下五种观点:①当"时缓时急"讲;如清代程林在《金匮要略直解》所说:"寒邪客于上焦则痛急,痛急则神归之,神归之则气聚,气聚则寒邪散,寒邪散则痛缓,此胸痹之所以有缓急者,亦心痛去来之意也。"程认为此处"缓急"乃时发时止,时缓时剧之意。②当"四肢筋脉拘紧"讲;代表医家有清代的徐彬和尤怡等。徐彬曾在《金匮要略论注》中说:"缓急是肢节之筋有缓有急,乃胸痹之邪,淫及于筋也。"认为"缓急"是邪气及筋所致的筋脉拘紧;尤怡则在《金匮要略心典》中指出:"阳气者,精则养神,柔则养筋,阳痿不用,则筋失养而或缓或急,所谓大筋软短,小筋弛长者是也。"认为"缓急"是筋脉失养所致的筋脉拘紧。两者认识上虽有所不同,但都认为"缓急"是胸痹而兼有的手足拘紧。③当"口目有急有缓,且偏痛一侧"讲;以清代邹润安为代表。邹润安在《本经疏证》中说:"筋之系头项手足者,即为引纵⋯⋯亦非引即纵,非纵即引,又未必乍纵乍引⋯⋯然则五脏六腑之寒气⋯⋯寒冲于左,逼热于右,则左急而右缓;寒冲于右,逼热于左,则左缓而右急。"邹氏认为"缓急"指的是口目有急处有缓处,且有左右疼痛缓急交错。④当"急症"讲;代表医家如清代的周扬俊。周氏在《金匮玉函经二注》中指出:"胸痹缓急者,痹之急证也。"他认为"缓急"是由胸阳不振,寒湿痹阻所致的急危重症。⑤此外,当代医家刘渡舟认为"缓"字为缓解之意,是指治法,刘在《金匮要略诠解》中指出:"缓急,指治法要缓解胸痹急剧疼痛"[2]。何师认为第一种解释比较符合临床实际,即"缓急"二字是"时缓时急"之意。薏苡附子散主治的患者多为阳虚湿阻型胸痹心痛患者,患者症见胸痹心痛,遇寒湿加重,面色㿠白,畏寒肢冷,周身困倦乏力,食少眠差,舌淡苔白腻,脉缓。此类患者遇寒湿之邪,如阴雨天或雾霾天等,则胸闷、心痛发作;若无寒湿之邪来犯,则胸痹、胸痛不发作,病情平稳。

　　薏苡附子散以薏苡仁、附子二药成方,《神农本草经》中记载薏苡仁为上品,"味甘,微寒,主筋急拘挛不可屈伸,风湿痹,下气,久服轻身益气。"而附子为下品,"味辛,温,主风寒咳逆邪气,温中,金疮,破癥坚积聚,血瘕,寒湿痿躄,拘挛,膝痛,不能行步。"[3]何师认为薏苡附子散中薏苡仁除湿,附子温阳,二药配合,可除寒湿之痹。且薏苡仁甘而微寒,恐有助寒之弊,附子辛温可制薏苡之寒,二药合用,温凉相配,辛甘相化,共奏扶阳通痹之功。

### 2. 运用薏苡附子散治疗胸痹心痛的学术思想

　　(1)方证辨证:方证辨证是《伤寒论》的精髓。方,指经方,一般专指张仲景《伤寒杂病论》所载方剂;证,是指《伤寒杂病论》的证,是指证候,是用以反映疾病痛痒的客观"验证"[4]。"方证"就是经方的适应证,如桂枝汤证、柴胡汤证。方证辨证就是辨某方证以及人体发生病情时整体反映的证候。只要这两个证相对应,即可治疗,不必拘泥于西医是何种疾病[5]。经方立法严明,用药严谨,只要辨之得当,常常效如桴鼓。何师深谙方证辨证之道,他认为方证辨证是用经方治疗疾病最直接有效的方法,它的核心就是还原仲景当年看病用药的现场,还原仲景当时的辨证思路,拂去众多繁琐而不实用的过程,直接切中疾病要害,达到药到病除的效果。在临床上,何师坚持方证辨证,所治众多。

至于薏苡附子散的方证,历代经方大家有自己的见解。清代高学山认为薏苡附子散的方证是:喘息咳唾,背痛短气,及不得卧,有时而发,有时而急[6];当代经方大家冯世纶、张长恩则认为是:寒湿痹痛,时缓时急者[7];日本汉方学家尾台榕堂认为薏苡附子散的方证是:胸痹,痛有休作缓急者或一身痹而恶寒,或身体浮肿疼痛者[8]。何师以多年临床经验总结,认为薏苡附子散的方证是:胸痛、胸闷,遇寒遇湿(阴雨天)加重。

在临床上,何师常常据证用方,即有是证,用是方。如对于胸痹的治疗,何师常以瓜蒌薤白白酒汤为基本方,用治胸痹见短气者;如若患者有胸痛彻背,不得平卧,常用瓜蒌薤白半夏汤;但若胸前疼痛为牵涉痛,则可以考虑用桂枝生姜枳实汤;而胸痹时轻时重,遇寒湿加重者则用薏苡附子散。可见,何师在治疗疾病时,会根据不同的症状而对方子加以适当调整,且多为整个方子的调整,少有单味药的加减。胸痹者,多有阳气不能外达,而用瓜蒌薤白白酒汤,主要运用薤白和白酒通达阳气之功,以及瓜蒌宽胸之用。而如若有时轻时重,甚或遇寒遇湿加重者,在前证的基础上,又有了阳气受损,寒湿内盛之弊,此时运用薏苡附子散则更有效。即见到胸痹心痛患者,若兼有症状时轻时重,遇寒遇湿容易加重的情况,只要舌脉大致吻合,便可以直接使用薏苡附子散治疗,而不必再从脏腑、经络以及气血阴阳辨证分析一遍。而患者表现的这一系列症状可以称为"薏苡附子散证"。凡是符合薏苡附子散方证者,无论是心脏神经官能症、冠心病心绞痛还是急性心肌梗死均可用薏苡附子散治疗。何师这样的辨证分析思路简捷有效,便于临床使用。

(2)注重药物剂量:"中医不传之秘在于量。"药物应用过程中,中药的剂量将直接影响效果,甚至改变治疗方向。如桂枝汤主要用于太阳伤寒表虚证,其中桂枝是三两。如果桂枝量改成五两,就变成了桂枝加桂汤,主要应用于误用温针或者发汗太过而发的奔豚气。何师认为,应用经方治病的另一关键就是药物剂量,要尽量还原到原方原剂量,不能擅自更改药物剂量,更不能随意增减药味。经方立法之严明,用药之严谨,非一人一时之力可超越,如果拘泥于后人定下的药物计量标准,不敢有任何逾越,因而减少药物用量或更改药物用量比例,往往难以体会到仲景当年用药的真谛,造成经方无效的假象。

《金匮要略·胸痹心痛短气病脉证治第九》中对薏苡附子散用量的记载为:"薏苡仁十五两,大附子十枚(炮)。上二味,杵为散,服方寸匕,日三服。"据考证,汉代的一两相当于 13.8g 左右[9],一枚中等大小的附子约为 14.2g[10],所以,运用薏苡附子散时应注意:薏苡仁与附子的用量比例应控制在 5∶3 左右。临床上,何师的常规用量是:薏苡仁 15~50g,附子 9~30g。

另外,何师运用薏苡附子散的经验是,若是寒重甚者,症见恶寒怕冷,喜蜷缩,胸腹冷痛、关节疼痛屈伸不利,得温痛减,遇寒加剧,舌淡苔白,脉缓涩,则可以加大附子的剂量,一般附子用 15~45g,薏苡仁用 10~30g。但考虑附子有毒,何师在运用时,附子量常从 10g 开始,如患者感觉良好,服药后无舌麻情况(以舌麻为度[11]),可以酌情逐渐加大附子剂量至起效。若是湿重甚者,症见头晕头胀,身体困重,纳食不香,大便黏滞,小便浑浊,妇人见白带秽浊,舌苔腻,脉濡缓,则可加大薏苡仁的用量,一般薏苡仁用 20~60g,附子用 10~15g。此处需要说明的是,根据国家 2002 年 2 月下发的《卫生部关于进一步规范保健食品原料管理的通知》,薏苡仁属于药食同源的植物,所以可放心大剂量使用。

(3)经方叠用:经方叠用是方剂应用的特殊形式,是在中医辨证论治思想指导下将两首或两首以上经方相合为用。它可以增加临床疗效,扩大治疗范围,在疾病复杂多变的境况中,力求达到全面、准确、理想的治疗效果[12]。何师临床上擅长经方叠用,抓主证,叠用 2~3 个经方,叠用后疗效更加明确、见效更快。根据何师的经验,若症见心下悸,烦躁,肢厥,而小便不利,舌淡少苔,脉沉细者,则合用茯苓四逆汤以回阳救逆,安神定悸;若症见心中悸,烦躁,腹中急痛,体瘦,舌淡苔薄白,脉弦涩者,则合用小建中汤以温中补虚,缓急止痛;

若症见小便不利,小腹硬满,渴不欲饮,舌苔白滑,脉浮数,则可合用五苓散温阳利水。若症见心烦,腹满腹痛,便溏,舌红苔薄白,脉数,则可合用栀子干姜汤以清上温下,清心散寒。

### 3. 典型案例

陆某,女,49岁,初诊日期:2015年10月23日。主诉:活动后胸闷,心前区不适,遇冷或阴雨天加重1年,加重1周。现病史:患者1年前快走或活动后30分钟出现左胸前区不适,以胸闷、牵涉痛为主,每次持续1~2秒,服用复方丹参滴丸罔效,夏天或晴天症状较轻,冬天或阴雨天加重。近1周诸症加重,快走30分钟即感心前区疼痛伴全身乏力。甚为苦恼,遂前来求治。刻下症见:活动后胸闷,心前区疼痛伴全身乏力,遇冷或阴雨天加重,后背沉,大便2~3次/日,偏稀。夜尿1次。纳可,寐安。查体:形体中等偏胖,舌暗红,苔薄黄,脉沉。辅助检查:心电图显示:窦性心律,广泛T波倒置,低平。西医诊断为:心脏神经官能症。中医诊断为:胸痹心痛 薏苡附子散证,方用薏苡附子散:炒薏苡仁35g,黑顺片20g(先煎1小时),3剂,水煎服,日1剂,分2次,早、晚温服。患者诉服1剂中药后胸闷、胸痛即减轻,快走30分钟无明显不适。2天后诸症痊愈,自诉加速快走1小时也无胸闷胸痛,亦无疲劳感。

本案中患者症见活动后胸闷,心前区疼痛,遇冷或阴雨天加重,后背沉,大便2~3次/日,偏稀。从病机角度,寒湿之邪客于胸中,加之患者心阳不振,则胸闷,甚则心前区疼痛,遇冷或阴雨天加重;湿邪阻滞周身气机,则出现困倦乏力,后背沉;寒湿困脾,脾阳不足,失于运化,则出现大便偏稀;证属胸阳不振,寒湿痹阻。从方证角度,患者症见活动后胸闷,心前区疼痛,遇冷或阴雨天加重,符合薏苡附子散的方证,故辨证为薏苡仁附子散证。单用薏苡附子散方,谨守仲景原方用量,一剂即见效,两天即痊愈,方证辨证之妙,经方之奇,不得不令人拍案叫绝。

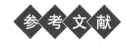

[1] 周仲瑛.中医内科学[M].北京:中国中医药出版社,2008:135.

[2] 刘渡舟.金匮要略诠解[M].天津:天津科学技术出版社,1984:88.

[3] 清·孙星衍.神农本草经[M].北京:人民卫生出版社,1982

[4] 刘渡舟.方证相对论[J].北京中医药大学学报,1996,1:3-5.

[5] 陈雁黎.胡希恕伤寒方证辨证[M].北京:中国中医药出版社,2015:14.

[6] 高学山.高注金匮要略[M].上海:上海卫生出版社,1956:111.

[7] 冯世纶,张长恩.解读张仲景医学——经方六经类方证[M].2版.北京:
人民军医出版社,2011:252.

[8] 日·尾台榕堂.类聚方广义[M].徐长卿,点校.北京:学苑出版社,2009:
147.

[9] 何庆勇.伤寒论钤法[M].北京:人民军医出版社,2015:8-51.

[10] 韩美仙.基于药物重量实测的经方本原剂量研究[D].北京:北京中医药
大学,2011.

[11] 刘沛.附子中毒与排病反应辨析[J].中国医药导报,2010,7(9):164.

[12] 何庆勇.经方叠用[M].北京:人民军医出版社,2014:2-10.

**(原文载于:杨韬,钟小雪,何庆勇.何庆勇副教授应用薏苡附子散治疗胸痹心痛的思想初探[J].中国中医急症,2016,25(5):821-822,825 注:杨韬、钟小雪系笔者的第三届、第二届硕士研究生)**

**(学生杨韬 钟小雪 整理)**

# 古方辨证论治血脂异常九法

血脂异常;古方;治则;辨证论治

血脂异常指血浆中脂质量和质的异常,由于脂质在血浆中常与蛋白质结合形成脂蛋白,故表现为脂蛋白异常血症[1],是成人动脉粥样硬化性心血管疾病发生的重要危险因素[2]。根据 2012 年《中国成人血脂异常防治指南》[3]建议:临床采用药物进行调脂治疗时,以降低低密度脂蛋白胆固醇(low density lipoprotein-cholesterol,LDL-C)为首要目标,并根据患者患冠心病及伴随的危险因素情况决定降低 LDL-C 的目标值。西医常用他汀类等药物调脂,但长期服用具有一定的不良反应,如他汀类药物相关性肌病、肝损害等[4]。中医在治疗血脂异常方面具有一定的疗效[5-6],现将笔者运用古方辨证论治血脂异常九法介绍如下。

## 血脂异常的病因病机探析

血脂异常在中医属"血浊""肥人""膏人""痰浊""血瘀"等范畴[7],其病因主要有饮食不节、过食肥甘厚味,情志内伤,先天不足、肝肾亏虚等。病位主要在脾,可涉及肝、肾、心、胆、胃等多个部位[8]。脾胃位处中焦,为全身水液代谢之枢纽。《素问·经脉别论》说:"饮入于胃,游溢经气,上输于脾。脾气散精,上归于肺,通调水道,下输膀胱",脾胃运化失常则体内水液代谢紊乱,内生浊气,如痰、饮、水、湿等,浊邪堆积,气机受阻,久郁化热生火,又可行血不畅,瘀血内生。脾主运化,胃主受纳,脾胃失健则饮食内停,内生疾病。肾为先天之本,脾为后天之本,先天不足或肝肾亏虚亦可致后天失养,形成痰浊、血瘀等浊邪。

## 古方辨证论治血脂异常九法

### 1. 清热化痰法——小陷胸汤

由于饮食不节,过食肥甘厚味,影响中焦运化腐熟水谷功能,脾胃失运,内生痰湿;水液停滞,气机升降出入受阻,停滞壅塞于体内,又"气有余便是火",故日久生内热。或嗜食辛辣刺激之品,亦可生内热。痰热互结,内生疾病。症见:形体壮实或肥胖,胸闷胸痛,心下痞硬,按之满痛,怕热,咳嗽气喘,咳吐黄痰,痰或稠难咯出,大便硬结,舌红,苔黄腻,脉滑数等。痰热实邪蕴结于胸脘部,气机壅滞,不通则痛,故胸闷胸痛,心下痞硬,按之满痛;肺为储痰之器,痰热蕴结于肺,故咳吐黄痰,痰或稠难咯出。肺与大肠相表里,肺热移于大肠,故大便硬结。证属痰热互结,治则:清热化痰。方用小陷胸汤加减。药用黄连、瓜蒌、清半夏。加减法:咳嗽气喘加石膏、杏仁、厚朴,咳吐黄黏痰加黄芩、桑白皮、地骨皮,大便硬结加大黄、枳实、芒硝。

### 2. 温阳化饮法——茯苓桂枝白术甘草汤

由于饮食不节,过食生冷之品,寒邪直中脏腑,脾阳受损,脾气散精功能障碍,水液代谢失常,饮留于体内而诱发疾病。症见:面带虚浮,头晕目眩,头痛,心悸,胸胁部满闷不适,呕吐清水痰涎,畏寒,口干,肠间沥沥有声,或肚脐下有气上冲,舌淡胖,苔白腻,脉沉弦。饮留于心胸,故胸胁部满闷不适,心悸;饮留于肠间,难以上蒸以润喉咽,故口干,肠间沥沥有声;水气上冲,故头晕目眩,头痛,自觉肚脐下有气上冲;又脾胃虚寒,故呕吐清水痰涎。证属阳虚饮犯,治则:温阳化饮。方用茯苓桂枝白术甘草汤加减。药用茯苓、桂枝、白术、甘草。加减法:头晕甚加泽泻、天麻、钩藤;头痛呕吐清水痰涎加吴茱萸、生姜、大枣;畏寒甚加附子、干姜;肠间沥沥有声加防己、椒目、葶苈子;脐下有气上冲,去白术加大枣。

### 3. 清热利湿法——葛根黄芩黄连汤合茵陈五苓散

由于饮食不节嗜食辛辣刺激、肥甘厚腻之品,内生湿热。又"湿聚为水,积水成饮,饮凝成痰"[9],故笔者认为湿热内生诸症常为平素体健或阳盛之人体内水液代谢失常最初表现。症见:形体壮实,面红声粗,头晕、头重如裹,口黏口干,喜冷饮,口苦,身黄,痞满不欲饮食,小便短赤,便黏不爽或下利臭秽,舌红,苔黄厚腻,脉滑数。湿热上犯于脑,故头晕、头重如裹;湿性黏滞,热灼伤阴,故口黏口干喜冷饮;湿阻中焦,气机升降不利,脾胃运化失常,故痞满不欲饮食;肝胆湿热,胆汁外溢,故口苦,身黄;湿热下注,故小便短赤,下利臭秽或黏滞不爽。证属湿热蕴结,治则:清热利湿。方用葛根黄芩黄连汤合茵陈五苓散加减。药用葛根、黄芩、黄连、炙甘草、茵陈、猪苓、茯苓、泽泻、桂枝、白术。加减法:头晕、头重如裹加苍术、升麻、荷叶;口苦、身黄可加大茵陈剂量;小便短赤加百合、生地黄。

### 4. 益气化湿法——防己黄芪汤

《素问·生气通天论》中说:"阳气者若天与日,失其所则折寿而不彰,故天运当以日光明。"由于阳气不足,脾气亏虚,水液停留于局部无法运行周转,造成水湿停聚。症见:面色偏白,头眩,少气懒言,神疲乏力,肢体困重,畏寒,胃脘胀满疼痛,身肿,腰以下尤甚,少尿,舌淡,苔白腻,脉濡弱。阳虚故面色偏白,畏寒;脾阳不足清阳不升故头眩;脾气虚气血生化不足,无以供养四肢头面故少气懒言,神疲乏力,肢体困重;气虚推动无力,气滞不行,故胃脘胀满疼痛;又气虚卫外不固,水液气化失常,湿邪郁于肌腠间故浮肿少尿,湿为阴邪,其性趋下故腰以下浮肿尤甚。证属气虚湿聚,治则:益气化湿。方用防己黄芪汤加减。药用木防己、生黄芪、白术、炙甘草、生姜、大枣。加减法:头眩加党参、升麻、葛根;胃脘胀满疼痛加白芍、香附、紫苏、陈皮;畏寒,腰以下肿甚加附子、茯苓、薏苡仁。

### 5. 运脾化浊法——枳术丸

"脾胃者,仓廪之官",饮食入胃,胃主受纳腐熟水谷并将剩余糟粕向下传导,脾主运化形成水谷精微物质并将其布散营养全身。脾

301

胃虚弱,腐熟运化功能失常,内生浊气,包括痰、饮、水、湿等各种病理产物。症见:头晕目眩,胸满,心下坚硬如杯,嗳气反酸,不欲饮食,完谷不化,舌苔白腻或见水滑,脉沉弦。痰湿内阻,清阳不升,故头晕目眩;水饮停于上焦故胸满,水盛停于中焦则心下坚硬如杯;脾胃虚弱,胃气不降,浊气不化故嗳气反酸,不欲饮食。证属脾虚浊停,治则:运脾化浊。方用《内外伤辨惑论》枳术丸加减。药用枳实、炒白术、荷叶。加减法:头晕目眩加黄芪、升麻、桔梗;嗳气反酸加黄连、吴茱萸;完谷不化加神曲、麦芽、鸡内金。

### 6. 消积化食法——保和丸

《诸病源候论》中说:"积聚而宿食不消者,由脏腑为寒气所乘,脾胃虚冷,故不消化,留为宿食也。"由于饮食不节过食寒凉或暴饮暴食,脾胃功能受损,饮食积滞停于胃中,水谷精微之气生化失常,形成膏浊。症见:脘腹胀满,心下痞硬,嗳腐吞酸,恶心欲吐,不欲饮食,泄泻,大便酸臭,舌苔厚腻,脉滑。脾胃运化失常,食积于胃,气滞不通,故脘腹胀满,心下痞硬;胃以降为顺,气机失畅,胃气上逆,故嗳腐吞酸,恶心欲吐,不欲饮食;脾气受损,清阳不升,故泄泻,大便酸臭。证属食积内停,治则:消积化食。方用保和丸加减。药用山楂、神曲、茯苓、半夏、陈皮、连翘、莱菔子。加减法:脘腹胀满甚,加厚朴、枳实、槟榔;大便酸臭,嗳腐吞酸甚加大黄、黄芩、黄连;心下痞硬,恶心欲吐甚加旋覆花、代赭石、生姜汁。

### 7. 清热活血法——栀子大黄汤

由于素体阳盛又过食肥甘厚味生内热,热邪内结烧灼气血津液致血行不畅或迫血出于脉外形成瘀血;又"百病生于气也……若内伤于忧怒,则气上逆,气上逆则六输不通,温气不行,凝血蕴里而不散",气为血之使,内伤七情所致全身气机不畅亦可使血行不畅停留于体内产生瘀血。症见:心中懊侬或热痛,记忆力差,精神抑郁或易怒,甚则发狂,头痛,口干,口苦,少腹硬满或疼痛,肌肤甲错,两目黯黑,舌暗红有瘀点或瘀斑,脉涩或数等。血热互结积于胸中,气滞不通,心神失养,故心中懊侬或热痛;七情内伤气失舒畅,血涩不行停于脑窍故记忆力差,头痛;结于下焦故少腹硬满或疼痛;久病虚劳,内生干血,故肌肤甲错,两目黯黑。证属血热互结,治则:清热活血。方用栀子大黄加减。药用栀子、大黄、枳实、淡豆豉、茜草、红花、桃仁。加减法:记忆力差,头痛加麝香(或九香虫)、老葱、生姜;少腹硬满疼痛发狂加桂枝、芒硝、炙甘草;肌肤甲错,两目黯黑加土鳖虫、水蛭、生地黄。

### 8. 清肝利胆法——大柴胡汤

由于七情内伤情志不畅肝失条达,气失舒畅,肝经郁热,肝胆互为表里,肝热移胆,造成肝胆郁热。症见:急躁易怒,或胆小易惊,口干,口苦,目眩,呕吐,胸闷,两胁肋部胀满不适,腹部胀满按之则痛,往来寒热,大便溏或干结难下,失眠多梦,舌苔厚腻,脉弦。邪在少阳半表半里之间,故口干,口苦,目眩,往来寒热;胁肋部为足厥阴肝经循行所过之处,肝气不舒,故两胁肋部胀满不适;气机升降失常,积于胸中,故胸闷,积于腹部则胀满,又胆热犯胃,阳明实热内结,故腹部按之疼痛,大便干结难下。肝经有热,肝木克土,脾阳受损,故大便溏;肝胆郁火上扰于心,心神失养,故胆小易惊,失眠多梦。证属肝胆郁热,治则:清肝利胆。方用大柴胡汤加减。药用柴胡、黄芩、清半夏、大黄、枳实、芍药、生姜、大枣。加减法:胆小易惊,失眠多梦加生龙骨、煅牡蛎、磁石;口干加天花粉、煅牡蛎、生地黄;大便溏加桂枝、干姜、炙甘草。

### 9. 温肾利水法——肾气丸

肾藏精,为先天之本,脾胃运化水谷精微,是气血生化之源,为后天之本,由于先天不足,肾阳难以温煦水液使其气化行于周身,痰饮停滞于体内,又脾喜燥而恶湿,水液停留可影响其正常功能,进一步加重病情。症见:腰痛,耳鸣,健忘,记忆力差,畏寒,盗汗,夜尿频,甚则腰以下肿,舌淡,苔白,脉沉,尺脉弱。腰为肾之府,先天不足,肾精亏虚,故腰痛;肾主骨生髓,脑为髓海,肾精不足,髓海失养,故健忘,记忆力差;肾阳不足,难以温煦气化水液,故畏寒,夜尿频;肾开窍于耳,故耳鸣。证属肾虚水停,治则:温肾利水。方用肾气丸加减。药用桂枝、附子、熟地黄、山萸肉、山药、白术、泽泻、茯苓。加减法:耳鸣加柴胡、磁石、香附;盗汗加煅龙骨、煅牡蛎、浮小麦;夜尿频加金樱子、芡实。

## 结语

血脂异常的治疗可从虚实两方面考虑：实则包括痰、饮、水、湿、瘀等病理产物堆积；虚则多指阳气虚，气化推动体内气、水、血力量不足，因虚致实，内生疾病；另外实证久病亦可致虚，病性表现为虚实夹杂。故治疗时需辨清主次，随证治之。又体内病理产物间无明显界线，如刘渡舟说："水与寒、水与饮，往往协同发病，水指其形，寒指其气，饮则指其邪，二者相因，故不能加以分割"[10]，故临证时无需拘泥于一法，可多法合用，其效更佳。

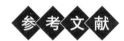

[1] 陆再英,钟南山.内科学[M].7版.北京:人民卫生出版社,2008:669.

[2] Stone N J,Robinson J G,Lichtenstein A H,et al.2013 ACC/AHA guideline on the treatment of blood cholesterol to reduce atherosclerotic cardiovascular risk in adults:a report of the American College of Cardiology/American Heart Association Task Force on Practice Guidelines[J].J Am Coll Cardiol,2014,63 (25 Pt B):2889-2934.

[3] 中国成人血脂异常防治指南制定联合委员会.中国成人血脂异常防治指南[J].中国实用乡村医生杂志,2012,19(18):5-15.

[4] Mlodinow S G,Onysko M K,Vandiver J W,et al.Statin adverse effects:sorting out the evidence[J].J Fam Pract,2014,63(9):497-506.

[5] 尹湘君,何庆勇.基于关联规则与熵方法的血脂异常中药复方专利配伍规律研究[J].中国中药杂志,2015,40(3):550-555.

[6] 王阶,何庆勇.病证结合中医证候学[M].北京:中国医药科技出版社,2011:41-46.

[7] 何庆勇.运脾化浊法治疗血脂异常[J].中华中医药杂志,2013,28(2):410-412.

[8] 高嘉良,何庆勇.基于19877例文献病例的血脂异常证候要素及靶位研究[J].中华中医药杂志,2014,29(2):605-607.

[9] 毛进军.经方活用心法[M].北京:学苑出版社,2011:44.

[10] 刘渡舟. 伤寒论十四讲[M]. 北京:人民卫生出版社,2013:100.

（原文载于:尹湘君,何庆勇. 古法辨证论治血脂异常九法[J]. 中华中医药杂志,2016,31(6):2185-2187　注:尹湘君系笔者的第一届硕士研究生）

（学生　尹湘君　整理）

# 运用黄芪桂枝五物汤的学术思想初探

黄芪桂枝五物汤;方证辨证;重剂生姜;经方叠用

黄芪桂枝五物汤出自《金匮要略·血痹虚劳病脉证并治第六》，该方遵循《灵枢·邪气脏腑病形》所说"阴阳形气俱不足，勿取以针而调以甘药也"，由桂枝汤以生黄芪易炙甘草，倍用生姜而成，用于治疗"阴阳俱微"之血痹，有调和营卫、通阳行痹之功。现代临床中多用于糖尿病周围神经病变、脑梗死后遗症、神经根型颈椎病、腕管综合征、雷诺病等。何庆勇教授笃尊仲景，活用经方，擅辨方证[1-2]，以黄芪桂枝五物汤活用于临床内科疑难杂病症见肌肤麻木不仁者，屡获奇效。

## 1. 黄芪桂枝五物汤

《金匮要略·血痹虚劳病脉证并治第六》说："夫尊荣人骨弱肌肤盛，重因疲劳汗出，卧不时动摇，加被微风，遂得之。但以脉自微涩，在寸口、关上小紧，宜针引阳气，令脉和紧去则愈。血痹阴阳俱微，寸口关上微，尺中小紧，外证身体不仁，如风痹状，黄芪桂枝五物汤主之。"尊荣人即养尊处优之人，多食肥甘厚味，不事劳作，安闲度日，致筋骨不强，体质虚弱，风寒邪气乘虚而入。若脉象寸口关上小紧，则邪气不深，以针刺调动阳气则愈。若脉象寸口关上微，尺中小紧，则为邪气已深，当以汤药治之。清·尤在泾注曰："阳气者，卫外而为固也。乃因疲劳汗出，而阳气一伤，卧不时动摇，而阳气再伤，于是风气虽微，得以直入血中而为痹。"可见尤氏认为血痹的病机为阳气虚损，卫外不固，风邪直入血中。清·陈修园在《金匮要略浅注》中说：

"一见脉微,则知其阳之不足;一见脉涩,则知其阴之多阻……今诊其关上之寸口而小紧,紧为邪征,又合各部之微涩,可知阳伤,而邪因以阻其阴,必得气通,而血方可循其度。"可见陈氏认为血痹病机为阳气不足,邪气阻于阴,卫气不行,血流失度。何师认为风寒邪气因卫阳衰弱而入,与血相搏结,致营血虚滞,肌肤腠理失于灌溉,发为血痹。若其人气血微弱,营卫败坏,虽无外邪,血脉亦不能通畅,也可发为血痹。其人症见局部肢体肌肤麻木,感觉迟钝,皮温减低,其病在表不在里,当调和营卫,益气通阳以治之。

**2. 运用黄芪桂枝五物汤的学术思想**

(1)黄芪桂枝五物汤的方证是肌肤麻木不仁:医圣张仲景首创病下系证,证下系方,方随证出的辨证论治体系[3],临床应用经方时,亦当遵循仲圣辨证思路,有是证用是方,证以方名,方随证立[4]。关于黄芪桂枝五物汤的方证,各医家多有论述。李士懋、田淑霄夫妻认为黄芪桂枝五物汤可用于营卫虚而风气入致痹者,可用于无外邪而痹不仁者,亦可用于非痹不仁,属阴阳两虚,气血不足而见心悸、气短等症者[5]。全小林认为黄芪桂枝五物汤的方证为以下肢的凉、麻、痛等感觉异常为主证,又或合并有下肢乏力,或怕风,或小腿肿胀,或抽搐,或皮肤黧黑等症[6]。刘方柏认为黄芪桂枝五物汤的主要方证是:局部(尤多上肢)肌肤麻木伴轻度疼痛,以新发现为多见,不伴局部肿胀等形态改变,脉多微涩,苔多薄白润滑[7]。何师认为,黄芪桂枝五物汤的方证是:局部肌肤麻木不仁,气短,心悸,乏力,舌暗淡,苔薄黄,脉微涩或沉紧。其主要方证是局部肌肤麻木不仁。具体临床运用黄芪桂枝五物汤时,不必局限是新发还是久病,也不必局限西医何种疾病,无论是糖尿病周围神经病变、脑梗死后遗症、颈椎病,还是腕管综合征、雷诺病等,只要出现局部肌肤麻木不仁方证者,均可用之。

(2)取效的关键是重剂生姜:《金匮要略》载黄芪桂枝五物汤方为:"黄芪三两,芍药三两,桂枝三两,生姜六两,大枣十二枚。"其组方以桂枝汤为根基,唯用生黄芪替代炙甘草,生姜的剂量增加一倍。黄芪桂枝五物汤取桂枝汤辛甘化阳、酸甘化阴之意,调和营卫,既鼓动阳气辛散外邪,又滋养营阴通畅血行,其不同之处,在于用黄芪之甘代替甘草之甘,黄芪益气补虚,气行则血行,配合生姜发表通阳,使药力走表,卫气得复,肌肤气血流行复健,则肌肤麻木不仁自除。从配伍来看,黄芪桂枝五物汤取效的关键在于黄芪与生姜的应用。清代医家张锡纯在《医学衷中参西录》中论述黄芪的祛风作用说:"《本经》谓主大风者,以其与发表药同用,能祛外风。"清·唐容川《金匮要略浅注补正·卷三》按曰:"更妙倍用生姜以宣发其气,气行则血不滞而痹除。"生姜与黄芪相配合,共奏通阳益气、祛邪除痹之功。何师运用黄芪桂枝五物汤的技巧为:①生姜宜用重剂。刘渡舟说"桂枝汤中倍用生姜,取其外散走表,载芪、桂之力而行于外。[8]"何师亦认为生姜能引药力达表、达肢体末端,唯遵循仲圣原意重用之,才能治疗肌表及肢体末端的麻木症状。原方生姜剂量为六两,仲景时期1两相当于13.8g左右[9],折合现代剂量为82.8g。何师临床常用剂量为60~90g。生姜是药食同源的药物,2002年原卫生部(现中华人民共和国国家卫生健康委员会)将其列入"既是食品又是药品的物品名单",故可以放心大量使用。②黄芪原方用量为三两,即41g左右,何师临床应用时遵循仲圣原方剂量,用至30~50g。且黄芪当生用,而非炙用,因炙黄芪大量应用则温燥太过,易损伤津液,而生用虽量大却无此弊端。

(3)经方叠用:经方叠用源于仲景《伤寒杂病论》,上承《黄帝内经》"奇之不去则偶之,是谓重方"之理,按照"随证治之"的原则,叠数方合一方来治疗合病、并病[10]。两证并见则两方叠用,经方叠用是活用经方的具体方法。若患者症见上肢肌肤麻木、疼痛,波及手指,上肢酸软无力,肩颈酸痛、僵硬,颈项部恶风、多汗,舌淡红,苔薄黄,脉微涩或弦紧,当以黄芪桂枝五物汤合桂枝加葛根汤。若患者症见心悸,短气,乏力,眩晕,腰膝酸软,畏寒肢冷,水肿,夜尿频,纳差,便溏,苔薄白,脉沉细或尺脉无力,当以黄芪桂枝五物汤合金匮肾气丸。若患者症见肢体偏废麻木,言语謇涩,语声低微,口角流涎,神疲乏力,体重下降,肌肤甲错,两目黯黑,大便干,舌暗有瘀斑,苔薄白,脉弦细无力,当以黄芪桂枝五物汤合大黄蛰虫丸。若患者症见全身关节疼痛,肢体麻木,口渴,汗出恶风,乏力,下肢水肿,小便不利,大便稀溏,舌胖大,边有齿痕,苔薄白,脉细无力或浮涩,当以黄芪桂枝五物汤合五苓散。若患者症见肘膝关节以下麻木发凉,遇冷加重,皮色变紫,舌暗紫湿润,脉沉紧或沉细,当以黄芪桂枝五物汤合当归四逆汤。

### 3. 典型医案

赵某,女,81岁,初诊时间:2016年4月15日。主诉:右手麻木半个月。现病史:患者半个月前于输液后出现右手麻木,自觉发凉,右手关节处凉感尤甚。刻下症:整个右手麻木伴发凉,腕关节及指间关节处凉感尤甚,全身乏力,全身畏寒。大便1日1次,成形。小便频,夜尿4次。查体:舌暗红,苔薄黄,脉沉细。辅助检查:头颅CT示:脑梗死后遗症期。中医诊断:血痹,气血不足,寒凝血脉证。西医诊断:脑梗死后遗症。治疗:方用黄芪桂枝五物汤:生黄芪45g,桂枝12g,白芍12g,大枣12g,生姜90g。7剂,水煎服,分3次早、中、晚温服。患者诉汤药味道稍辣,服用后胃肠无不适。服药7剂后右手麻木凉感症状好转80%,仅余手指末端两节麻木,指尖及指间关节处有凉感。全身乏力减轻。服药14剂后,右手麻木已痊愈;服药21剂后,右手凉感好转90%,仅手指尖发凉。随访2周未复发。

本案患者年事已高,久病虚损,气血本虚,行输液治疗,寒邪直入脉中,损伤阳气,并与血搏而得痹。营卫不通,阳气不行,右手麻木不仁,自觉凉感,全身畏寒,舌暗红,脉沉细,四诊合参,符合黄芪桂枝五物汤的方证。清·尤在泾《金匮要略心典》说:"脉微为阳微,涩为血滞,紧则邪之征也。血中之邪,始以阳气伤而得入,终必得阳气通而后出……以是知血分受痹,不当独治其血矣。"血痹为病,以营血虚滞为标,以阳气衰微为本,阳气不足,外不能助卫固表,内不足化气行血,当以黄芪桂枝五物汤通阳气、行血滞、祛邪气。方中生姜用至90g,因其外症在皮肤,唯生姜一味可以引药达表,宣通阳气,行血脉之滞,使皮肤腠理麻木尽去。若生姜量不足,则空补内脏虚损,不治肌表麻木。

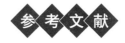

［1］杨韬,钟小雪,何庆勇.何庆勇副教授应用薏苡附子散治疗胸痹心痛的思

想初探[J].中国中医急症,2016,25(5):821-825.

[2] 刘旭东,赵桂芳,何庆勇.何庆勇运用大柴胡汤经验[J].世界中西医结合杂志,2016,11(3):316-318.

[3] 赵桂芳,何庆勇.何庆勇运用甘麦大枣汤的经验[J].世界中西医结合杂志,2015,10(1):7-12.

[4] 王阶,熊兴江,何庆勇,等.方证对应内涵及原则探讨[J].中医杂志,2009,50(3):197-199.

[5] 李士懋,田淑霄.平脉辨证经方时方案解[M].北京:中国中医药出版社,2012:51.

[6] 周强,彭智平,赵锡艳,等.仝小林基于"络病"理论运用黄芪桂枝五物汤治疗糖尿病周围神经病变经验[J].安徽中医学院学报,2013,32(2):44-46.

[7] 刘方柏.刘方柏临证百方大解密[M].北京:中国中医药出版社,2013:9.

[8] 刘渡舟.经方临证指南[M].北京:人民卫生出版社,2013:17-18.

[9] 何庆勇.伤寒论钤法[M].北京:人民军医出版社,2015:8-15.

[10] 何庆勇.经方叠用[M].北京:人民军医出版社,2014:2-3.

（原文载于:张雨晴,钟小雪,何庆勇.何庆勇运用黄芪桂枝五物汤的学术思想初探[J].中国中医急症,2017,26(1):53-55 注:张雨晴、钟小雪系笔者的第三届、第二届硕士研究生）

（学生张雨晴 钟小雪 整理）

# 运用经方治疗心律失常经验

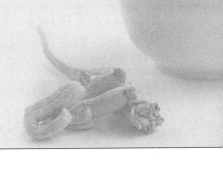

**心律失常；心悸；经方**

心律失常是指心脏起搏和传导功能紊乱而发生的心脏节律、频率或激动顺序异常，主要表现为心动过速、心动过缓、心律不齐和停搏。心律失常患者常表现为心悸、运动耐量降低，严重时可诱发心功能不全，出现心搏骤停、晕厥和猝死危及生命[1]。心律失常见于各种器质性心脏病，自主神经功能紊乱、电解质紊乱、内分泌失调、甚至基本健康者也可出现[2]。《黄帝内经》对心律失常有类似的描述如"心掣""心下鼓""心澹澹大动"等，《伤寒论》称之为"心动悸""心下悸""心中悸"，在中医内科学中属心悸范畴，病情轻者属惊悸，重者属怔忡。现西医临床治心律失常时，常面临抗心律失常药物再次引起新的室性、快速性心律失常，甚至增加病死率的窘境[3-4]。何庆勇教授擅长应用经方治疗心律失常，重症顽疾，百般不效者，常应手而效，数剂而愈。何师取效的关键在于对病机的精确把握和对经方的精妙运用[5-6]。现将其运用经方治疗心律失常的临床经验总结如下。

## 1. 谨守病机，辨证求因

《素问·平人气象论》说："乳之下，其动应衣，宗气泄也。"《素问·三部九候论》说："中部乍疏乍数者死，其脉代而钩者，病在络脉。"《金匮要略·惊悸吐衄下血胸满瘀血病脉证治第十六》说："寸口脉动而弱，动即为惊，弱则为悸。"可见心悸的症状为心中悸动，惊惕不安，严重时应衣而动，脉象乍疏乍数，病因为宗气泄，病位在络脉,病性为本虚标实。何师认为心悸本虚的主要病机为气虚、阴虚、阳虚,标实的主要病机为水饮、痰浊、热蕴、气结、络阻。气虚则血无力推动,阴虚则血失于濡养,气阴两虚,心失所养,可发为心悸。心阳受损,无力温煦则血脉凝泣,失于养护则动力不足,也可出现心中悸动不安。《证治准绳·惊悸恐》说:"心血一虚……失守则舍空,舍空而痰入客之,此惊悸之所由发也。"肥甘厚味,痰浊内生,食少饮多,水饮内停,心君正气衰微,血虚舍空,痰浊水饮留于心下,痰饮阴邪,与心火相冲,心自不安,则发为心悸。热蕴心下,则成邪火,心不得正动,则为心悸。体虚劳倦,七情不节,心气郁结,血络不通,气血痹阻,心为之悸。

### 2. 立法分明,擅用经方

(1)益气养阴复脉法——炙甘草汤:《伤寒论浅注补正》说:"正气大亏,无阳以宣其气,更无阴以养其心,此脉结代、心动悸所由来也。"气虚阴亏,心君无气推动、无血荣养则悸。《伤寒论·辨太阳病脉证并治下第七》说:"伤寒脉结代,心动悸,炙甘草汤主之";《金匮要略·血痹虚劳病脉证并治第六》说:"治虚劳不足,汗出而闷,脉结悸,行动如常。"若患者症见心悸亢进,胸闷,虚羸少气,全身疲乏,畏寒恶风,烘热汗出,舌光少苔,或苔薄黄,脉细弱或结代,辨证当属气阴两虚证,治疗当以益气养阴为法。何师常用炙甘草汤:炙甘草18~60g,生姜9~15g,党参6~10g,生地30~90g,桂枝6~10g,肉桂1~5g,阿胶珠6~10g,麦冬12~20g,火麻仁3~6g,大枣12~20g。何师运用炙甘草汤经验为:①煎服时务必遵循仲圣原意加白酒40~50ml同煎。何师认为白酒能够提高药效,更能防生地滋腻碍胃。陶弘景《本草经集注》谓白酒"味苦,大热……主行药势,杀邪恶气"。加酒后应将汤药煮沸至基本无酒味为宜,使乙醇在煎煮过程中挥发,起到酒行药势的作用。②运用生地剂量宜大,一般30g以上。仲景原方中生地用量是1斤,为16两,是炙甘草剂量的4倍,人参、阿胶剂量的8倍。根据临床经验,遵循仲圣原方重用生地至30~90g,则速效、显效,生地剂量不足,则少效或无效。

(2)温通心阳法——桂枝甘草汤:唐宗海认为"心火不足,则气虚而悸。"《张氏医通·悸》说:"由阳气内微,心下空虚,内动为悸。"

心阳衰弱,心脉失于养护,无力推动,血脉不通,则发心悸,其人双手常交叉按护于胸前以缓解心中悸动不安的症状。《伤寒论·辨太阳病脉证并治中第六》说:"发汗过多,其人叉手自冒心,心下悸,欲得按者,桂枝甘草汤主之。"若患者症见心悸怔忡,胸闷短气,双手常覆于胸口,畏寒肢冷,面色苍白,或突发心悸自按胸口不能自主,舌淡苔白,脉微细,辨证当属心阳虚证,治疗当以温通心阳为法。何师常用桂枝甘草汤:桂枝 20~56g,炙甘草 10~28g。何师运用桂枝甘草汤的经验是:①遵循原方药物的相对剂量。《伤寒论》原方的剂量为桂枝四两,炙甘草二两,故何师应用桂枝甘草汤中桂枝(或肉桂)和炙甘草的比例为 2∶1。②可将桂枝和肉桂同用。仲景时代所用名为桂枝者,现多认为是樟科植物肉桂的干燥树皮,即肉桂,直至宋朝中期桂枝和肉桂才分开使用[7]。清代医家罗国纲论悸云:"然阳统乎阴,心本乎肾,所以上不宁者,未有不由乎下……治者或先养心,或先补肾。"后世医家论心悸强调从肾阳论治,而仲圣所用桂枝(肉桂)本有温补肾阳的功效,桂枝 10~40g 与肉桂 5~10g 同用,既温通心阳,又兼顾肾阳,更符合仲圣制方的原意。

(3)温阳化饮法——苓桂术甘汤:心脾阳虚,水液失于运化,聚而成饮,留于心下。成无己说:"其停饮者,由水停心下,心主火而恶水,水既内停,心自不安,则为悸也。"心下水饮与心火相冲,上逆扰乱心君,则发为心悸。《伤寒论·辨太阳病脉证并治第六》说:"伤寒若吐、若下后,心下逆满,气上冲胸,起则头眩,脉沉紧,发汗则动经,身为振振摇者,茯苓桂枝白术甘草汤主之。"《金匮要略·痰饮咳嗽病脉证并治第十二》说:"心下有痰饮,胸胁支满,目眩,苓桂术甘汤主之。"若患者症见痞满,胸闷,短气,心悸,动则心悸或头晕,双手震颤,小便不利,舌淡胖有齿痕,苔薄白,脉沉紧,辨证当属心脾阳虚,饮停心下证,治疗当以温阳化饮为法。何师常用苓桂术甘汤:茯苓 30~60g,桂枝 20~40g,白术 15~30g,炙甘草 15~30g。何师运用苓桂术甘汤的经验为:茯苓宜大剂量,至少用在 30g 以上,一般用至 60g,甚至更多。纵观《伤寒论》,茯苓的药证为心悸、小便不利。如《伤寒论·辨太阳病脉证并治第六》说:"小柴胡汤主之……若心下悸,小便不利者,去黄芩,加茯苓四两";《伤寒论·辨霍乱病脉证并治第十三》说:"理中丸主之……悸者,加茯苓二两"都是对茯苓药证为心悸的论述。故用苓桂术甘汤治疗心律失常（心悸），茯苓剂量宜大。茯苓属于药食同源的药物，2002年《卫生部关于进一步规范保健食品原料管理的通知》将茯苓列入"既是食品又是药品的物品名单"之中[8]，故可以放心大剂量应用。

（4）扶阳利水法——真武汤:《素问·生气通天论》说:"阳气者，若天与日，失其所，则折寿而不彰。"张景岳说:"天之大宝，只此一丸红日;人之大宝，只此一息真阳。"心为君火，肾宅元阳，心肾阳气盛则五脏安和，六腑健运;心肾阳气衰则阴寒泛滥，水饮淫浸。若水饮停于心下，则"水乘其心，侮其所胜，心畏水自不安。"《伤寒论·辨太阳病脉证并治第六》说:"太阳病发汗，汗出不解，其人仍发热，心下悸，头眩，身瞤动，振振欲擗地者，真武汤主之";《伤寒论·辨少阴病脉证并治第十一》说:"腹痛，小便不利，四肢沉重疼痛，自下利者，此为有水气……真武汤主之。"若患者症见心悸，胸闷，头晕目眩，畏寒，腹痛，筋惕肉瞤，站立不稳，四肢沉重疼痛，下肢水肿，大便溏泻，小便清长，舌淡胖，苔薄白，脉沉细，辨证当属肾阳虚衰，水邪上犯证，治疗当以扶阳利水为法。何师常用真武汤:茯苓30~50g，白芍9~50g，生姜9~50g，白术6~30g，黑顺片10~25g。何师运用真武汤经验为:①茯苓剂量宜大（30~50g），以增强定悸的功效。②附子有毒，宜从10g起用，逐渐加量。煎服时应先煎半小时，煎煮至口尝无麻辣感为宜。

（5）温阳化痰法——桂枝去芍药加蜀漆牡蛎龙骨救逆汤:《丹溪心法》曰:"凡痰之为患……怔忡惊悸";唐容川说:"痰入心中，阻其心气"。若心阳失守，心舍空虚，痰浊为患，客舍于心，则心神失养，浮越惊狂，惊悸怔忡。《伤寒论·辨太阳病脉证并治中第六》说:"伤寒脉浮，医以火迫劫之，亡阳必惊狂，卧起不安者，桂枝去芍药加蜀漆牡蛎龙骨救逆汤主之。"若患者症见心悸怔忡，胸闷懊恼，卧起不安，恶寒畏风，倦怠肢冷，噩梦纷纭，舌胖大有齿痕，苔黄厚腻，脉沉滑，辨证当属心阳失守，痰阻心包证，治疗当以温阳化痰为法。何师常用桂枝去芍药加蜀漆牡蛎龙骨救逆汤:桂枝9~15g，炙甘草6~10g，生姜9~15g，大枣9~15g，煅牡蛎15~25g，生龙骨12~20g。何师应用桂枝去芍药加蜀漆牡蛎龙骨救逆汤经验为:龙骨当生用，而不用煅制。张锡纯说:"龙骨若生用之，凡心中怔忡……神魂浮荡诸疾，皆因元阳不能固摄；重用龙骨，借其所含之元阴以翕收此欲涣之元阳，则功效立见""若煅用之……而其翕收之力则顿失矣"。张锡纯认为龙骨唯有生用时可固摄元阳、定悸安神，煅用则无此功效。何师经临床验证，认为运用桂枝去芍药加蜀漆牡蛎龙骨救逆汤治疗心悸时，龙骨生用方能获效，煅用则疗效不佳。

（6）和解泻热安神法——柴胡加龙骨牡蛎汤：刘完素说："水衰火旺，其心胸躁动，谓之怔忡"；王肯堂进一步提出"悸之为病，是心脏之气不得其正动，而为火邪者也"。胆为心之母，若少阳枢机不利，气郁化热，母病传子，火热扰心，心神不得安宁，心脏之气不得正动，则发为惊悸。《伤寒论·辨太阳病脉证并治中第六》说："伤寒八九日下之，胸满烦惊，小便不利，谵语，一身尽重，不可转侧者，柴胡加龙骨牡蛎汤主之。"若患者症见心胸烦闷，心悸易受惊吓，稍闻声响则诱发心悸，焦虑急躁，失眠多梦，小便不利或夜尿频数，舌淡红，苔薄黄，脉弦数，辨证当属少阳郁滞，火热扰心证。少阳经气不利则胸闷气塞，三焦决渎失职则小便不利，胆火扰心则心悸易受惊吓、夜尿频数，治疗当以和解泻热安神为法。何师常用柴胡加龙骨牡蛎汤：柴胡 18~24g，生龙骨 9~18g，黄芩 9~18g，生姜 9~18g，磁石 9~18g，党参 9~18g，桂枝 9~18g，茯苓 9~18g，清半夏 9~18g，生大黄 3~6g，煅牡蛎 9~18g，大枣 9~18g。何师运用柴胡加龙骨牡蛎汤的经验是：用磁石代替铅丹。《神农本草经》中记载磁石"味辛，寒……除大热、烦满及耳聋"；又记载铅丹"味辛，微寒……惊痫癫疾，除热下气"。磁石和铅丹性功效相似，但现在药房普遍无铅丹而有磁石，故用磁石代替铅丹，其常用剂量为 9~18g。

（7）行气散结通络法——旋覆花汤：元代滑寿《诊家枢要》说："促脉之故……十之二三，或因气滞，或因血凝"。胸中气结，血络不行，其人则心悸胸闷，欲捶打前胸以通气血。《金匮要略·五脏风寒积聚病脉证并治第十一》说："肝着，其人常欲蹈其胸上，先未苦时，但欲饮热，旋覆花汤主之。"唐容川《金匮要略浅注补正》说："盖肝主血，肝着，即是血粘着而不散也……血出于心而归于肝"，仲景谓肝着，实则谓心中气血黏着，结聚不通。若患者症见心悸，喜捶打胸前，头晕与体位无关，喜热饮，失眠，急躁，舌暗，苔薄黄，脉弦细，辨证当属气滞络阻证，治疗当以行气散结通络为法。何师常用旋覆花汤:旋覆花 9~15g,茜草 9~15g,当归须 6~12g,桃仁 6~12g,柏子仁 9~15g,青葱一二把。何师运用旋覆花汤经验为:用茜草代替新绛,加桃仁、当归须、柏子仁。陶弘景称绛为茜草,新绛则为新刈之茜草;唐容川谓:"惟新绛乃茜草所染,用以破血,正是治肝经血着之要药",说法虽不同,用茜草可代替新绛无疑。加桃仁、当归须、柏子仁为叶天士《临证指南医案》所录旋覆花汤,增强了活血通络的力度,疗效可靠。

### 3. 典型医案

王某,女,62 岁,初诊时间:2016 年 4 月 11 日。主诉:心悸反复发作 3 个月,耳鸣 1 个月。现病史:患者于 3 个月前出现心悸,发作频繁,日数十次,1 个月前出现耳鸣。先后就诊于多家综合医院,症状有所缓解,但仍每日发作,患者苦于心悸发作仍频繁,就诊于我处。刻下症见:心悸频作,平均每天发作数十次,夜间为甚,不因体位变化减轻或加重。全身畏寒,前胸后背尤甚,时有烘热汗出,全身乏力,双下肢为甚。耳鸣,纳少,眠可,二便调。辅助检查:24 小时动态心电图示:窦性心率,频发室性期前收缩。查体:形体偏胖,面色微红,语声低微,舌淡红,有裂纹,苔薄黄,脉弦细。中医诊断:心悸 气阴两虚证。西医诊断:心律失常 频发室性期前收缩。治疗:方用炙甘草汤:炙甘草 20g,生姜 15g,党参 10g,生地 40g,桂枝 10g,肉桂 3g,阿胶珠 10g,麦冬 18g,火麻仁 6g,大枣 20g。5 剂,水煎服,与白酒 40~50ml 同煎,分 3 次早、中、晚温服。二诊:患者诉服药 4 剂后,心悸次数减少,程度减轻,自述好转 30%~40%。仍有畏寒,大便溏,日 2 次。耳鸣。舌淡苔薄黄,脉沉细。效不改方,调整生地为 80g,麦冬为 20g,3 剂,煎服法同前。三诊:患者服用 2 剂后,心悸症状好转 98%,平时已基本感觉不到心悸,全身乏力、前胸后背畏寒皆愈。耳鸣好转 50%~60%。随访一周,心悸未发作。

按语

患者心悸频作,日数十次,符合仲圣"心动悸"的症状;全身乏力、烘热汗出、语声低微、面色偏红为气阴两虚。夜间阳入于阴,心阳更虚,而阴分本有虚热,得阳更甚,故心悸夜间为甚。阴阳互根,气阴不足,阳气亦随之暗耗,故全身畏寒,胸背尤甚。舌淡红,有裂纹,苔薄黄,脉弦细皆为气阴不足之象,四诊合参,辨证为气阴两虚证,治疗以益气养阴为法,方用炙甘草汤。以党参、甘草、大枣补气,地黄、阿胶、麦冬、麻仁养血滋阴,更用桂枝、生姜温阳,令阳行于阴则脉自复。此例一诊时生地用量为原方比例的一半(40g),疗效一般,二诊增加至原方比例(80g),收效甚奇。《神农本草经·上卷·干地黄》说:"味甘,寒……逐血痹,填骨髓……生者尤良。久服,轻身不老。"左季云《名医别录》说:"地黄分量独重于炙甘草汤者,盖地黄之用,在其汁液能润养筋骸,经脉干枯者,皆能使之润泽也"。临床实践也表明,重用生地,加强滋阴养血的作用,是仲圣的原意,也是提高疗效的关键。炙甘草偏重滋阴,被推为"千古养阴之祖方",有"理阳气当推建中,顾阴液需投复脉"之说。煎服时循仲圣原方加酒同煎,虽生地用至80g,而无滋腻碍胃之感,患者自述加酒同煎的汤药"味道甜辣,服用后无腹胀之虞"。

### 4. 结语

本文较详细介绍了何师运用经方治疗心律失常的经验。何师认为心律失常为本虚标实之病,其病机有气虚、阴虚、阳虚、水饮、痰浊、热蕴、气结、络阻。何师立法分明,擅用经方,以炙甘草汤(益气养阴复脉法)、桂枝甘草汤(温通心阳法)、苓桂术甘汤(温阳化饮法)、真武汤(扶阳利水法)、桂枝去芍药加蜀漆牡蛎龙骨救逆汤(温阳化痰法)、柴胡加龙骨牡蛎汤(和解泻热安神法)、旋覆花汤(行气散结通络法)诸方治疗心律失常。何师运用炙甘草汤的经验为生地剂量宜大且务必加酒同煎;运用桂枝甘草汤经验为可将桂枝与肉桂同用,二者剂量之和与炙甘草的比例为2∶1;运用苓桂术甘汤经验为茯苓剂量宜大,一般用至60g,甚至更多;运用真武汤经验为附子应逐渐加量,煎服时应先煎半小时,煎煮至口尝无麻辣感为宜;运用桂枝去芍药加蜀漆牡蛎龙骨救逆汤经验为龙骨当生用,而不用煅制;运用柴胡加龙骨牡蛎汤经验为用磁石代替铅丹;运用旋覆花汤经验为用茜草代替新绛,加桃仁、归须、柏子仁。

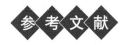

［1］王辰,王建安.内科学［M］.北京:人民卫生出版社,2015:229.

［2］冯全刚.中西医结合治疗心律失常临床研究［J］.中医学报,2016,31(213): 282-284.

［3］李应祥.抗心律失常药物作用于心律失常的效果评价［J］.中西医结合心血管病杂志,2014,2(8):32-33.

［4］The Cardiac Arrhythmia Suppression Trial(CAST)Investigators Preliminary report:Effect of encainide and flecainide on mortality in a randomized trial of arrhythmia suppression after myocardial infarction［J］.N Engl J Med,1989, 321:406-412.

［5］刘旭东,赵桂芳,何庆勇.何庆勇运用大柴胡汤经验［J］.世界中西医结合杂志,2016,11(3):316-318.

［6］吴海芳,尹湘君,何庆勇.何庆勇运用九痛丸治疗急性心肌梗死的经验［J］.中国中医急症,2015,24(9):1556-1558.

［7］张廷模.对仲景方中枳实和桂枝的考证［J］.中医杂志,1985,7(559):79-80.

［8］仝小林.方药量效学［M］.北京:科学出版社,2013:322.

**(原文载于:张雨晴,刘旭东,何庆勇.何庆勇运用经方治疗心律失常经验［J］.世界中西医结合杂志,2017,12(3):322-325,329　注:张雨晴、刘旭东系笔者的第三届,第二届硕士研究生)**

**(学生张雨晴　刘旭东整理)**

# 运用甘姜苓术汤的经验

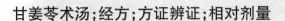

甘姜苓术汤;经方;方证辨证;相对剂量

甘姜苓术汤出自《金匮要略·五脏风寒积聚病脉证并治第十一》,在《备急千金要方·肾脏脉论第一》中又称"肾着汤"。主要用于治疗寒湿下侵之肾着病,具有温阳散寒祛湿的功效。何庆勇教授多年来研究仲景伤寒学说,笃尊经方,谨守六经[1,2]。何师将此方多用于治疗腰椎间盘突出症、腰肌劳损、坐骨神经痛及风湿性纤维肌痛等疾病,常疗效显著。现就其运用甘姜苓术汤的临床经验总结如下。

## 1. 甘姜苓术汤

《金匮要略·五脏风寒积聚病脉证并治第十一》中记载:"肾着之病,其人身体重,腰中冷,如坐水中,形如水状,反不渴,小便自利,饮食如故,病属下焦,身劳汗出,衣里冷湿,久久得之,腰以下冷痛,腹重如带五千钱,甘姜苓术汤主之。"可见仲景认为其人腰部湿邪与寒气侵袭,寒湿夹杂时久,阳气痹着而不行,故"腰以下冷痛""腹重如带五千钱"。病位于下焦,肾本脏未受邪,故"反不渴,小便自利"。古代圣贤对甘姜苓术汤的病位多有争议,如清代医家尤在泾在《金匮要略心典·卷中》中说:"身劳汗出,衣里冷湿,久久得之,盖所谓清湿袭虚,病起于下者也,然其病不在肾之中藏而在肾之外府[3]。"他认为此类患者因劳累出汗后,湿冷的衣服贴于肌表。长此以往,表虚而易受邪,寒湿乘虚则侵犯下焦,因其感受湿邪多在腰部肌表,故认为其病位于肾之外府(腰)而不在肾本脏之中。而同为清代医家的周扬俊则在《金匮玉函经二注·卷十一》中指出"肾为水脏,而真阳伏焉,肾着之病,肾气本衰,故水火俱虚,而后湿气得以著之[4]。"可知其认为肾中水火为肾阴与肾阳,阴阳衰弱而不足,水火两虚,寒湿邪气侵袭机体下焦,则得以停着于肾脏之中。故其指出肾着病的病位在肾之本脏。笔者对此甚有疑惑,咨询何师。何师认为肾着为"身劳汗出"后感寒湿,阻遏阳气,故"腰以下冷痛"。寒湿蕴于下焦,上焦不热,故"反不渴"。"小便自利",可知未病及肾之阴阳。水湿不化,脾之运化有所失调,但不影响其运化食物,故"饮食如常",病位亦不在此。所以真正病位可能位于经络或肌肤,不在肾及其他各脏,亦不在肾之外府(腰)。对于甘姜苓术汤,何师认为其中干姜为君药温中散寒,茯苓、苍术同为臣药健脾化湿,甘草为使药调和诸药。全方共奏温阳散寒祛湿之功效。

### 2. 运用甘姜苓术汤的经验

（1）**方证辨证:甘姜苓术汤的主要方证是腰重而冷痛,尿频,尿失禁**。方证辨证是在遵循"有是证,用是方"的原则下,将方药配伍与疾病症状、体征密切关联与统一。笔者跟学何师,深刻体会到方证辨证的重要性。对于甘姜苓术汤的方证,各医家亦有不同的见解。日本汉方学家矢数道明认为甘姜苓术汤的方证是:腰腿冷重感,冷痛,身体倦怠感,不渴,无苔,脉沉细而微[5]。经方大家黄煌认为其方证是:腰以下有冷感,重压感,酸痛感,全身倦怠感,浮肿或平素好发浮肿,腹泻或便溏,舌质淡或淡红,苔多白腻,或白滑,或根部厚腻[6]。何师在精研经典及多年临床经验的基础上,认为甘姜苓术汤的方证是:腰重而冷痛,尿频,尿失禁,女子带下多,男子阴部潮湿,舌质淡,苔白,脉沉迟。其主要方证是:腰重而冷痛,尿频,尿失禁。凡符合此方证者,无论西医诊断里是腰椎间盘突出症、腰肌劳损、坐骨神经痛还是风湿性纤维肌痛,均可用之。

（2）**遵循经方剂量**:临床使用经方,遵循其剂量是至关重要的。经方药物剂量改变,则会影响整个方剂的配伍功效。如《伤寒论》中桂枝汤与桂枝加芍药汤。两方的药物组成均为桂枝、芍药、甘草、生姜、大枣,但桂枝汤中芍药为三两,桂枝加芍药汤中芍药为六两,从而导致两方功效主治有所差异。前方以解肌发表,调和营卫为功效,主治风寒表虚证;而后方以解表和里为功效,主治邪陷太阳兼见腹满时痛者。由此可见遵循经方剂量的重要性。《金匮要略·五脏风寒积聚病脉证并治第十一》中甘姜苓术汤用量为甘草二两,干姜四两,茯苓四两,白术二两。何师认为按照经方的相对剂量,应遵循甘草∶干姜∶茯苓∶白术为1∶2∶2∶1的比例,这是临床运用甘姜苓术汤取效的关键。何师临床运用甘姜苓术汤的常用剂量为炙甘草9~18g,干姜18~36g,茯苓18~36g,苍术9~18g,常取得较好疗效。

**(3)"术"用苍术,效更佳:**关于甘姜苓术汤中的"术",林亿在校注《备急千金要方》中提到:"又如白术一物,古书惟只言术,近代医家咸以术为苍术,今则加以白字,庶乎临用无惑矣[7]。"可知甘姜苓术汤中"白术"一词的由来。而何师认为"术"理解为"苍术"更合适。"苍术"在《神农本草经》中被称为上品,祛湿之效显著,以生长于茅山地区为佳,故又名"茅苍术"。《金匮要略》成书于《神农本草经》之后,所以甘姜苓术汤的"术"更可能为"苍术"。又据一代伤寒大家刘绍武考证,甘姜苓术汤中的"术"当为"苍术"。因为苍术生长在安徽黄山居多,而白术生长在浙江一带。张仲景居住于南阳,其与安徽黄山更接近,故"术"理解为苍术更合理[8],何师的临床实践证明在甘姜苓术汤里使用苍术疗效更佳,用于治疗寒湿下侵之肾着病,效用甚至可强于白术三倍之多。

**(4)中病即止与注意效用:**甘姜苓术汤在临床运用中遵循经方剂量的同时,仍需注意其中药物用量与效用。何师认为,干姜、苍术用于甘姜苓术汤中效佳,但干姜辛热燥烈,苍术亦有辛散之力,二者用量过大则易耗散津液。故应注意甘姜苓术汤中药物的用量大小,中病即止。另苍术有燥湿健脾之功效,然在甘姜苓术汤中多是用其燥湿之力而非健脾之功。在临床实践中,何师认为针对此类寒湿下侵之肾着病,运用甘姜苓术汤是散其下焦之寒、化其下焦之湿。若欲用甘姜苓术汤为达健脾之功,用法效用则有所偏移。

### 3. 典型医案

邢某,男,64岁。**初诊日期:**2016年3月21日。主诉:腰酸、腰沉、腰冷反复发作6年,加重半个月。现病史:患者6年前出现腰酸、腰冷、腰沉,起身、平卧床上均有腰酸沉痛的感觉。近半个月腰冷痛加重,起身疼痛难忍。患者颇为苦恼,遂就诊于我处。刻下症:腰酸、腰沉、腰冷,自觉腰部顺着骨头、肌肉酸沉痛,起身、平卧床上均有腰酸沉痛的感觉,起身困难,必须缓慢起床直立,汗多,纳眠少,食后略腹胀,全身偏怕冷,双踝关节以下怕冷,大便成形,1日1次,小便淋漓不尽,夜尿1~2次。舌淡暗,苔薄黄,根部微腻,脉弦细。诊断:腰痛,寒湿下侵之肾着病。治疗:方用甘姜苓术汤:炙甘草18g,干姜36g,茯苓36g,苍术18g,7剂,水煎服,日1剂,分2次早、晚温服。二诊:患者诉服汤药后,腰酸痛好转大半,原先腰酸痛,顺着骨头肌肉酸沉痛,起身、平卧均有疼痛感觉,必须缓慢起身直立,现在仅起身时有轻微疼痛感,双踝关节以下怕冷症状亦见改善,小便淋漓不尽基本已愈,出汗好转。继续治疗2周,腰酸、腰沉、腰冷均告愈。

 **按语**

本患者为老年男性,久受北方风寒湿气侵袭。其舌淡暗,苔薄黄,根部微腻,体有寒湿。下焦寒湿夹杂,阳气痹阻不行,故自觉腰部酸沉冷痛,起身困难。患者汗多,眠少,全身怕冷,双踝关节以下怕冷,素体本虚,正气不足。纳差,食后略腹胀,大便成形,可知其脾之运化有所失调,水湿不化却不影响食物运化,小便淋漓不尽,故病位不在脾肾及肾之外府。此符合甘姜苓术汤的方证,故用甘姜苓术汤中干姜疏散寒气之力,茯苓利水渗湿之功,苍术温热燥湿之效,甘草调理诸药之合,则得以温阳散寒祛湿。服药后寒湿得以除,不适症状均显著好转,患者满意。

### 4. 结语

本文较详细地阐述了何师运用甘姜苓术汤的经验。何师素来重视方证辨证,认为甘姜苓术汤的方证是:腰重而冷痛,尿频,尿失禁,女子带下多,男子阴部潮湿,舌质淡,苔白,脉沉迟。临床中若遇契合之方证,即可考虑应用。何师在临床运用甘姜苓术汤时,遵循甘草:干姜:茯苓:白术为1:2:2:1的剂量比例,同时主张用"苍术"取代"白术",认为"苍术"的疗效三倍于"白术",以此达临床用药的最佳疗效。

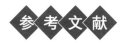

[1] 吴政远,尹湘君.何庆勇运用瓜蒌薤白半夏汤治疗急性冠脉综合征经验[J].北京:国际中医中药杂志,2015,37(12):1131-1132.

[2] 周光春.何庆勇运用酸枣仁汤治疗顽固性失眠经验[J].北京:国际中医中药杂志,2014,36(8):758-760.

[3] 尤在泾.金匮要略心典[M].上海:上海卫生出版社,1956:26.

[4] 赵以德,周扬俊.金匮玉函经二注[M].上海:上海卫生出版社,1958:10.

[5] 矢数道明.临床应用汉方处方解说[M].北京:学苑出版社,2008:470.

[6] 黄煌.经方100首[M].2版.江苏:江苏科学技术出版社,2013:112.

[7] 林亿.备急千金要方[M].北京:人民卫生出版社,1982:4.

[8] 苏庆民,李浩.三部六病医学讲稿[M].北京:科学技术文献出版社,2009:113.

(原文载于:郭建波,钟小雪,何庆勇.何庆勇运用甘姜苓术汤的经验[J].新中医,2017,2017,49(3):181-182 注:郭建波、钟小雪系笔者的第四届、第二届硕士研究生)

(学生郭建波 钟小雪 整理)

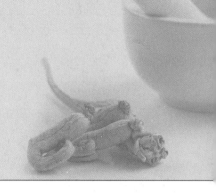

# 运用苓桂术甘汤的经验

方证辨证；苓桂术甘汤；临床心得

　　苓桂术甘汤出自汉代张仲景的《伤寒论》，是为水饮上犯所致诸症所设，功效为健脾祛湿，温化水饮。何庆勇系中国中医科学院广安门医院主任医师，教授勤求博采，谨守方证辨证，善用经方，屡屡临床收效颇佳[1-2]，对于苓桂术甘汤的运用更有独到的经验。笔者有幸跟师学习，获益匪浅。临床上何师将苓桂术甘汤运用于心律失常、高血压病、脑梗死等多种疾病，莫不应手辄效。现将其运用苓桂术甘汤的临床经验总结如下。

## 1. 苓桂术甘汤

　　《伤寒论·辨太阳病脉证并治法中》说："伤寒若吐、若下后，心下逆满，气上冲胸，起则头眩，脉沉紧，发汗则动经，身为振振摇者，茯苓桂枝白术甘草汤主之。"脾主中州，为气机升降之枢纽，若脾阳不足，无法为胃行其津液，则水湿停滞而为痰为饮。脾虚则肝气乘之，气机失调，痰饮随气升降，无处不到，停于胸胁，则见胸胁满闷不适；阻滞中焦，清阳不升，则见头晕目眩；上凌心肺，则致心悸、短气；水饮内停，故小便不利。《伤寒论类方·卷三·理中汤类》说："茯苓桂枝白术甘草汤……此亦阳虚而动肾水之症。即真武症之轻者，故其法亦仿真武之意。"可见清代徐灵胎认为苓桂术甘汤证的病机是中焦阳虚水泛。《伤寒论注》说："心下逆满，气上冲胸，阳气内扰也；起则头眩，表阳虚也。……吐下后胃中空虚，木邪为患。"可见清代柯琴认为苓桂术甘汤证的病机是表阳虚清阳不升而症见起则头晕、胃虚肝木乘之则气机不利水湿不运故胸闷。何师认为苓桂术甘汤的病机是中焦阳虚，水饮上犯。脾主运化，若脾阳不足，不足以为胃化气行津，则水湿内停聚而成饮，水饮犯于胸胁则胸胁满闷不适、心悸、短气，犯于头面见头晕、目眩。故以茯苓为君药功善健脾利湿，合桂枝散心下逆满，则阳虚水泛所致之气逆可消；合白术培脾胃之元气，佐甘草以调和气血营卫，则阳气升而水饮消。

### 2. 运用苓桂术甘汤经验

（1）苓桂术甘汤的主要方证是动则心悸，动则头晕：何师临床运用苓桂术甘汤最核心要点之一是注重方证辨证。何师认为，方证辨证是仲景最主要的思想体系之一，如《伤寒论·辨少阴病脉证并治》说"病皆与方相应者，乃服之"《伤寒论·辨太阳病脉证并治》亦说："观其脉证，知犯何逆，随证治之"，正体现了方证一体、证以方名、方随证转、有是证则用是方的基本原则。关于苓桂术甘汤的方证，《伤寒补亡论》说："伤寒吐下后，发汗，虚烦，脉甚微，八九日，心下痞硬，胁下痛，气上冲咽喉，眩冒，经脉动惕者，久而成痿……当作茯苓桂枝白术甘草汤。"可见宋代郭雍认为苓桂术甘汤的主要方证是：心下痞硬，胁下痛，气上冲咽喉，眩晕，头晕，心慌甚至肢体活动不利成废用。《伤寒贯珠集》说："伤寒若吐若下后……茯苓桂枝白术甘草汤主之。此伤寒邪解而饮发之证。饮停于中则满，逆于上则气冲而头眩，入于经则身振振而动摇。"可见清代尤在泾认为苓桂术甘汤的主要方证是胸胁部位满闷不适，心悸，头晕。当代著名的伤寒学家胡希恕认为苓桂术甘汤的方证是：头晕、心跳、小便不利[3]。当代经方名家黄煌认为苓桂术甘汤的方证是：心悸、浮肿、小便不利[4]。何师认为苓桂术甘汤的方证是：动则心悸，动则头晕，小便不利，舌淡，苔薄白，脉滑。苓桂术甘汤最主要的方证是：动则心悸，动则头晕。凡是符合此方证的，无论是心律失常、高血压病、脑梗死，均可用之，并多有效验。

（2）**重用茯苓是取效关键**：《伤寒论·辨太阳病脉证并治法中》中的苓桂术甘汤由"茯苓四两，桂枝三两，白术二两，炙甘草二两"组成。《金匮要略·痰饮咳嗽病脉证并治第十二》中的苓桂术甘汤则由"茯苓四两，桂枝白术各三两，甘草二两"组成。即仲圣原方中茯苓是用四两，据学者考证，经方一两折合13.8g，最符合仲景用量的原貌[5],也就是茯苓 55g。何师认为,运用苓桂术甘汤治疗心悸时,茯苓须大于 30g,量少则疗效锐减或无效。何师在临床上一般重用茯苓为 30~60 克,正如《伤寒论·辨太阳病脉证并治中》说:"若心下悸,小便不利者,去黄芩加茯苓四两。"可见茯苓的药证是"心悸,小便不利"。卫生部(国家卫生健康委员会)将茯苓作为药食同源的药物,故茯苓可以放心大剂量应用[6]。其次要注重药物间的比例也就是相对剂量,原文是茯苓四两,桂枝三两,白术二两或三两,炙甘草二两。何师在临床上运用苓桂术甘汤,一般是茯苓∶桂枝或肉桂∶白术∶甘草为 4∶3∶2~3∶2,一般剂量为茯苓 32g,桂枝 24g,白术 16~24g,甘草 16g。

**(3) 经方叠用扩大适用范围,增加疗效:**临床上,患者病情常错综复杂,不只一方之证,若经方叠用则可以扩大适用范围,增加疗效。何师认为医之为道在乎达权通变,取经方圆机活法而用之,而经方活用之关键在乎叠用[7]。何师多年临床经验亦显示经方叠用可大大提高临床疗效。在运用苓桂术甘汤治疗心悸时,若患者还症见心前区闷痛,短气咳痰,后背畏寒,脉沉数或沉紧可合用瓜蒌薤白白酒汤;若患者症见频繁胸痛,疼痛连及后背,全身畏寒,舌暗苔白,脉弦紧,可合用乌头赤石脂丸;若患者症见双手麻木,肢体偏瘫,行动不便,语言不利,口角㖞斜,舌暗紫苔白,脉沉细,可合用《古今录验》续命汤;若患者症见下肢水肿,身体沉重,怕风畏寒,汗多,小便不利,舌淡苔薄白,脉浮者,可合用防己黄芪汤。

**(4) 借助类方思想化裁:**清代徐灵胎《伤寒论类方》序"……而后悟其所以然之故,于是不类经而类方"可见借助类方思想化裁经方是临床应用经方的一个重要方法。若患者症见脐下有跳动感,有凉感,或有压痛,自觉从小腹部有气上冲,胃脘不适,呃逆,胸闷,气短,大便稀溏,小便不利,苔白腻、脉沉细。证属下焦水停,心阳虚,水饮上冲。可以在苓桂术甘汤基础上去白术倍茯苓加桂枝一两、大枣十五枚,取《伤寒论》中苓桂甘枣汤之意。方中重用茯苓从下焦利水,加桂枝温补心阳,脾虚不明显故去白术,加大枣补中焦之气,健脾防冲。若患者症见胃里嘈杂悸动不安,胃里有振水声,呃逆,胸脘满闷,心悸,口中黏而不欲饮,四肢逆冷,苔水滑,脉沉弦。证属胃虚水停。可以在苓桂术甘汤基础上去白术加生姜三两,减桂枝一两,茯苓、甘草减半,取《伤寒论》中茯苓甘草汤之意。方中重用生姜散胃中之水,水湿重故去白术避免壅滞腹胀。

### 3. 典型医案

医案一,患者,刘某,女,67 岁,初诊日期:2016 年 4 月 29 日。主诉:反复心悸 5 个月,反复胸闷痛 2 个月。现病史:患者曾因冠心病于北京某医院行支架术(具体不详),术后无明显不适。5 个月前患者前出现心悸,每天均发作。2 个月前又出现胸闷痛,似有物压在胸前,患者苦于此,故求诊于我处。刻下症:心悸,每于洗脸刷牙活动时发作心悸,每次心悸持续约 1 个小时,平躺时无心悸。持续性胸闷痛,每天均有。后背畏寒,时有心中烦。大便黏,不成形,日 1 次,小便量少。辅助检查:心电图:窦性心律,频发房性期前收缩。查体:舌淡红,苔黄腻,脉弦数。中医诊断:心悸,证属胸阳不振,痰饮凌心。治疗:方用苓桂术甘汤合瓜蒌薤白白酒汤:茯苓 40g,桂枝 15g,肉桂 8g,白术 16g,炙甘草 16g,瓜蒌 35g,薤白 45g。日 1 剂,水煎服,加白酒 40ml 同煎。分 2 次早、晚饭后半小时温服,5 剂。患者诉服药 3 剂后心悸即愈,服用 5 剂后心胸闷痛、后背畏寒均告愈,胸前区自觉舒服畅快。随访 2 周,患者心悸、胸闷痛均未发作。

医案二,患者,樊某,男,60 岁,初诊日期:2016 年 8 月 29 日。主诉:反复头晕半个月。现病史:患者半月前出现头晕,每天均发作,每次持续 2~3 分钟,平躺起来时头晕发作,有时不能端坐,严重时摔倒。患者甚为苦恼,遂就诊于我处。刻下症:头晕每天反复发作,每次持续 2~3 分钟,无视物旋转,头晕与体位变换有关,平躺起来时必诱发头晕,严重时因头晕摔倒。纳少,食后无腹胀,眠少,二便调。查体:舌暗红,舌尖红,苔薄,脉弦滑。中医诊断:眩晕,证属清阳不升,水饮上犯。治疗:方用苓桂术甘汤。茯苓 40g,桂枝 20g,肉桂 10g,炙甘草 20g,炒白术 20g。日 1 剂,水煎服,分 2 次早、晚饭后半小时服用,7 剂。二诊:患者诉服药后头晕好转不明显,其余症状同前。治疗:继用苓桂术甘汤加大剂量。茯苓 44g,桂枝 23g,肉桂 10g,炙甘草 22g,炒白术 22g,7 剂。三诊:患者诉服药第 3 剂时头晕症状消失,不再每天发作,也无摔倒。随访 2 周,患者头晕无复发。

医案一,患者症见心悸、每于洗脸刷牙活动时心悸,平躺时无心悸,时有心中烦。大便黏,不成形,小便量少,舌淡红,苔黄腻,脉弦数,符合苓桂术甘汤方证"动则心悸,小便不利",故治以温阳健脾,降冲化饮。医案二,患者症见头晕每天反复发作,每次持续2~3分钟,头晕与体位变换有关,平躺起来时头晕发作,头晕发作时不能端坐,严重时摔倒,纳少,食后无腹胀,眠少,二便调。舌暗红,舌尖红,苔薄,脉弦滑。符合苓桂术甘汤方证"动则头晕,脉滑。"故治以温阳利水,降冲化饮。医案一和医案二患者均为年老人,中阳素虚,脾失健运,气化不利,水湿内停,湿滞而为痰为饮。而痰饮随气升降,无处不到,上凌心肺可致心悸,上犯清窍可致头晕,小便不利亦为痰饮内停之征。清代吴谦等编纂《医宗金鉴》说:"桂苓术甘汤……目眩者,痰饮阻其胸中之阳,不能布精于上也,茯苓淡渗,逐饮出下窍,因利而去,故用以为君。桂枝通阳输水走皮毛,从汗而解,故以为臣。白术燥湿,佐茯苓消痰以除支满。甘草补中,佐桂枝建土以制水邪也。"清代汪昂《本草备要》说:"茯苓,甘、温益脾助阳,淡渗利窍除湿,……宁心益气,调营理卫,定魄安魂。……治忧恚惊悸。""桂枝,……胁风属肝,桂能平肝。""肉桂……木得桂而枯,又能抑肝风而扶脾土。肝木盛则克土,辛散肝风,甘益脾土。"可见本方重用茯苓可健脾利水,渗湿化饮。桂枝或肉桂温阳化气,平冲降逆,茯苓桂枝相合可温阳化气,利水平冲。白术健脾燥湿,茯苓白术相合可健脾祛湿,培土制水。甘草调和诸药,共奏驱逐中焦水饮之效。

医案一患者症见胸闷痛反复发作,符合瓜蒌薤白白酒汤方证。《金匮要略·胸痹心痛短气病脉证治第九》说:"胸痹之病,喘息咳唾,胸背痛,短气,寸口脉沉而迟,关上小紧数,瓜蒌薤白白酒汤主之。"何师认为瓜蒌薤白白酒汤的主要方证是胸痹之胸闷,后背心痛,脉沉迟或紧数。本案患者所述胸闷不适是由胸阳不振,痰浊上壅所致。胸中阳气不振,津液不得输布,津停痰聚,阻碍气机,故胸部闷痛,似有物在胸前,后背畏寒;故治以通阳散结,行气祛痰。以瓜蒌化痰通痹,理气宽胸;薤白温通胸阳,散结下气;更以白酒辛散上行,既可温煦胸中之阳,且能疏通胸膈之气。三药相合,使痰浊得化,胸阳得振,气机通畅,则胸闷痛自除,诸症向愈。

本文较详细介绍了何师运用苓桂术甘汤的临床经验。何师认为苓桂术甘汤的方证是:动则心悸,动则头晕,小便不利,舌淡,苔薄白,脉滑。凡是符合此方证者,不必局限于西医疾病的诊断,均可考虑运用。在运用苓桂术甘汤治疗心悸时,何师认为取效的关键在于重用茯苓,须大于30g,量少则疗效锐减或无效。何师注重经方叠用,在运用苓桂术甘汤治疗疾病时,若患者病情复杂,可合用瓜蒌薤白白酒汤、乌头赤石脂丸、《古今录验》续命汤、防己黄芪汤等经方治疗疾病。还可以借助苓桂甘枣汤、茯苓甘草汤等类方思想化裁运用。

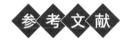

参考文献

[1] 赵桂芳.何庆勇运用甘麦大枣汤的经验[J].世界中西医结合杂志,2015,10(1):7-8,12

[2] 尹湘君,何庆勇.古方辨证论治血脂异常九法[J].中华中医药杂志,2016,31(6):2185-2187

[3] 胡希恕.胡希恕伤寒论讲座[M].北京:学苑出版社,2008:135

[4] 黄煌.经方的魅力——黄煌谈中医[M].北京:人民卫生出版社,2006:134

[5] 何庆勇.伤寒论钤法[M].北京:人民军医出版社,2015:51

[6] 仝小林.方药量效学[M].北京:科学出版社,2013:322

[7] 尹湘君.何庆勇运用黄连阿胶汤治疗顽固性失眠经验[J].中国中医药信息杂志,2015,22(3):104-105

(原文载于:高雅,吴海芳,何庆勇.何庆勇运用苓桂术甘汤的经验[J].世界中西医结合杂志,2017,12(7):915-917,932 注:高雅,吴海芳系笔者的第三届、第二届硕士研究生)
(学生高雅 吴海芳 整理)

# 跋

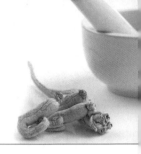

学生尝闻文正公"不为良相,便为良医"之愿。所谓医者,盖不独乎"本草石之寒温,量疾病之浅深,假药味之滋,因气感之宜,辨五苦六辛,致水火之齐,以通闭结"。医之活人,犹仕之平天下。

余学医之端,初由亲命。及学,沉乌逞兔,茂夏凋春,不觉八载矣。忝忆当年志之以大,欲普渡含灵于疾难。值明堂受教,伏案诵读,慕仲圣之妙手,始知大医之难成。既长,习术于临病,苦者众而效者少,方觉明医之不易。又闻医道多艰,学海难竟,于是动摇之心暗起。幸承教诲于师长,方知曲者高则和者寡,世之奇伟常在于险远而人所罕至,物理如此,而复医何?乃不堕初衷。

何师精研医书、博闻强识,又效于临床,吾侪常有难望其项背之叹。随师学习二载有余,先生常以白日临证,夜间读书诲之。每诵《伤寒》《金匮》于诊前,临病则以"此证何如、此方何如、此药何如"解之,又笔耕不辍,勤于总结,遂成此书。

于是书,上篇所载之案,或有亲历。先生详问诊,细遣方,慎加减,强调有是证用是方,每多获良效。下篇实乃先生临证之精粹,学而思之,以至千里。附篇所记为同侪学习之悟,不过管窥蠡测,只见一斑尔。此书可广视野,开思路,或有绳之,抑未不可。

余求学于京华,今已离京一载又多,行医于西域。先生尊贤为师,每推傅山、徐大椿之多才能。余亦不免以话本"七剑下天山"自娱,观此书,犹先生之教诲在耳。以书为剑,则可以问天下。

古有言,"太上有立德,其次有立功,其次有立言"。此三不朽,虽成之者少,岂不求索乎?功在生民,此即古仁人之心。吾辈虽不敏,敢不夙夜为奉。

学生　赵桂芳　谨跋
丁酉年冬于新疆

330

57检